Unterstützte Kommunikation bei körperbehinderten Menschen
mit einer schweren Dysarthrie
Eine Studie zur Effektivität tragbarer Sprachcomputer im Vergleich
zu Kommunikationstafeln

Arbeiten zur Sprachanalyse

Herausgegeben von
Konrad Ehlich

Band 21

PETER LANG
Frankfurt am Main · Berlin · Bern · New York · Paris · Wien

Ursula Braun

Unterstützte Kommunikation bei körperbehinderten Menschen mit einer schweren Dysarthrie

Eine Studie zur Effektivität
tragbarer Sprachcomputer im Vergleich
zu Kommunikationstafeln

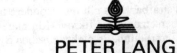

PETER LANG
Europäischer Verlag der Wissenschaften

Die Deutsche Bibliothek - CIP-Einheitsaufnahme

Braun, Ursula:
Unterstützte Kommunikation bei körperbehinderten Menschen
mit einer schweren Dysarthrie : eine Studie zur Effektivität
tragbarer Sprachcomputer im Vergleich zu
Kommunikationstafeln / Ursula Braun. - Frankfurt am Main ;
Berlin ; Bern ; New York ; Paris ; Wien : Lang, 1994
  (Arbeiten zur Sprachanalyse ; Bd. 21)
  Zugl.: Dortmund, Univ., Diss., 1993
  ISBN 3-631-47697-3

NE: GT

D 290
ISSN 0932-8912
ISBN 3-631-47697-3
© Peter Lang GmbH
Europäischer Verlag der Wissenschaften
Frankfurt am Main 1994
Alle Rechte vorbehalten.

Das Werk einschließlich aller seiner Teile ist urheberrechtlich
geschützt. Jede Verwertung außerhalb der engen Grenzen des
Urheberrechtsgesetzes ist ohne Zustimmung des Verlages
unzulässig und strafbar. Das gilt insbesondere für
Vervielfältigungen, Übersetzungen, Mikroverfilmungen und die
Einspeicherung und Verarbeitung in elektronischen Systemen.

Printed in Germany 1 2 3 4 6 7

für
Paul Goldschmidt

Inhaltsverzeichnis:

Vorbemerkung 20

0. Einleitung 21

1. Terminologie 21
2. Kommunikation 23
2.1 Verbale Kommunikation 25
2.2 Nonverbale Kommunikation 26
2.3 Unterstützte Kommunikation (AAC) 28

3. Kommunikative Entwicklung bei schwerer Dysarthrie 30
3.1 Begriffsklärung: Dysarthrie 30
3.2 Störungen der Eltern-Kind-Interaktion 32
3.3 Reduzierte und veränderte Erfahrungen mit der dinglichenUmwelt 34
3.4 Wahrnehmungsstörungen und kommunikative Entwicklung 36
3.5 Erschwernisse der Interaktion mit der sozialen Umwelt 37
3.6 Persönlichkeitsentwicklung und kommunikative Entwicklung 39

4. Sonderpädagogische bzw. sprachtherapeutische Ansätze zur Förderung schwer dysarthrischer Kinder, Jugendlicher und Erwachsener 41
4.1 Sprachtherapeutische Behandlung 41
4.2 Von der Sprachheilbehandlung zur Kommunikationstherapie 42
4.3 Einsatz von Kommunikationshilfen 43

5. AAC als sonderpädagogisches Teilgebiet 45
5.1 Historische Entwicklung 45
5.2 Grundlegende Positionen 47

5.3	Zielgruppe von AAC	49
5.4	Aufgabenbereiche von AAC	50
5.4.1	Evaluation	51
5.4.2	Unterstützende Kommunikationsmodi	53
5.4.2.1	Körpereigene AAC-Modi	
5.4.2.2	Externe AAC-Modi	
5.4.3	Positionierung und Zugriffsmöglichkeiten Exkurs: Kodierungsstrategien "LOLEC" und "MINSPEAK".	57
5.4.4	Inhaltliche Gestaltung der Kommunikationshilfen	61
5.4.5	Repräsentation und Organisation des Vokabulars	63
5.4.6	Überlegungen zur Einführung eines AAC-Systems	65

6. Entwicklung der Fragestellung: Charakteristika der Kommunikation mit AAC-Modi 68

6.1	Asymmetrische Kommunikation	69
6.2	Multimodale Kommunikation	71
6.3	Atypisches Rollenverhalten	72
6.4	Verstehenskrisen	73
6.5	Einstellungsfaktoren	74
6.6	Einflußvariablen	75
6.7	Begründung der vorliegenden Studie	76

7. Studie zur Effektivität tragbarer Sprachcomputer im Vergleich zu Kommunikationstafeln: Arbeitshypothesen 79

8. Methodik der Untersuchung 81

8.1	Methodologische Überlegungen	81
8.2	Methodische Überlegungen	83
8.2.1	Aufzeichnungsmethode	83
8.2.2	Kameraeinstellung	84
8.2.3	Personenvariablen/Kontextvariablen	85
8.2.4	Transkriptionsmethode	86
8.2.5	Zur Methode der Datenanalyse	87
8.2.5.1	Sprechakttheorie	

8.2.5.2	Konversationsanalyse	
8.2.5.3	Gesprächsanalyse	
8.3	Untersuchungsdesign	90
8.3.1	Untersuchungsteilnehmer/innen	90
8.3.1.1	Nichtsprechende Probanden	
8.3.1.2	Natürlichsprechende Probanden	
8.3.2	Situativer Kontext	93
8.3.3	Vorgehensweise	94
8.3.4	Transkriptionssystem	96

9. Kodierungssystem 97

9.1	Zur grundlegenden Einheit "Turn"	97
9.2	Analysekriterien zur Arbeitshypothese 1: Quantitative Kommunikationsanteile	102
9.2.1	Temporaler Anteil	102
9.2.2	Länge der Turns	102
9.2.2.1	Kategorie "Wort"	
9.2.2.2	Kategorie "körpereigener AAC-Modus bzw. selbständige NVK"	
9.2.2.3	Kategorie "Gesprächsakt"	
9.3	Analysekriterien zur Arbeitshypothese 2: Gesprächssteuerung	107
9.3.1	Struktur des Sprecherwechsels	107
9.3.1.1	Sequenzielles Modell des Sprecherwechsels nach Sacks/Schegloff/Jefferson	
9.3.1.2	Signalmodell des Sprecherwechsels nach Duncan und Duncan/Fiske	
9.3.1.3	Konvergenzmodell nach Wilson/Wiemann/Zimmerman	
9.3.2	Kategorie "Unterbrechung"	111
9.3.3	Kategorie "Turn-Möglichkeit"	113
9.3.4	Kategorie "Turn-Beanspruchung"	115
9.3.5	Sequenzielle Implikationen der Turns	117
9.3.5.1	Thematische Verknüpfung (backward-links)	
9.3.5.2	Determinationskraft der Turns (forward-links)	

9.4	Analysekriterien zur Arbeitshypothese 3: Kokonstruktionen	125
9.5	Analysekriterien zur Arbeitshypothese 4: AAC-spezifische Verstehenskrisen	125

10. Untersuchungsergebnisse — 127

10.1	Einige Zahlenwerte zur Asymmetrie zwischen natürlichen Sprecherinnen und AAC-Benutzerinnen	127
10.2	Arbeitshypothese 1: Quantitative Kommunikationsanteile	128
10.2.1	Quantitative Kommunikationsanteile der AAC-Benutzerinnen am Gespräch mit vertrauten Partnerinnen: Ergebnisse	128
10.2.2	Quantitative Kommunikationsanteile der AAC-Benutzerinnen am Gespräch mit unvertrauten Partnerinnen: Ergebnisse	134
10.2.3	Analyse der Ergebnisse	135
10.2.3.1	Bedeutung der Kokonstruktionen	
10.2.3.2	Einsatz von Kodierungsstrategien	
10.3	Arbeitshypothese 2: Gesprächssteuerung	143
10.3.1	Wahrnehmung von Turn-Möglichkeiten: Ergebnisse	145
10.3.2	Wahrnehmung von Turn-Möglichkeiten: Analyse der Ergebnisse	146
10.3.3	Unterbrechungen: Ergebnisse	150
10.3.4	Unterbrechungen: Analyse der Ergebnisse	161
10.3.5	Turn-Beanspruchungen: Ergebnisse	162
10.3.6	Turn-Beanspruchungen: Analyse der Ergebnisse	166
10.3.7	Sequenzielle Implikationen der Turns	167
10.3.7.1	Determinationskraft der Turns: Ergebnisse	
10.3.7.2	Thematische Verknüpfung der Turns: Ergebnisse	
10.3.8	Sequenzielle Implikationen: Analyse der Ergebnisse	177
10.3.9	Zusammenfassung zu Arbeitshypothese 2	178
10.4	Arbeitshypothese 3: Kokonstruktionen	179
10.4.1	Kokonstruktionen: Ergebnisse	179
10.4.2	Kokonstruktionen: Analyse der Ergebnisse	182

10.5	Arbeitshypothese 4: AAC-spezifische Verstehenskrisen	186
10.5.1	AAC-spezifische Verstehenskrisen: Ergebnisse	186
10.5.2	AAC-spezifische Verstehenskrisen: Analyse der Ergebnisse	193
10.6	Einzelanalyse Ma3	194

11. Sonderpädagogische Konsequenzen — 202

12. Schlußbemerkung — 205

13. Literaturverzeichnis — 206

Anhang — 224

Abbildungsverzeichnis:

Abbildung 1: Nonverbale Verhaltensaspekte (Helfrich/
Wallbott 1980,268)   27
Abbildung 2: Systematik "Nonverbale Kommunikation" (Ehlich/
Rehbein 1981,310)   27
Abbildung 3: Die Lokalisation der Schädigungen, die zur
Dysarthrie führen (Goldschmidt 1979)   31
Abbildung 4: Beispiele aus "Picture your Blissymbols"
(BCI 1984)   65
Abbildung 5: Realisierungsmöglichkeiten der Einheit "Wort"
bei Nutzung einer Kommunikationstafel bzw. eines
Sprachcomputers   103
Abbildung 6a: Quantitative Anteile der Partnerinnen am
Gespräch (Gesamtwerte)   129
Abbildung 6b: Quantitative Anteile der Partnerinnen am
Gespräch (Durchschnittswerte)   130
Abbildung 7: Anzahl an "Wörtern" bei Einsatz einer
Kommunikationstafel bzw. eines Sprach-
computers in der 1:1-Interaktion mit
vertrauten Partnerinnen   132
Abbildung 8: "Wörter + sNVK" bei Einsatz einer
Kommunikationstafel bzw. eines Sprach-
computers in der 1:1-Interaktion mit
vertrauten Partnerinnen   132
Abbildung 9: Anzahl an "GA - min. GA" bei Einsatz einer
Kommunikationstafel bzw. eines Sprach-
computers in der 1:1-Interaktion mit
vertrauten Partnerinnen   133
Abbildung 10: "Wörter + sNVK/Minute" bei Einsatz einer
Kommunikationstafel bzw. eines Sprachcomputers in der 1:1-Interaktion mit
vertrauten Partnerinnen   133

Abbildung 11: Anzahl an "Wörtern" bei Einsatz einer Kommunikationstafel bzw. eines Sprachcomputers in der 1:1-Interaktion mit unvertrauten Partnerinnen — 136

Abbildung 12: "Wörter + sNVK" bei Einsatz einer Kommunikationstafel bzw. eines Sprachcomputers in der 1:1-Interaktion mit unvertrauten Partnerinnen — 136

Abbildung 13: Anzahl an "GA - min. GA" bei Einsatz einer Kommunikationstafel bzw. eines Sprachcomputers in der 1:1-Interaktion mit unvertrauten Partnerinnen — 137

Abbildung 14: "Wörter + sNVK/min" bei Einsatz einer Kommunikationstafel bzw. eines Sprachcomputers in der 1:1-Interaktion mit unvertrauten Partnerinnen — 137

Abbildung 15: Anzahl nicht wahrgenommener Turn-Möglichkeiten — 144

Abbildung 16: Anzahl der vergeblichen Turn Beanspruchungen durch die AAC-Benutzerinnen — 163

Abbildung 17a: Determinationskraft der Turns in Prozent (Gesamtübersicht) — 168

Abbildung 17b: Determinationskraft der Turns in Prozent (Zusammenfassung) — 169

Abbildung 18: Thematische Verknüpfung der Turns in Prozent — 176

Abbildung 19a: Ursachen für kurzfristige Verstehenskrisen bei Einsatz der Kommunikationstafel — 187

Abbildung 19b: Ursachen für kurzfristige Verstehenskrisen bei Einsatz des Sprachcomputers — 188

Anstelle eines Vorwortes:

**Arne Maiwald: Nicht sprechen können, aber alles verstehen
(Erstabdruck in "Das Band" 6/92)**

Mein Name ist Arne Maiwald. Ich bin 25 Jahre alt und schwerst körperbehindert. Ich möchte etwas vermitteln: "Nicht sprechen können, aber alles verstehen." Es ist nicht einfach, etwas darüber zu berichten. Aber ich versuche es.

Als ich noch klein war, habe ich nur mit meinen Augen gesprochen. Oder ich habe mit meinem Kopf ja und nein genickt. Dies konnten nur meine Eltern und ein Teil meiner Verwandtschaft verstehen. Zu dieser Zeit habe ich mir noch nicht so viel Gedanken darüber gemacht, was es heißt, behindert zu sein und nicht sprechen zu können.

Durch meinen Krankengymnasten, den ich zweimal in der Woche besuchte, ich war 6 Jahre alt, lernten wir einen jungen Mann kennen, der durch Blasen ein Schreibgerät bediente. Wir besuchten ihn zusammen mit meinen Eltern, und er stellte uns das Gerät vor. Ich durfte es ausprobieren. Es war einfach toll. Er hat mir dann später das Gerät geliehen, und ich durfte es bald ein halbes Jahr zu Hause ausprobieren.

Bis ich dann in die Schule kam, war ich 7 Jahre alt. Da ging mir doch einiges durch den Kopf. Meine Klassenkameraden waren ja auch alle behindert, aber nicht so schwer wie ich. Sie konnten alle sprechen, laufen, zum Teil alles selbst machen, was ich nicht konnte. Ich brauchte für alles Hilfe. Ich glaube, daß meine körperliche Behinderung für mich nicht ganz so schlimm war, aber nicht sprechen können, fand ich schon sehr schlimm. Ich war oft auch sehr traurig darüber.

In der Schule lernte ich mit einer Schreibmaschine schreiben, die eine Abdeckplatte hatte. Ich bediente sie mit dem Kopfstab. Leider stand sie nicht immer auf meinem Tisch. Und ich konnte nicht immer antworten. Ich konnte ja auch nicht alles aufschreiben. Und so konnte keiner verstehen, was ich wollte. Eine Lehramtsanwärterin gab mir zusätzlich 2 bis 3mal in der Woche Einzelunterricht, in Schreiben und Lesen. Es war nicht so einfach für mich. Ich konnte nicht so richtig am Unterricht teilnehmen.

Hausaufgaben mußte ich zu Hause auch noch machen. Oft saß ich Stunden dran. Wenn meine Mutter und ich nicht soviel Geduld gehabt hätten, weiß ich nicht, ob ich das alles alleine geschafft hätte. Ich war oft deprimiert. Das wollte ich zu Hause nicht so zeigen. Aber meine Mutter wußte immer, wenn ich etwas hatte. Sie fragte immer, wenn ich aus der Schule kam, wie es war, was wir gemacht haben oder ob etwas besonderes vorgefallen war. Ich erzählte ihr alles.

Sie fragen sich, wie meine Mutter alles herausgefunden hat? Sie hat mir viel vom Gesicht abgelesen und die Fragen so gestellt, daß ich sie mit Ja und Nein beantworten konnte. Sie machte mir auch immer wieder Mut und sagte: "Melde dich! Klopfe auf den Tisch und gib nicht auf!" Dies hat mir wieder geholfen.

In der Zwischenzeit beantragten meine Eltern beim Landschaftsverband das Possum-Schreibgerät. Es wurde natürlich abgelehnt. Begründung: "Ihr Sohn muß erst schreiben und lesen lernen." Wir gingen zum Verwaltungsgericht. 3 Jahre ging der Schriftverkehr hin und her. Dann mußten wir die Klage zurücknehmen. Und ich bekam nicht das Possum-Gerät, an dem ich geübt hatte, sondern ein Carba-Gerät. Die Schule beantragte das Gerät auch. Und sie bekam das Gerät etwas schneller als ich.

Als die Schule das Gerät bekam, war ich schon in der dritten Klasse. Ich dachte: "Jetzt kannst du loslegen mit dem Gerät!" Aber einen Nachteil hatte es auch: Das Schreibgerät stand nicht in meiner Klasse. Es war in einem anderen Raum. So mußte ich immer den Unterricht verlassen und arbeitete mit einer Beschäftigungstherapeutin alleine am Schreibgerät. Ich konnte vieles am Unterricht nicht mitmachen, aber damit mußte ich leben.

Dann bekam ich eine neue Lehrerin, Frau Weid, im Einzelunterricht Deutsch und Mathe. Wir probierten vieles aus. Eines Tages kam sie mit einer Buchstabentafel, so angeordnet wie die Buchstabentafel vom Carba-Gerät. Wir klebten sie in meiner Klasse auf den Tisch. Und ich konnte, wenn ich etwas sagen wollte, darauf zeigen. Man mußte die Wörter nur zusammensetzen. Die Tafel habe ich heute noch und gebrauche sie öfters.

Ich weiß noch, wie ich mit der Tafel nach Hause kam und sie meinen Eltern zeigte. Mein Vater war richtig sauer, daß er nicht auf die Idee gekommen ist. Auch zu Hause klebte sie überall, wo ich saß. Aber mit der Tafel kam auch nicht jeder zurecht. Er muß lesen und schreiben können. Im 5. oder 6. Schuljahr haben wir von dem Canon-Communicator gehört. Wir haben ihn nicht gesehen, nur auf dem Papier. Ausprobiert habe ich den Canon im Krankenhaus, wo ich einige Zeit lag. Und ich konnte ihn bedienen, was man nicht geglaubt hatte. Wir beantragten ihn bei der Krankenkasse, und ich bekam ihn ziemlich schnell. Wir waren erstaunt. Das Gerät konnte ich am E-Rollstuhl befestigen. Das war schon wieder ein Fortschritt für mich.

Ich konnte jetzt alles aufschreiben. Und die Leute konnten es auf einem kleinen Streifen Papier lesen, den sie auch abreißen konnten. Dies hatte ich jetzt immer am Rollstuhl und mit zur Schule.

Aber auch dies hatte einen Nachteil: Wenn ich einen Aufsatz schreiben mußte, wußte ich oft nicht mehr, was ich geschrieben hatte, denn ich konnte selbst den Streifen nicht ausrollen und lesen. So passierte es oft, daß ich etwas doppelt geschrieben oder vergessen habe. Aber ich war glücklich mit dem kleinen Schreibgerät, denn ich konnte es überall mit hinnehmen.

Aber viele Leute beachteten das Gerät nicht, konnten nichts damit anfangen, Sie fragten oft: "Was spielst du da?" So blöde Fragen mußte ich mir oft anhören. Ich fühlte mich verarscht! Ich dachte, die denken, ich kann nicht denken. Sie hatten keine Geduld: "Mach doch schneller!" Dadurch wurde ich nervös und machte Fehler. Dann treffe ich die Tasten nicht so gut, und es dauert viel länger.

Irgendwann wurde ich zur KB-Schule nach Düsseldorf eingeladen. Da wurde der Sprachcomputer Hector vorgestellt, mit dem ich diesen Beitrag auch als Vortrag gehalten habe.

Als ich die Stimme hörte, mußte ich lachen. Aber dann habe ich ihn sofort ausprobiert. Ich war happy, das zu hören, was ich geschrieben hatte. Ich konnte es nicht fassen. Hector bekam ich als Leihgerät, ungefähr für 4 Wochen. Ich habe sofort viel einprogrammiert, was für mich wichtig war. Ab und zu stürzte Hector ab, besonders dann, wenn ich etwas zeigen wollte. Dann mußte ich alles wieder neu speichern. Das war eine blöde Arbeit. Bis ich dann schlauer wurde und das, was ich eingespeichert hatte, auf eine Mini-Cassette überspielte.
Nach vier Wochen mußte ich Hector wieder abgeben. Wir beantragten Hector bei der Krankenkasse. Es wurde abgelehnt. Ich legte Widerspruch ein. Ich ging persönlich mit meiner Mutter und der Lehrerin Frau Weid zur Krankenkasse und habe den Widerspruch selbst gemacht. Nach diesem Gespräch mit vielem Hin und Her bekam ich Hector. Meine Mitschüler waren froh, daß es nicht mehr so schwer war, mich zu verstehen.

Seitdem ich Hector habe, merken die Leute, daß ich doch was kann. Aber ich muß auf die Leute zugehen. Dabei trifft man unterschiedliche Menschen. Mit vielen komme ich sofort klar. Bei einigen habe ich das Gefühl, sie wollen mich nicht verstehen.

Aber es ist schon ein Klassegefühl, den Hector zu haben. Mit Hector kann ich auch telefonieren, das ist sehr wichtig für mich. Auch im Urlaub ist der Sprachcomputer wichtig. Ich kann mit ihm verschiedene Sprachen sprechen, die ich aber phonetisch eingeben muß. Es ist gar nicht so einfach.
Auch gehe ich mit Hector einkaufen. Ein Beispiel: Bei uns ist ein Zoogeschäft. Und dort habe ich dann alleine ein Vogelkissen gekauft. Meine Mutter war ganz überrascht. Wie sie geschaut hat, sehe ich heute noch. Kuchen hatte ich auch noch vom Bäcker mitgebracht. Aber auch Hector ist keine Wundermaschine. Er war viel kaputt. Ich habe das manchmal mit dem Tasten-Kommando wieder hergestellt.

Heute, wenn ich mit meinem Zivi und Freunden raus gehe, spreche ich mit der Kopfsprache. Sie möchten wissen, wie dies funktioniert? Ich schreibe die Buchstaben mit dem Kopf in die Luft und der andere muß die Buchstaben zusammensetzen. Dies ist einfach zu lernen. Ich brauche keine Hilfsmittel mehr mitnehmen, und ich kann überall sprechen.

Nun möchte ich Ihnen mehrere Beispiele nennen, die ich noch in Erinnerung habe, wie die Menschen reagiert haben, wenn ich mit meiner Mutter spazieren oder einkaufen gegangen bin: Wir machten einen Einkauf in der Stadt, kamen aus einem Gebäude heraus. Da stürzte eine Frau auf uns zu, legte mir eine Tüte mit Obst und Gemüse auf den Schoß und lief weg. Meine Mutter war sprachlos. Und ich konnte es auch nicht fassen. Das war sehr peinlich für uns. Wir dachten: "Sehen wir so arm aus?" Mit diesem Gedanken gingen wir nach Hause.

Meine Eltern sind mit mir spazieren gegangen. Leute kamen uns entgegen. Sie machten blöde Bemerkungen: "Guck mal! Der schläft im Sitzen!" Solche und andere Sachen mußte ich mir öfters anhören. Aber einer von den Leuten konnte seinen Blick nicht von mir lassen und rannte vor einen Laternenmast.

Ich war mit meiner Mutter im Fischrestaurant essen. Dies tue ich heute noch gerne. Wir wollten bezahlen. Die Serviererin lief immer an uns vorbei. Bis meine Mutter zu ihr ging und bezahlen wollte. Da sagte sie: "Es ist schon bezahlt." Da standen wir und wollten wissen, von wem. Aber derjenige war weg.

Ich kann Ihnen auch noch etwas Schönes berichten: Als ich Hector noch auf Probe hatte, gingen wir zu Cafe Overbeck. Ich bestellte mit Hector eine Tasse Kaffee und ein Stück Kuchen. Die Kellnerin hörte zu und brachte mir das Bestellte. Sie war sehr nett und ich sehr stolz, weil es so gut geklappt hat. In dem Augenblick hatte ich nicht mehr an meine Behinderung gedacht.

Danksagungen:

Wenn es jemals eines Beweises bedurfte, daß auch wissenschaftliche Arbeiten kaum auf der Leistung einer Einzelperson beruhen, sondern der/die Hauptverantwortliche auf die Unterstützung vieler angewiesen ist, so bietet sich diese Dissertation als Musterbeispiel. Es ist unmöglich, alle diejenigen beim Namen zu nennen, die zum Gelingen der vorliegenden Arbeit beigetragen haben, denn schon allein die bloße Aufzählung der Gastgeber und Gastgeberinnen während meiner viermonatigen USA-Reise würde mindestens zwei Seiten füllen. Exemplarisch seien daher wenigstens einige der Menschen genannt, ohne die dieses Werk nicht hätte geschrieben werden können.
Arne Maiwald gab den Anstoß zu dieser Studie, denn ohne die Erfahrung, wie gut ein "Nichtsprechender" Witze erzählen kann, hätte das Thema mich sicher nicht so fasziniert.
Bärbel Weid-Goldschmidt unterstützte schon meine ersten Ideen und machte mir dadurch Mut zu einem Zeitpunkt, als Unsicherheit die Arbeit erschwerte. Darüber hinaus finanzierte sie die Videoausrüstung und half dadurch, handfeste materielle Hürden aus dem Weg zu räumen.
Die überwältigend positive Resonanz aus den USA auf die 300 Briefe, die ich in der Vorbereitung meiner Studienreise geschrieben habe, trug dazu bei, das Wagnis eines derartigen Unternehmens überhaupt einzugehen. Von den zahlreichen professionellen und persönlichen Kontakten, die zum Gelingen der Reise beigetragen haben, seien folgende Einzelpersonen genannt:
Fred und Lois Rogers (Spokane, Washington) waren für die äußere Organisation der Reise (Autokauf, Versicherungen, Bankverbindungen) unersetzlich;
Colleen Haney und die Mitarbeiter/innen des Assistive Device Centers in Harrisburg: Colleen hat nicht nur einen 1-monatigen Aufenthalt in Pennsylvania mit allen notwendigen Kontakten und Reiserouten vorbereitet, sondern bot auch für die gesamte Zeit in Harrisburg und Umgebung ihre Gastfreundschaft an;
Ron Johnson (Las Vegas), Cindy Cottier (Los Angeles), Diane and Ray Mautner (Los Angeles), Gracie Williams (Raleigh), Jane Leite (Sioux Falls), Bruce und Jessie Baker (Pittsburgh), Caroline Musselwhite (Asheville), Jan Rosenfeldt und Glen White (Lansing) u.v.a. halfen entscheidend bei der Daten- und Materialsammlung und/oder durch ihre Gastfreundschaft.
Besonderen Dank schulde ich allen denjenigen, die sich bereitwillig als Kandidaten/innen für die Videoaufnahmen zur Verfügung stellten.
Für ihre Hilfestellung bei der Planung und Fertigstellung der Arbeit selbst danke ich Paul Goldschmidt, Prof. Dr. Bettye Elmore und Prof. Dr. Gisela Brünner. Bettye Elmore gab entscheidende Impulse für das methodische Design der Studie, Gisela Brünner machte mir das für mich neue Gebiet der Gesprächsanalyse transparent und unterstützte mich bei der Erarbeitung des Kodierungssystems. Paul Goldschmidts konstruktive und humorvolle Kritik an den ersten sechs Kapiteln der Arbeit waren eine unschätzbare Hilfe: Insbesondere die beiden Unterpunkte "Begriffsklärung: Dysarthrie" (Kp. 3.1) und "Sprachtherapeutische Behandlung" (Kp.4.1) sind in großen Teilen auf Pauls Hinweise zurückzuführen.

In der Endphase der Arbeit war Andreas Wiethoff oft die letzte Rettung, da er alle Computerprobleme - einschließlich eines Computervirus zehn Tage vor dem Abgabetermin - souverän und mit großer Geduld löste.

Ohne Werner Kulik wäre diese Arbeit wohl erst in mehreren Jahren als Buch erschienen : Er opferte seine knappe Freizeit, um aus meinem recht chaotischen Computer-File eine reproduktionsfähige Vorlage zu machen.

Die wohl wichtigste Unterstützung für diese Arbeit gab mir mein Mann, Martin Stuckenschneider-Braun: Er war zu jedem Zeitpunkt ein kompetenter Diskussionspartner, begleitete die anstrengende USA-Reise, stellte sich als zweiter Transkribent zur Verfügung, las fachkundig Korrektur und ertrug meinen zeitweise hektischen Lebensstil.
Vielen Dank Euch allen!

Vorbemerkung:

Auch in wissenschaftlichen Arbeiten wird es in zunehmendem Maße üblich, in einer Vorbemerkung zunächst die Maskulinisierung der deutschen Sprache zu bedauern, dann jedoch zwecks besserer Leserlichkeit durchgängig maskuline Formen zu verwenden.
In der Überzeugung, daß der beklagte Mißstand sich nur durch eine Veränderung im Sprachgebrauch möglichst vieler Menschen überwinden lassen wird, versucht die vorliegende Arbeit, nach Möglichkeit maskuline und feminine Formen gleichermaßen zu berücksichtigen. Da der Lesefluß besonders in den Kapiteln 6, 7, 8 und 9 bei einer konsequenten Nennung beider Geschlechter jedoch zu stark beeinträchtigt würde, soll hier in Abweichung von der allgemeinen Praxis überwiegend der weiblichen Form der Vorzug gegeben werden.
Einzig in Bezug auf termini technici wie "Sprecherwechsel" wird die maskuline Form beibehalten, um Wortungetüme wie "sprecherinnenwechselregulierende Signale" oder "Sprecherinnenwechsel-System" zu vermeiden.
Eine Diskriminierung des männlichen Geschlechts ist durch dieses Vorgehen in keiner Weise beabsichtigt, eher soll es darum gehen, dem bisher bestehenden Ungleichgewicht im deutschen Sprachgebrauch ein - wenn auch nur geringes - Gegengewicht zu schaffen.

0. Einleitung:

Während sich insbesondere im englischsprachigen Raum unter dem Namen "Augmentative and Alternative Communication" (AAC) ein neuer Teilbereich der Sonderpädagogik etabliert hat, der es sich zum Schwerpunkt setzt, alternative bzw. die Lautsprache ergänzende Kommunikationssysteme für Nichtsprechende zu entwickeln, theoretisch zu begründen und praktisch einzusetzen, lassen sich in der Bundesrepublik bisher nur vereinzelte theoretische und praktische Bemühungen um diesen Problemkreis erkennen.
Zwar erreichte die Bliss-Symbol-Methode dank der engagierten Arbeit einer kleinen Gruppe von Sonderpädagogen/innen und der Unterstützung des Bundesverbandes für Körper- und Mehrfachbehinderte e. V. einen guten Bekanntheitsgrad (Frey 1983, 1989), auch wurde der Einsatz von Gebärden mit nichtsprechenden Geistigbehinderten in zahlreichen Einrichtungen der Diakonie und einigen Schulen für Geistigbehinderte erfolgreich eingeführt (Ihssen 1985; Adam 1985) und die Nutzung computergestützter Kommunikationshilfen fand immer mehr Beachtung (Fellbaum 1987; Gabus 1989). Gleichzeitig jedoch konnte von einer übergreifenden Theoriebildung, einer fundierten und flächendeckenden Aus- bzw. Fortbildung der Sonderpädagogen/innen und Therapeuten/innen und einem Erfahrungsaustausch der Praktiker/innen bisher kaum die Rede sein.
Erste Bemühungen, Teile dieser Lücken zu schließen, mündeten im Januar 1990 in die Gründung der deutschsprachigen Sektion der International Society for Augmentative and Alternative Communication (ISAAC), die sich als Austausch- und Informationsforum für Fragen der unterstützten Kommunikation bei Nichtsprechende versteht (Braun/Stuckenschneider-Braun 1990). Zu diesem Zeitpunkt befanden sich an der Universität Würzburg eine Habilitation (Adam) und an den Universitäten Bremen (Gangkofer), Berlin (Roßdeutscher) und Dortmund (Braun) Dissertationen mit unterschiedlichen AAC-Schwerpunkten in der Entstehung, darüber hinaus wurden an einigen Universitäten (z.B. in Dortmund und Köln) Seminarveranstaltungen und an zahlreichen Sonderschulen Fortbildungsveranstaltungen zum AAC-Bereich angeboten.
Die vorliegende Arbeit versteht sich als ein Mosaikstein zur Etablierung des Teilbereiches AAC in der bundesdeutschen Sonderpädagogik. Neben einer Begründung und theoretischen Grundlegung von AAC und der umfassenden Aufarbeitung der internationalen AAC-Fachliteratur soll hier anhand einer empirischen Untersuchung ein Beitrag zur Bewertung moderner computergestützter Kommunikationshilfen geleistet werden.
Im Mittelpunkt der Überlegungen steht in dieser Arbeit exemplarisch die Zielgruppe der schwer dysarthrischen, körperbehinderten Menschen.

1. Terminologie

In dieser Arbeit werden Termini verwendet, für die bisher nur zum Teil Entsprechungen im deutschsprachigen Raum existieren. Die definitorische Abklärung derartiger Begriffe erfolgt überwiegend im Verlauf des Textes, die grundlegenden Termini seien jedoch vorab dargestellt und problematisiert.

Bereits der Sammelbegriff für das sonderpädagogische bzw. sprachtherapeutische Teilgebiet, das sich mit Kommunikationsmöglichkeiten beschäftigt, die eine Ergänzung oder Ersatz der Lautsprache darstellen, bereitet Schwierigkeiten. Im englischen Sprachraum hat sich die Abkürzung AAC für "Augmentative and Alternative Communication" eingebürgert, im deutschen Sprachraum kursieren derzeit verschiedene Übersetzungsversuche und entsprechende Abkürzungen: Im Berliner Raum wird von Ergänzender und Alternativer Kommunikation (EAK) gesprochen, in Süddeutschland verwenden einige Pädagogen/innen den Begriff "Augmentative Kommunikation" (AK), in der deutschsprachigen Sektion der ISAAC-Gruppe wurde bisher überwiegend das englische Kürzel AAC beibehalten (vgl. ISAAC's Zeitung).

In dieser Arbeit soll das englische Kürzel AAC verwendet werden, da es sich inzwischen - nicht zuletzt durch die Arbeit der International Society for Augmentative and Alternative Communication und durch die 1985 erstmals publizierte Fachzeitschrift AAC - zu einem international anerkannten Fachterminus entwickeln konnte. Als Übersetzungsversuch sei anstelle des umständlichen Begriffs "ersetzende und ergänzende Kommunikation" in Anlehnung an den in der niederländisch-flämischen ISAAC-Sektion (ISAAC-NF) etablierten Terminus "ondersteunde communicatie" die übergreifende Bezeichnung "unterstützte Kommunikation" angeboten. Dieser Oberbegriff ist insbesondere bei den Praktikern/Praktikerinnen innerhalb der deutschsprachigen ISAAC-Sektion aufgrund seiner Verständlichkeit auf große Zustimmung getroffen.

Problematisch erweist sich auch die Suche nach einer gemeinsamen Benennung der Menschen, die eines unterstützenden Kommunikationssystems bedürfen. Im anglo-amerikanischen Raum hat sich in der terminologischen Vielfalt zwischen "non-vocal", "non-verbal", "non-speaking" und "non-oral" inzwischen die Bezeichnung "non-speaking" bzw. positiv "augmented speakers" oder "augmented communicators" durchgesetzt (vgl. Lloyd 1985; Lloyd/Fuller 1986; Vanderheiden/Yoder 1986; Musselwhite/St. Louis 1988). In den wenigen deutschsprachigen Veröffentlichungen findet sich neben "nichtsprechend" (Frey 1983; Adam 1985; Ihssen 1985; Franzkowiak 1985) auch "lautsprachbehindert/lautsprachlos" (Bächtold/Balbi 1987). Da die letztgenannte Lösung nur zum Teil von anderen Sprachbehinderungen, wie z.B. schwerem Stottern, abzugrenzen vermag, sollen hier in Anlehnung an die anglo-amerikanische Terminologie die Begriffe "nichtsprechend" und "AAC-Benutzer/in" Anwendung finden, wobei "nichtsprechend" als allgemeine Bezeichnung das Fehlen einer funktionellen expressiven Sprache betont, während "AAC-Benutzer/in" auf die Nutzung eines die Lautsprache unterstützenden Kommunikationssystems verweist.

Die Wahl dieser Termini erscheint durchaus problematisch, insbesondere in Anbetracht des Faktums, daß viele der hiermit als "nichtsprechend" etikettierten Menschen durchaus mit vertrauten Partnern/Partnerinnen lautsprachlich kommunizieren können. Auch die implizite einseitige Zuschreibung erscheint kaum gerechtfertigt, da ein "Nicht-sprechen-können" in zahlreichen Fällen erst durch das "Nicht-verstehen-können" des Kommunikationspartners oder der -partnerin konstituiert wird. Mangels einer treffenderen Bezeichnung soll "nichtsprechend" trotz dieser Bedenken als vorläufiger Arbeitsbegriff in dieser Studie verwendet werden.

Der in der bundesdeutschen Sonderpädagogik seit langem übliche Begriff "Kommunikationshilfe" (Wolfgart 1976; Oskamp 1977) wird hier ausdrücklich nur für das einzelne Hilfsmittel (z.B. die Kommunikationstafel, das Symbolsystem, das technische Hilfsmittel) gebraucht, während die Gesamtheit aller von einem nichtsprechenden Menschen eingesetzten Kommunikationshilfen, -techniken und - strategien als "Kommunikationssystem" bezeichnet werden. Diese terminologische Spitzfindigkeit hat durchaus programmatischen Charakter: Nicht einzelne Hilfsmittel stehen im Vordergrund der Betrachtung, sondern umfassende Kommunikationssysteme, die sich aus verschiedenen Komponenten, darunter auch Kommunikationshilfen, zusammensetzen.

2. Kommunikation

Das Thema "Kommunikation" bildet einen Forschungsschwerpunkt in so vielen verschiedenen Wissenschaftsdisziplinen, z.B. der Pädagogik, Kybernetik, Psychologie, Soziologie, Linguistik und Anthropologie (vgl. Graumann 1972, 1118; Heinemann 1976, 11ff), daß eine auch nur annähernd umfassende Darstellung des Gesamtkomplexes eine eigenständige Studie erforderlich machen würde. In dieser Arbeit sollen sonderpädagogische Fragestellungen im Mittelpunkt stehen und das Phänomen "Kommunikation" im Hinblick auf eine bestimmte Zielgruppe, nämlich schwer dysarthrische Menschen, untersucht werden. Neben entwicklungspsychologischen, sozialpsychologischen und pädagogischen Ansätzen werden im empirischen Teil der Untersuchung Theorien der linguistischen Pragmatik relevant.

In Anbetracht der mannigfaltigen, von der jeweiligen Forschungsrichtung bestimmten Schwerpunktsetzungen, die die Auseinandersetzung mit der als "Kommunikation" bezeichneten Erscheinung auszeichnet, erweist sich eine definitorische Abklärung des Begriffs, insbesondere seine Abgrenzung zu den Termini "Interaktion" und "Verhalten", als problematisch. So wird z.B. von zahlreichen Autoren/innen "für die Zwecke der empirischen Forschung (und des Berichts über sie) zwischen menschlicher Interaktion und Kommunikation kein Unterschied mehr gemacht (...)" (Graumann 1972, 1179), gleichzeitig existieren im Zusammenhang mit der Analyse nonverbaler Phänomene (s. Kp.2.2) so umfassende Definitionen, daß sämtliche nicht-sprachlichen Verhaltensweisen im interaktiven Kontext als (nonverbale) Kommunikation bezeichnet werden (z.B. Helfrich/Wallbott 1980, 271).

Für die Zwecke dieser Arbeit sollen alle menschlichen Verhaltensweisen in interpersonalen Kontexten unter den Begriff "Interaktion" subsumiert werden, während von "Kommunikation" nur dann gesprochen wird, wenn ein gemeinsamer Kode existiert oder im Laufe der Interaktion etabliert werden kann.

Im Bereich der nonverbalen Kommunikation soll mit Scherer (1976, 278) hypothetisiert werden, daß im Unterschied zum Sprachkode keine relativ invariante Beziehung zwischen Zeichen und Referenten besteht, sondern sowohl Enkodierung als auch Dekodierung probabilistisch geschehen, und darüber hinaus von einer kontinuierlichen statt einer diskreten Darstellungsfunktion gesprochen werden kann.

> *"So ist beispielsweise erhöhtes Stimmvolumen nur bedingt ein vereinbartes Signal für Ärger, sondern in erster Linie wohl zurückzuführen auf die durch autonome Erregungsprozesse hervorgerufenen Veränderungen der Atem- und Stimmorganmuskulatur. Da bei einer solchen intrinsischen Enkodierung sehr viele physiologische und psychologische Faktoren beteiligt sind, ist nicht gewährleistet, daß erhöhtes Stimmvolumen immer durch Ärger erzeugt wird, oder daß Ärger notwendigerweise zu höherem Stimmvolumen führt. Man kann jedoch empirische Angaben über Kovarianzen machen, von denen wir annehmen, daß sie sich auch in den kognitiven Inferenzstrukturen der Beobachter niederschlagen."*
> (Scherer 1976, 278)

Die Wahl dieser Definitionen birgt für die vorliegende Untersuchung entscheidende Vorteile: Mit der Festlegung auf das Kriterium "geteilter Kode" bleibt sie weit genug, auch nicht-intentionale Verhaltensweisen als kommunikativ zu charakterisieren. Gleichzeitig erhält der Begriff "Kommunikation" umrissene Konturen: Nach dem hier skizzierten Verständnis findet zwar eine Interaktion, aber keine Kommunikation statt, wenn ein schwer dysarthrischer Mensch glucksend lautiert und wiederholt mit den Augen nach oben blickt, um "Ja" zu indizieren, und eine unvertraute Partnerin dieses Verhalten nicht als versuchte Mitteilung, sondern als Anzeichen für eine aufkommende Übelkeit interpretiert.

Auch innerhalb einer ansonsten weitgehend störungsfreien Interaktion kann es vorkommen, daß die Partner/innen in Einzelbereichen nicht über einen geteilten Kode verfügen. Solche Ereignisse kurzfristiger Natur, die sich in der Regel durch geeignete Lösungsstrategien beseitigen lassen, sollen zu den "Verstehenskrisen" (vgl. Kp.9.5) gerechnet werden.

Selbstverständlich bleibt es insbesondere im Bereich der nonverbalen Verhaltensweisen unmöglich, für jeden Fall eine klare Trennlinie zu ziehen, ab wann von "Kommunikation" nach dem hier beschriebenen Verständnis gesprochen werden kann. In der Interaktion mit schwerstbehinderten Menschen z.B. wird möglicherweise auf einer intuitiven Ebene ein geteilter Kode etabliert, der sich kaum in Worte fassen oder gar eindeutig operationalisieren läßt (vgl. z.B. das Konzept der Basalen Kommunikation nach Mall 1984). Bei der Interaktion zwischen Eltern und Säugling, in der die Bezugspersonen den Äußerungen des Kindes Intentionen zuschreiben, ihren eigenen Deutungen gemäß reagieren und auf diese Weise allmählich einen gemeinsamen Kode etablieren, läßt sich gleichermaßen der Beginn der eigentlichen "Kommunikation" kaum festlegen. Um unangemessene Ausgrenzungen zu vermeiden, muß das Kriterium des geteilten

Kodes daher unter dem Bewußtsein betrachtet werden, daß zwischen Interaktion und Kommunikation in dem hier beschriebenen Sinne fließende Übergänge existieren können.

Im folgenden wird zunächst die im Bereich der Kommunikationsforschung inzwischen übliche Unterteilung in verbale und nonverbale Kommunikation skizziert, um anschließend mit der Erläuterung des Terminus AAC einen neuen, sonderpädagogisch relevanten Begriff einzuführen.

2.1 Verbale Kommunikation

Unter den Begriff "verbale Kommunikation" werden alle Kommunikationsprozesse subsumiert, die sich mit Hilfe der Laut- oder Schriftsprache vollziehen. Zur Sprachproduktion selbst gehörende Phänomene, wie z.B. Stimmvolumen, Stimmlage oder individuelle Sprechweise, werden als paralinguistische Merkmale dem Bereich der nonverbalen Kommunikation zugeordnet (Graumann 1972, 1195).

Die Bedeutung der verbalen Kommunikation läßt sich anhand des vierten der vielzitierten metakommunikativen Axiome von Watzlawick u.a. (1969) veranschaulichen:

> *"Menschliche Kommunikation bedient sich digitaler und analoger Modalitäten. Digitale Kommunikationen haben eine komplexe und vielseitige logische Syntax, aber eine auf dem Gebiet der Beziehungen unzulängliche Semantik. Analoge Kommunikationen dagegen besitzen dieses semantische Potential, ermangeln aber die für eindeutige Kommunikationen erforderliche logische Syntax."*
> *(Watzlawick u.a. 1969, 68)*

Wenn es also darum geht, unabhängig von Zeit und Ort komplexe Inhalte eindeutig darzustellen, abstrakte Ideen oder logische Verknüpfungen zu explizieren, so kommt den in der Regel digitalen verbalen Kommunikationsprozessen eine überragende Rolle zu.

Verbale Kommunikation besitzt eine große soziale Relevanz: Die Intelligenz eines Menschen, ein Gut, das in den kopflastigen westlichen Gesellschaften in besonders hohem Maße geschätzt wird, manifestiert sich in Wort und Schrift. Soziale Kontakte, selbst Liebesbeziehungen sind hochgradig von der Fähigkeit des sprachlichen Austausches und der sprachlichen Selbstdarstellung abhängig; das Gespräch, die Plauderei, die Diskussion, der Wortstreit, der Tratsch u.v.m. nehmen im menschlichen Sozialleben eine zentrale Position ein.

Nichtsprechende Menschen müssen immer wieder die Erfahrung machen, wie stark sprech-orientiert soziale Zuschreibungsprozesse sich vollziehen: Wer sich nicht lautsprachlich äußern kann, gilt leicht als geistig retardiert oder gar als "bildungsunfähig" (vgl. die Autobiographien von Brown 1972, Rush 1986,

Nolan 1989). Wer sich nicht lautsprachlich äußern kann, wird kaum beachtet und bleibt als Interaktionspartner/in uninteressant. Rick Creech, ein schwer dysarthrischer US-Amerikaner, macht die gravierenden sozialen Folgen des Nicht-sprechen-könnens am Beispiel "Partybesuch" plastisch:

> *"If you want to know what it is like not being able to speak, there is a way. Go to a party and don't talk. Play mute. Use your hands if you wish but don't use paper and pencil. Paper and pencil are not always handy for a mute person. Here is what you will find: people talking; talking behind, beside, around, over, under, through, and even for you. But never with you. You are ignored until finally you feel like a piece of furniture. If you are working with nonspeech people I challenge you to experience this. Then you will have an idea of what it is like for nonspeech people."*
> (Rick Creech, zit.n. Musselwhite/St.Louis 1988, 104)

2.2 Nonverbale Kommunikation

Im Bereich der nonverbalen Kommunikation (NVK) läßt sich zwischen vokalen oder paralinguistischen Phänomenen, die die Qualitäten der Stimme und Sprechweise umfassen, und nonvokalen oder extralinguistischen Phänomenen, wie z.B. Mimik, Gestik, Körperhaltung und Blickkontakt, unterscheiden (vgl. Laver/Hutcheson 1972, 12; Graumann 1972, 1195). Welche Verhaltensaspekte ein Potential für nonverbale Kommunikationsprozesse bilden, veranschaulicht die aus Helfrich/Wallbott übernommene Abbildung 1.

Wie bereits ausgeführt, soll hier in Abgrenzung zu Helfrich/Wallbott (a.a.O., 271) nonverbales Verhalten in interaktiven Kontexten nicht mit nonverbaler Kommunikation gleichgesetzt werden, sondern - im Sinne der lateinischen Wurzel "communico" = "ich mache gemeinsam, teile" - ein gemeinsamer Kode als Voraussetzung für kommunikative Prozesse hypothetisiert werden.

Es existiert inzwischen eine Anzahl von z.T. sehr umfassenden Modellen, die Systematisierungsmöglichkeiten für das komplexe Gebiet der NVK zu bieten suchen (z.B. Ekman/Friesen 1981; v. Cranach 1975; Scherer 1972, 1976). Für die Intentionen der vorliegenden Untersuchung und insbesondere im Hinblick auf die im empirischen Teil der Studie zu leistende Transkriptions- und Kodierungsarbeit erscheint die relativ einfache Systematik von Ehlich/Rehbein (1981), deren Bezugspunkt das Verhältnis von NVK zur verbalen Kommunikation darstellt, ausreichend (vgl. Abb. 2).

Ehlich/Rehbein (a.a.O.,308ff) treffen eine Unterscheidung zwischen komitativer NVK, die verbale Kommunikation begleitet, und selbständiger NVK, die unabhängig von verbaler Kommunikation existiert und eine diskrete Handlungseinheit bildet.

Abbildung 1: Ein Überblick über nonverbale Verhaltensaspekte (Helfrich/Wallbott 1980, 268)

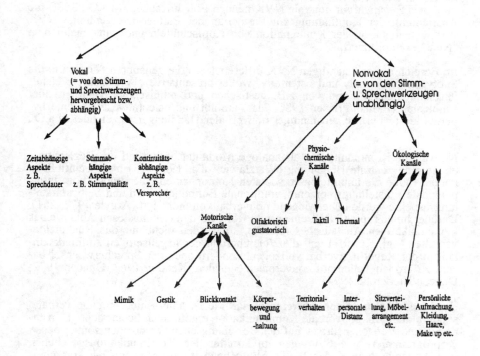

Abbildung 2: Systematik "nonverbale Kommunikation"
(Ehlich/Rehbein 1981, 310)

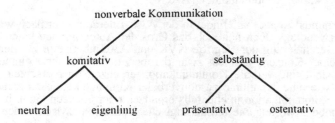

Komitative NVK setzt sich nach Ehlich/Rehbein (a.a.O.) aus den Subtypen neutrale NVK und eigenlinige NVK zusammen. Während der Anwesenheit neutraler NVK kein eigener kommunikativer Wert zukommt (wohl aber ihrer Abwesenheit!), besitzt eigenlinige NVK, die häufig in Kombination mit verbaler Kommunikation realisiert wird, eine eigenständige kommunikative Bedeutung. Als Beispiele für neutrale NVK nennen Ehlich/Rehbein (a.a.O., 308f) die Ausrichtung der Kopfhaltung am Partner/an der Partnerin; eigenlinige NVK wird von ihnen an der Kombination von Kopfschütteln und lautsprachlichem "Nein" exemplifiziert.

Im Bereich der selbständigen NVK differenzieren die genannten Autoren in die Subtypen präsentativ und ostentativ, wobei präsentative NVK diskrete Handlungseinheiten in Form von z.B. gestischen und mimischen Symbolen oder Emblemen (Ekman/Friesen 1981, 71ff) umfaßt und ostentative NVK eine hypermarkierte Form eigenständiger nonverbaler Handlungen bezeichnet (a.a.O., 309).

Nonverbale Kommunikation als analoge Modalität besitzt auf der Beziehungsebene eine zentrale Bedeutung (Watzlawick u.a. 1969, 68) und beeinflußt in hohem Maße die unmittelbaren sozialen Komponenten einer Interaktion: Interpersonale Einstellungsmomente, emotionale Befindlichkeiten und Selbstdarstellungsaspekte werden überwiegend nonverbal kommuniziert (Argyle 1972, 251). Darüber hinaus spielt NVK eine große Rolle für den reibungslosen Ablauf eines kommunikativen Austausches (a.a.O.), so werden nicht nur das Rückmeldeverhalten (vgl. Kp. 9.1) und die Versicherung der gegenseitigen Aufmerksamkeit in der Regel nonverbal vollzogen, sondern auch der Sprecherwechsel basiert zu großen Teilen auf nonverbalen Signalen (Kendon 1967; Duncan 1972; Duncan/Niederehe 1974).

Bei Menschen mit einer schweren Dysarthrie ist häufig nicht nur die verbale, sondern auch die nonverbale Kommunikation empfindlich beeinträchtigt. Irritationen und Verstehenskrisen auf der Beziehungsebene erscheinen somit ebenso vorprogrammiert wie Störungen im strukturellen Kommunikationsgeschehen (vgl. Higginbotham/Yoder 1982). Mögliche Auswirkungen auf die kommunikative Entwicklung und die kommunikative Situation schwer dysarthrischer Menschen werden in den Kapiteln 3.2, 3.5 und 3.6 aufgezeigt.

2.3 Unterstützte Kommunikation (AAC)

Der Terminus "nonverbal" findet in der AAC-Literatur zwar nach wie vor häufige Verwendung, doch hält sich das Gros der Autoren/innen kaum damit auf, eine Differenzierung der Begriffe NVK und AAC überhaupt zu thematisieren. Allgemeiner Konsens herrscht zwar darüber, daß AAC für Kommunikationsformen steht, die verbale Kommunikation ergänzen oder ersetzen, die Frage jedoch, wie eine Trennlinie zu nonverbaler Kommunikation zu ziehen ist, die verbale Kommunikation ja ebenfalls ergänzen oder ersetzen kann, bleibt in der Regel unbeantwortet. Die terminologische Konfusion zwischen den Begriffen

AAC und NVK geht sogar so weit, daß AAC als "Sammelbegriff für alle nichtsprachlichen Kommunikationsformen, seien sie symbolischer oder nichtsymbolischer Art" (Gangkofer 1991, 8) bezeichnet wird.

AAC wird von Menschen gebraucht, deren verbale Fähigkeiten extrem eingeschränkt sind, d.h. AAC soll in erster Linie digitale Kommunikation ermöglichen. Zu diesem Zweck werden zwar auch nonverbale Kommunikationsformen eingesetzt, allerdings häufig in einer so systematischen und z.T. ungewöhnlichen Art und Weise, daß zwar von der Substanz her Ähnlichkeiten mit der NVK natürlicher Sprecher/innen gegeben sind, das tatsächliche Erscheinungsbild jedoch eine begriffliche Abgrenzung unverzichtbar werden läßt. Wenn z.B. ein nichtsprechendes Kind lautiert und wiederholt vom Bücherregal zu seiner Schultasche blickt und dadurch seinen Vater zu sukzessiver Fragestellung provoziert, um die intendierte Mitteilung: "Das Englischbuch muß in den Ranzen!" gemeinsam zu konstruieren, dann handelt es sich hier kaum um eine mit der NVK natürlicher Sprecher/innen vergleichbare Kommunikation.

Gleichzeitig existiert ein Überlappungsbereich zwischen AAC und NVK: Es gibt nonverbale Kommunikationsformen, die sowohl von natürlichen Sprechern/Sprecherinnen als auch von nichtsprechenden Menschen als Ergänzung oder Ersatz von Lautsprache eingesetzt werden. Nach diesem Verständnis könnte ein Kopfnicken oder -schütteln sowohl als NVK als auch als AAC bezeichnet werden, eine Augenbewegung nach oben für "Ja" und nach unten für "Nein" jedoch ausschließlich als AAC (vgl. auch die Unterscheidung zwischen "standard augmentative components" und "special augmentative components" nach Vanderheiden/Lloyd 1986, 14).

Darüber hinaus gilt es, eine weitere Dimension im Spektrum AAC und NVK zu beachten: Innerhalb des AAC-Bereiches existiert ein Phänomen, das hier als AAC-spezifische NVK bezeichnet werden soll. Wer je beobachtet hat, wie eindrucksvoll ein gebärdender Mensch seine Wut, Trauer oder Freude vermitteln kann, kennt das analoge Potential, das diesem AAC-Modus innewohnt. Auch beim Einsatz von Kommunikationstafeln läßt sich nonverbale Kommunikation AAC-spezifisch verwirklichen, z.B. indem ein nichtsprechender Mensch insistierend auf ein bestimmtes Symbol klopft. Darüber hinaus erlauben die modernen Sprachcomputer in zunehmender Perfektion paralinguistische Modulationen der Sprachausgabe.

Zusammenfassend bleibt festzuhalten: NVK bezeichnet den Gesamtbereich paralinguistischer und extralinguistischer Kommunikationsformen, AAC steht für den systematischen und planvollen Einsatz von Kommunikationsmodi, die verbale Fähigkeiten ergänzen oder ersetzen sollen. Durch NVK findet in der Regel analoge Kommunikation statt, während AAC digitale Kommunikation zu ermöglichen sucht. Zwischen NVK und AAC bestehen Überschneidungsbereiche, dennoch erscheint eine Differenzierung zwischen beiden Begriffen aufgrund der qualitativen Unterschiede der bezeichneten Phänomene sinnvoll und notwendig.

3. Kommunikative Entwicklung bei schwerer Dysarthrie

Wie schon erwähnt, sollen in dieser Arbeit die Möglichkeiten unterstützender Kommunikationsmodi exemplarisch an der Gruppe cerebralparetischer, schwer dysarthrischer Menschen aufgezeigt werden. Welchen Erschwernissen die kommunikative Entwicklung bei derartigen Behinderungsformen ausgesetzt ist, sei im folgenden skizziert.

3.1 Begriffsklärung: Dysarthrie

Unter einer Dysarthrie versteht man nach Goldschmidt (1979) "Anomalien der Artikulation (...), welche durch Schädigungen von Teilen des Nervensystems bedingt sind, ohne deren regelrechtes Funktionieren die Artikulation im engeren Sinne nicht normal verlaufen kann" (vgl. u.a. Kussmaul 1881; Grewel 1957; Luchsinger/Arnold 1970).

In einem Teil der neueren Literatur (z.B. Springer/Kattenbeck 1987) wird anstelle von "Dysarthrie" der Begriff "Dysarthrophonie" bevorzugt, der das enge Zusammenspiel von Atmung, Phonation und Artikulation betont. Bereits Grewel verweist unter Bezugnahme auf Gutzmann (1911) auf diesen Zusammenhang:

> *"In many cases of dysarthria one may speak of a dysarthro-pneumophonia. The accents: tempo, stress and pitch, rhythm and loudness, the whole modulation, may show alterations (...), whereas disturbances of onset and of normal inhibition may occur."*
> *(Grewel 1957, 326f)*

In dieser Arbeit stehen dysarthrische Menschen im Mittelpunkt, deren lautsprachliche Fähigkeiten so stark eingeschränkt sind, daß sie selbst für vertraute Partner/innen kaum oder nicht verständlich artikulieren können. Derartige schwerste Formen von Dysarthrie werden in einem Teil der Literatur als "Anarthrie" bezeichnet. In Übereinstimmung mit der Argumentation Oskamps (1977, 11-14) soll in dieser Untersuchung auf den Begriff "Anarthrie" verzichtet und stattdessen von "schwerer Dysarthrie" gesprochen werden.

Die Lokalisation der Schädigungen, die zu einer Dysarthrie führen können, wird in Abbildung 3 in der Einteilung von Goldschmidt dargestellt. Die gesamte exzellente Dysarthrie-Definition Goldschmidts, die bisher bedauerlicherweise unveröffentlicht geblieben ist, befindet sich mit freundlicher Genehmigung des Autors im Anhang dieser Arbeit.

Das Erscheinungsbild einer Dysarthrie läßt sich neben anderen Faktoren (z.B. individuellen Veranlagungen und Besonderheiten, dem Erwerbsalter der Schädigung, äußeren Einflüssen) z.T. auch auf die Lokalisation der Schädigungen zurückführen: So kommt es z.B. bei suprabulbären Dysarthrien häufig zu eher schwerfälliger und harter Aussprache mit verzerrten Bewegungen der Artikulationsmuskulatur und Hypernasalität, während bei einer cerebellären Dysarthrie u.a. die flüssige Koordination des Sprechbewegungsablaufs beeinträchtigt sein kann. Mischformen sind allerdings häufig, so daß eine klare Abgrenzung im Einzelfall in der Regel schwierig wird (vgl. u.a. Arnold 1970; Darley u.a. 1975; Böhme 1976; Goldschmidt 1979; Becker/Sovak 1979; Luzzatti/v. Hickeldey 1987).

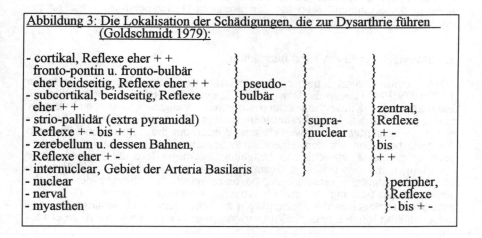

Abbildung 3: Die Lokalisation der Schädigungen, die zur Dysarthrie führen (Goldschmidt 1979):

- cortikal, Reflexe eher + +
- fronto-pontin u. fronto-bulbär eher beidseitig, Reflexe eher + +   } pseudo-
- subcortikal, beidseitig, Reflexe eher + +   } bulbär
- strio-pallidär (extra pyramidal) Reflexe + - bis + +   } supra-   } zentral, Reflexe + -
- zerebellum u. dessen Bahnen, Reflexe eher + -   } nuclear   } bis + +
- internuclear, Gebiet der Arteria Basilaris
- nuclear
- nerval   } peripher, Reflexe
- myasthen   } - bis + -

Übersichten über die neurologischen Erkrankungen, die von einer Dysarthrie begleitet sein können, finden sich u.a. bei Darley, Arnoldson und Brown (1975), Siegel u.a. (1982) und Luzzatti/ v. Hickeldey (1987).

Wichtig für die hier vorliegende Fragestellung erscheint, daß eine Dysarthrie als Störung des äußeren Sprechvorgangs an sich keine Behinderung der höheren zentralen Sprachfunktion bedeuten muß und somit zwar die lautsprachlichen Fähigkeiten des betroffenen Individuums unter Umständen erheblich eingeschränkt sind, eine Störung der inneren Sprache bis auf weiteres jedoch nicht feststeht. Zu welchen künstlerisch-sprachlichen Leistungen ein Mensch mit einer schweren Dysarthrie fähig sein kann, macht die Lektüre des Werkes von Christopher Nolan (z.B. 1989) auf beeindruckende Weise deutlich. Zu betonen bleibt allerdings gleichzeitig, daß eine Störung der inneren Sprache bei zerebralen Schäden immer auch für möglich gehalten werden sollte. Dysarthrische Menschen sind häufig von Mehrfachbehinderungen und Konsekutivstörungen (siehe unten) betroffen, die möglicherweise Beeinträchtigungen der sprachlichen Fähigkeiten zur Folge haben. Ob im Einzelfall eine reine Artikulationsbehinderung oder eine komplexe Sprachstörung vorliegt, läßt sich nur und im günstigsten Falle durch eine umfassende Differentialdiagnose beurteilen.
Für eine detailliertere Darstellung zur Nomenklatur, Ätiologie und Symptomatik von Dysarthrien sei auf die angegebene Fachliteratur verwiesen. Im Rahmen

der vorliegenden Untersuchung interessiert in erster Linie, welche Beziehungen bzw. Wechselwirkungen zwischen einer derartigen Schädigung und der kommunikativen Entwicklung der Betroffenen existieren können. Die im folgenden skizzierten Phänomene stehen in einem engen gegenseitigen Bedingungs- und Verstärkungsprozeß (vgl. Fröhlich 1989; Kristen 1990), sind gleichzeitig jedoch keineswegs als zwangsläufige Erscheinungen zu betrachten: So gibt es durchaus etliche Beispiele für Einzelbiographien, in denen z.B. die Erschwernisse in der Kommunikation mit den primären Bezugspersonen glänzend gemeistert wurden (Brown 1972; Rush 1986).

3.2 Störungen der Eltern-Kind-Interaktion

Nach dem interaktionistischen Ansatz des Spracherwerbs (Bruner 1977;1979;1981) liegen die Wurzeln der Sprache in der frühen vorsprachlichen Interaktion des Kindes mit seinen primären Bezugspersonen. Nach Bruner (a.a.O.) ist das Kind mit bestimmten inneren Voraussetzungen zum Spracherwerb ausgestattet und entwickelt sein Wissen um die Begriffe und Funktion der Sprache schon vor dem eigentlichen Sprechen durch aktive Auseinandersetzung mit seiner sprachlichen Umgebung, insbesondere durch gemeinsame Handlungen mit den primären Bezugspersonen. Ein Kind kann sich demnach schon kommunikativ verständigen, bevor es spricht; der Erwerb der Sprache stellt eine Fortsetzung der frühen Kommunikationserfahrungen dar. Bei Interaktionsstörungen in den Beziehungen zwischen Kind und primären Bezugspersonen sind folglich negative Auswirkungen auf den Spracherwerb zu erwarten.

Zahlreiche Studien deuten nun darauf hin, daß behinderte Kinder im Vergleich zu nichtbehinderten Kindern quantitativ und qualitativ reduzierte Interaktionsangebote von ihren Eltern erhalten (z.B. Shere/Kastenbaum 1966; Buium u.a. 1974; Petersen/Sherrod 1982; Lasky/Klopp 1982; Bondurant u.a. 1983). Die Ursachen für dieses Phänomen sind vielschichtig und lassen sich hier nur anreißen.

So bedeutet die Erkenntnis der Behinderung eines Kindes für viele Eltern ein derart traumatisches Ereignis, daß der Aufbau einer positiven Eltern-Kind-Beziehung empfindlich beeinträchtigt sein kann (vgl. u.a. Strasser u.a. 1968; Kunert 1971,1982; Fröhlich 1986; Hildebrand-Nilshon 1989).

> *"Häufig behindert schon die Information über eine Schädigung vor oder nach der Geburt die spontanen Versuche der Herstellung von Gemeinsamkeit, weil das Wissen um die Behinderung als tiefe Kränkung der Erwartung positiv emotional bewerteter, sozusagen 'unbelasteter' Interaktion empfunden wird, wodurch sich ungewollt die Interaktion mit dem Kind umstrukturiert, und sei es nur in Form von Ängstlichkeit, Unsicherheit oder Überfürsorglichkeit, wo Deutlichkeit und Sicherheit angebracht wären."*
> (Hildebrand-Nilshon 1989,73)

Zudem werden die primären Bezugspersonen des Kindes durch dessen behinderungsbedingte Verhaltensweisen, Auffälligkeiten und Abweichungen von der Normalentwicklung häufig in so hohem Maße verunsichert, daß sie die Äußerungen des Kindes nicht erkennen oder mißinterpretieren und inadäquat auf seine Interaktionsangebote reagieren (vgl. Sarimski 1986; Fröhlich 1986; Papousek/Papousek 1989; Haupt 1989). Eine sich gegenseitig verstärkende Kreisbewegung kann entstehen: Infolge fehlender Verstärkung schränkt das Kind seine Interaktionsbemühungen ein, was wiederum dazu führt, daß die Eltern ihrerseits stimulierende Aktivitäten verringern (a.a.O.). Bei Kindern mit Dysarthrie infolge einer Cerebralparese kommt erschwerend hinzu, daß es bei wiederholt erfolglosen Kommunikationsversuchen zu streßbedingten Muskelverspannungen kommen kann, die verstärkenden Einfluß auf die Dysarthrie ausüben (Haupt 1989).

Darüber hinaus zeigt sich bei vielen behinderten Kindern u.a. als Resultat eines überbehütenden Erziehungsstils ein Verhalten, das unter dem Schlagwort "erlernte Hilflosigkeit" (Seligman 1975) in der Sonderpädagogik bekannt geworden ist. Erlernte Hilflosigkeit im kommunikativen Bereich kann entstehen, wenn die Bezugspersonen sich angewöhnen, den Interaktionspart des Kindes zu übernehmen. Diese besonders im Umkreis der hier als "nichtsprechend" bezeichneten Kinder überaus häufige Hilfestellung, die sicher in manchen Situationen wünschenswert und hilfreich erscheint, birgt die Gefahr einer Eigendynamik:

> *"Parents and teachers who 'talk for the child' (...) are functionally teaching the child not to communicate more or differently."*
> (MacDonald 1985, 109)

Dem Kind wird auf diese Weise die Möglichkeit genommen, das Initiieren und Aufrechterhalten von Kommunikation und die Lösung von Verstehenskrisen einzuüben, möglicherweise entwickelt sich eine derartige Abhängigkeit von den Bezugspersonen, daß Kommunikation mit Fremden nur über die Vermittlung von vertrauten Dritten erfolgen kann.

Auf einen weiteren Faktor, der die frühe Interaktion zwischen Eltern und körperbehindertem Kind beeinträchtigen kann, machen Harris/Vanderheiden (1980) aufmerksam: Der hohe Pflegeaufwand, den ein schwerkörperbehindertes Kind beansprucht, stellt, verbunden mit den wahrscheinlich notwendigen Therapiemaßnahmen und Arztbesuchen, eine extreme Zeitbelastung für die Eltern dar. Gleichzeitig benötigt die Kommunikation mit einem schwer dysarthrischen Menschen auch bei Nutzung unterstützender Kommunikationsmethoden in der Regel eine erheblich längere Zeitspanne als die Kommunikation mit einem normalsprechenden Menschen. Diese Zeitinvestition kann von den Eltern häufig aus organisatorischen Gründen oder auch aufgrund individueller Überlastung nicht geleistet werden.

"Thus, the time factor involved in nonvocal communication and the additional need for physical care may limit early opportunities for communication, interaction, and control by the young child. This may help to explain why clinicians are often faced with passive children who are uninterested in interaction with other persons."
(Harris/Vanderheiden 1980, 243)

3.3 Reduzierte und veränderte Erfahrungen mit der dinglichen Umwelt

Kinder mit einer schweren Körperbehinderung sind in ihren Fähigkeiten, ihre dingliche Umwelt handelnd zu erfahren, in hohem Maße eingeschränkt. Ihre mangelnde Mobilität zwingt sie häufig, über längere Zeiträume in derselben Sitz- bzw. Liegeposition zu verharren und die Welt in statischer Perspektive zu betrachten. Erfahrungen durch Krabbeln, Laufen, aktive Manipulation von Objekten bleiben begrenzt oder unmöglich, sogar die Erforschung des eigenen Körpers ist erheblich beeinträchtigt (vgl. Fischer 1986). Auch die verschiedenen und wechselnden Erfahrungsräume, die nichtbehinderte Kinder selbstverständlich erleben, sind für schwerstkörperbehinderte Kinder nicht ohne weiteres verfügbar.

Die möglichen Auswirkungen einer schweren motorischen Behinderung auf die kommunikative Entwicklung sind vielfältig: Zunächst einmal gilt es festzuhalten, daß der Erwerb von sensomotorischen Schemata, die nach Piaget (1973) die Basis der Intelligenzentwicklung darstellen, durch eine motorische Defizienz erschwert ist (Schönberger 1977; Jetter 1975). Nun wäre es ein Trugschluß, aus der Kenntnis der Theorien Piagets die Wahrscheinlichkeit einer verzögerten bzw. gestörten Intelligenzentwicklung für alle Schwerkörperbehinderten abzuleiten (Leyendecker 1987). Zu beachten ist jedoch, daß mit Sicherheit Erschwernisse für die kognitive Entwicklung bei dieser Population vorliegen, die im Zusammenspiel mit anderen Faktoren wirksam werden können, wenn auch nicht müssen. Einige Autoren (Schmidt 1972; Neumann 1977) vertreten die Ansicht, daß sogar eine qualitativ andersartige Intelligenzstruktur vermutet werden kann.

In der Diskussion um den Zusammenhang von Denken und Sprechen ist zwar nach wie vor umstritten, ob die Intelligenz "vor und unabhängig von der Sprache ist" (Piaget 1972, 280) oder Sprache als Bedingungsfaktor für die kognitive Entwicklung angesehen werden muß (Wygotsky 1981; Lurija/Judowitsch 1970), über die Tatsache, daß ein enger Wechselwirkungsprozeß zwischen Intelligenz- und Sprachentwicklung existiert, besteht jedoch Konsens. In den Worten Piagets (1972, 279f):

> "Die Sprache ist also eine notwendige, aber keine hinreichende Bedingung für die Erstellung logischer Operationen. Sie ist notwendig, denn ohne das System symbolischer Ausdrücke, das sie darstellt, würden die Operationen im Zustand sukzessiver Handlungen verharren, ohne sich jemals in simultane oder in simultan eine Gesamtheit verknüpfter Transformationen umfassende Systeme einzugliedern. Weiters würden die Operationen ohne die Sprache individuell bleiben und folglich nicht zu jener sozialen Steuerung gelangen, die aus dem individuellen Austausch und der Kooperation resultiert."

Mögliche Wechselwirkungsprozesse zwischen motorischer Beeinträchtigung, kognitiver Entwicklung und Spracherwerb sind somit im komplexen Bedingungsgefüge der kommunikativen Entwicklung bei schwerer Dysarthrie mitzubedenken.

Auch die Motivation zur Kommunikation kann durch eingeschränkte Umwelterfahrungen infolge einer schweren Körperbehinderung betroffen sein. So weisen Harris/Vanderheiden (1980) und Shane u.a. (1982) darauf hin, daß sich der Alltag schwerstkörperbehinderter Kinder häufig wenig abwechslungsreich gestaltet und von Pflegeroutinen gekennzeichnet ist, die kaum Anlaß zu Gesprächen bieten. Eine anregende und zur Kommunikation motivierende Umwelt erscheint jedoch in Anbetracht der erheblichen physischen Anstrengungen, die Kommunikation für einen schwer dysarthrischen Menschen bedeutet, unabdingbar (vgl. Musselwhite/St. Louis 1988, 39f).

Die starke Abhängigkeit von anderen Menschen, in der sich pflegebedürftige Körperbehinderte befinden, kann darüber hinaus den betroffenen Kindern Schwierigkeiten bei dem Erwerb von Beherrschungs- und Lenkungskonzepten bereiten. Wie entscheidend sich die Erfahrung von eigener Einflußnahme auf die Umwelt für die kommunikative Entwicklung darstellt, demonstriert ein Effekt, der sich häufig im Zusammenhang mit der Bereitstellung eines elektrischen Rollstuhls einstellt:

> "Not uncommon in clinical experience is the passive, unresponsive child who does not demonstrate progress or initiative in a communication program until he receives an electrical wheelchair. (...) It is difficult to introduce to a NVSPH (= non vocal severely physically handicapped, UB) child, the concept of control of the environment through communication when the child has never had (or been allowed) physical control of the environment."
> (Harris/Vanderheiden 1980, 242f)

3.4 Wahrnehmungsstörungen und kommunikative Entwicklung

Primäre Schädigungen der Sinnesorgane lassen sich bei Menschen mit einer Cerebralparese in relativ großer Zahl feststellen. Die Häufigkeit von Hörstörungen liegt offensichtlich zwischen 25-30 % (Schmidt 1983, 390), die Anzahl von Sehstörungen wird mit 40-50 % angegeben, wobei von Schwankungen in der Literatur von bis zu 92 % für die letztgenannte Größe berichtet wird (Kalbe 1981, 36). In Anbetracht der entscheidenden Rolle, die insbesondere das Gehör für die Sprachentwicklung innehat, erscheinen die differentialdiagnostische Abklärung derartiger Primärschädigungen und eine entsprechende Anpassung von Hör- und Sehhilfen zum frühestmöglichen Zeitpunkt unverzichtbar. Auf die spezielle Problematik der kommunikativen Entwicklung gehörloser bzw. schwer hörgeschädigter Kinder mit einer Cerebralparese kann hier nur hingewiesen werden - eine angemessene Darstellung würde den Rahmen dieser Arbeit sprengen.

Wenn auch zum Teil nur schwer diagnostisch zu erfassen, so können auch die taktilen, gustatorischen, olfaktorischen, vestibulären und propriozeptiven Sinnesleistungen bei Menschen mit einer Cerebralparese primär beeinträchtigt sein (vgl. Leyendecker/Neumann 1983, 416). So weisen nach Feldkamp (1983, 14) zwei Drittel der Cerebralparetiker Auffälligkeiten im Bereich des Tastsinns, der Schmerzempfindlichkeit oder der Tiefensensibilität auf.

Menschen mit einer Cerebralparese sind häufig von Perzeptionsstörungen, also Störungen der Weiterleitung, Verarbeitung und Bedeutungszuschreibung der sensorischen Informationsaufnahme betroffen (Schmidt 1983; vgl. auch Ayres 1984). Zu beachten gilt jedoch, daß derartige Wahrnehmungsstörungen nicht immer und nicht nur als rein hirnorganisch bedingt betrachtet werden dürfen, sondern in dem engen Zusammenhang zwischen Wahrnehmungsleistungen und motorischer Entwicklung zu interpretieren sind. Im Sinne des sensomotorischen Regelkreises (Piaget 1973) beeinträchtigen eine gestörte Motorik und die dadurch bedingte Reduktion an selbstvermittelten Reizen die Ausbildung von differenzierten Wahrnehmungsleistungen.

Da zudem auch die soziale Situation cerebralparetischer Kinder eine sensorische Deprivation (vgl. Begemann u.a. 1979; Fröhlich 1984) zur Folge haben kann, stellt der behinderungsbedingte Mangel an adäquaten Reizen einen gewichtigen Einflußfaktor für die Genese von Perzeptionsstörungen und damit eng verbunden für die Ausbildung kognitiver Schemata (Piaget 1973, Jetter 1975) dar.

Unter den von Affolter (1987, 313) beschriebenen möglichen Auswirkungen von Wahrnehmungsstörungen auf die kommunikative Entwicklung erscheinen im Hinblick auf die Zielgruppe schwer dysarthrischer Kinder folgende Auffälligkeiten relevant:

- Da weniger Informationen über die Welt sinnverstehend entschlüsselt werden, kommt es zu einer Verarmung der Sprachinhalte.
- Visuelle Informationen stehen häufig im Vordergrund - die Interpretation und sprachliche Darstellung komplexer Handlungen bleibt oft bruchstückhaft oder fehlt ganz.
- Das Verständnis für verbale Mitteilungen bleibt länger als bei nichtbehinderten Kindern auf die aktuelle Situation bezogen.
- Auffälligkeiten in der Satzbildung, semantische Verwechslungen und Wortfindungsstörungen sind zu beobachten.

Darüber hinaus bedeuten Perzeptionsstörungen häufig eine erhebliche Verunsicherung des betroffenen Menschen, die sich in verhaltensmäßigen Besonderheiten äußern und somit Einfluß auf das Interaktionsgeschehen ausüben kann.

Im Hinblick auf die Zielgruppe schwer dysarthrischer Menschen bleibt somit festzuhalten: Möglicherweise existierende sensorische Behinderungen und Perzeptionsstörungen können zu einer Verzögerung und qualitativen Veränderung der Sprachentwicklung und zu Auffälligkeiten im interaktiven Verhalten führen. Die Diagnose derartiger Störungen und übergreifende Wahrnehmungsförderprogramme müssen in ein Gesamtkonzept der kommunikativen Förderung schwer dysarthrischer Menschen eingebettet werden.

3.5 Erschwernisse in der Interaktion mit der sozialen Umwelt

Über die bereits beschriebenen möglichen Störungen der Beziehung zu den primären Bezugspersonen hinaus finden sich bei schwer dysarthrischen Menschen immer wieder Kontaktschwierigkeiten zur außerfamiliären Umwelt. Eine Ursache für dieses Phänomen läßt sich sicher in der nach wie vor aktuellen Segregation finden, die fehlende Kontaktmöglichkeiten zwischen Behinderten und Nichtbehinderten geradezu vorprogrammiert und somit einen erheblichen Teil zu den fraglos vorhandenen Berührungsängsten beiträgt.

In enger Verzahnung zu segregierenden Sozialisationsbedingungen spielen jedoch auch die Art der Behinderung und die Art der Kommunikation eine Rolle: Bei Menschen mit einer schweren Dysarthrie weicht die Physiognomie, z.B. durch verminderte, erhöhte und/oder einschießende Reflexe und Reflexsynergien, unwillkürliche Bewegungsunruhe, Inkoordination, Mangel an Beherrschung und Konventionalisierungen und durch Speichelfluß, häufig stark vom im Umgang mit nichtbehinderten Menschen gewohnten Erscheinungsbild ab; das konventionelle mimische und pantomimische Repertoire zeigen sich in der Folge einer Cerebralparese in der Regel reduziert und verändert. Die äußere Erscheinung Schwerstkörperbehinderter wirkt auf Außenstehende mitunter fremdartig und verunsichernd, infolgedessen wird ein Kontakt von vornherein vermieden (Seywald 1976; Cloerkes 1979).

Kommt es zu Begegnungen, so unterscheidet sich die Kommunikationssituation in so hohem Maße von den bekannten Mustern, daß sie von vielen Nichtbehinderten nicht gemeistert werden kann. Der übliche Kommunikationskanal - die Lautsprache - steht schwer dysarthrischen Menschen nur sehr begrenzt zur Verfügung; die Möglichkeiten nonverbaler Kommunikation (vgl. Kp. 2.2) können selbst dann nur ansatzweise genutzt werden, wenn sich der Partner/die Partnerin sensibel auf die individuellen Bewegungsmuster einstellt und eventuell sogar in der Lage ist, idiosynkratische Signale zu entschlüsseln. Auch der Einsatz unterstützender Kommunikationsmethoden hängt entscheidend davon ab, ob es dem Partner/der Partnerin gelingt, sich auf eine atypische und mühsame Hörer/innenrolle einzulassen.

Selbst bei optimalen Bedingungen seitens der Partner/innen ist die Kommunikation zwischen schwer dysarthrischen und normalsprechenden Interaktanten von Verstehenskrisen gekennzeichnet (vgl. Kp. 6.4). Dabei dürfen die Irritationen, die aus der gestörten nonverbalen Kommunikation entstehen, nicht unterbewertet werden: So wird z.B. der Beziehungsaspekt (Watzlawick u.a. 1967) einer sprachlichen Handlung, der in der Regel durch paralinguistische Merkmale (zittende Stimme, spitzer Unterton, gepreßte Sprechweise u.ä.) übermittelt wird, in der Kommunikation mit schwer dysarthrischen Partnern/Partnerinnen kaum deutlich. Auch die Regulation des Sprecherwechsels, die in hohem Maße von nonverbalen Elementen gesteuert wird (Duncan/Fiske 1977),ist empfindlich beeinträchtigt.

Die Kommunikationserfahrungen zahlreicher Menschen mit einer schweren Dysarthrie beschränken sich infolgedessen auf wenige vertraute Partner/innen und sind von Mißerfolgs- und Frustrationserlebnissen gekennzeichnet (vgl. Kraat 1985,1986). Die immer wieder beschriebene Passivität "Nichtsprechender" findet eine ihrer Ursachen sicher in der Tatsache, daß Kommunikation häufig nicht als angenehm und lohnenswert empfunden wird (vgl. Motsch 1989, 77).

Die kommunikative Entwicklung schwer dysarthrischer Kinder leidet zudem an einem Mangel an Modellen, da die Kommunikationsmodi der lautsprachlich orientierten Sozialumwelt nicht oder nur sehr begrenzt genutzt werden können.

"... it is often difficult for individuals using gestures, signs, or an aided device to duplicate the use of language learned from the speakers around them. For example, a child may want to ask the question, 'Can we go to McDonald's on the way home?' That child may understand information-seeking as a function and the semantic notion coded, and may have knowledge of the form and content used by others to express it. However, that child needs to ask this question with the language repertoire and techniques available. The child may need to gain the adult's attention through an attention-getting buzzer and point to ? and McDonald's on a language board, or vocalize to gain attention and then sign eat and car. This requires the use of unique linguistic forms and content that are not consistent with the use of language by others in the child's environment."
(Kraat 1986, 204)

Da nur selten ein natürliches Modell für den Einsatz der spezifischen alternativen und ergänzenden Kommunikationsmethoden, derer ein bestimmtes Individuum bedarf, im Sozialumfeld des Kindes verfügbar sein wird, müssen systematisch Ersatzmodelle geschaffen werden.
Modelle für unterstützende Kommunikationsmethoden fehlen allerdings nicht nur für die schwer dysarthrischen Kinder selbst, sondern auch für ihr soziales Umfeld. Die Tatsache, daß kommunikative Initiierungsversuche von AAC-Benutzern/Benutzerinnen immer wieder übersehen oder ignoriert werden (Calculator/Dollaghan 1982; Beukelman u.a. 1985), mag zum Teil in den mangelnden Erfahrungen natürlicher Sprecher/innen mit diesen ungewohnten Kommunikationsmodi begründet liegen.

3.6 Persönlichkeitsentwicklung und kommunikative Entwicklung

Zwar existiert "keine lineare Beziehung zwischen Schwere der körperlichen Schädigung und psychischer Auffälligkeit bzw. sozialpsychologischer Erschwernisse der Interaktion" (Leyendecker 1987, 145), doch lassen sich erneut Wechselwirkungsprozesse aufzeigen, die im Bedingungsgefüge der kommunikativen Entwicklung schwer dysarthrischer Menschen wirksam werden können. Die bereits skizzierten potentiellen Kommunikationsstörungen der Eltern-Kind-Beziehung und die Erschwernisse im sozialen Kontakt mit der außerfamiliären Umwelt beeinflussen möglicherweise die Persönlichkeitsentwicklung des Kindes, denn - wie Jansen u.a. (1983, 28) festhalten - es werden "gerade durch das Verhalten der Umwelt im Kontakt mit Behinderten Entwicklungsbedingungen geschaffen, die psychische Auffälligkeiten massiv verstärken oder überhaupt erst initiieren, statt sie zu vermeiden oder zu beseitigen."

Die Identitätsbildung eines Menschen wird entscheidend von seinen Interaktionserfahrungen, insbesonders von der Auseinandersetzung mit den sozialen Normen, geprägt (vgl. Krappmann 1971). Interaktionserfahrungen behinderter Menschen sind jedoch häufig negativer Natur: Potentielle Partner/innen zeigen Kontaktvermeidungstendenzen oder wirken im Umgang mit Behinderten hochgradig verunsichert und gekünstelt (vgl. Cloerkes 1979; Jansen u.a. 1983). Behinderte erfahren, daß sie in erster Linie über ihren körperlichen Defekt und nicht über die eigene Individualität definiert werden (Leyendecker 1987, 144). Gemessen an den normativen Erwartungen der Umwelt müssen sich Behinderte zwangsläufig als defizitär erleben.

Besonders schwierig erscheint die Identitätsbildung in der Auseinandersetzung mit der sozialen Umwelt, wenn bei einer schweren Dysarthrie der lautsprachliche Kommunikationskanal weitgehend ausgeschaltet und die nonverbale Kommunikation empfindlich gestört ist. Die an und für sich schon seltenen Interaktionserfahrungen sind dann geprägt von häufigen Verstehenskrisen, deren Ursachen in der Regel nicht im Nicht-Verstehen-Können des natürlichsprechenden Partners/der natürlichsprechenden Partnerin, sondern im Nicht-Sprechen-Können des schwer dysarthrischen Menschen gesucht werden. Eine zusätzliche Stigmatisierung (z.B." Wer nicht sprechen kann, kann Sprache auch nicht verstehen.") setzt möglicherweise ein, ohne daß der/die Betroffene durch sprachliche Selbstdarstellung eine Revision des aufoktroyierten Fremdbildes versuchen könnte.

Auf eine weitere mögliche Erschwernis der Persönlichkeitsentwicklung infolge des Nicht-Sprechen-Könnens macht Kristen (1990, 193) aufmerksam:

> *"Gefühle, die von einem Kind nicht eindeutig ausgedrückt werden können und von der Umwelt nicht wahrgenommen und unterstützt werden, bleiben in der Regel auch dem Kind verborgen und in ihrer Vielfältigkeit wenig ausdifferenziert."*

Verhaltensauffälligkeiten - wie Introvertiertheit, Aggressivität oder erhöhte Selbststimulation - finden somit möglicherweise einen Bedingungsfaktor in der Unfähigkeit, Gefühle und Stimmungen adäquat auszudrücken und schwierige Situationen sprachlich zu meistern.

Unterstützung für diese These liefern Beispiele aus dem Geistigbehindertenbereich, die darauf hinweisen, daß nach der Bereitstellung unterstützender Kommunikationsmethoden bei nichtsprechenden geistigbehinderten Menschen in Einzelfällen eine Reduktion derartiger Verhaltensauffälligkeiten beobachtet werden konnte (vgl. Bernard-Opitz u.a. 1988; Mühl 1990; Schlosser/Karlan 1992).

Zusammenfassend bleibt festzuhalten: Die quantitativ und qualitativ veränderten Interaktionsbedingungen, von denen schwer dysarthrische Menschen betroffen sind, gefährden unter Umständen eine stabile Persönlichkeitsentwicklung. Verhaltensauffälligkeiten ihrerseits tragen dazu bei, die Anzahl positiver Interaktionserfahrungen zu verringern. Um diesem Gefahrenkreis vorzubeugen oder ihn wenigstens zu mildern, gilt es, so früh wie möglich Bedingungen zu schaffen, die ein Höchstmaß an erfolgreichen Kommunikationserfahrungen gewährleisten.

4. Sonderpädagogische bzw. sprachtherapeutische Ansätze zur Förderung schwer dysarthrischer Kinder, Jugendlicher und Erwachsener

4.1 Sprachtherapeutische Behandlung

Nach wie vor nimmt bei den sprachtherapeutischen Bemühungen um Menschen mit einer schweren Dysarthrie die Arbeit nach Grundsätzen der Bobath-Therapie eine herausragende Position ein (Marland 1948; Goldschmidt 1953, 1963, 1972; Crickmay 1972; Haupt 1971, 1982; Müller 1974; Mitto/Legart 1982).

Nach den Bobaths (vgl. u.a. 1959, 1961, 1964, 1970 a u. b, 1974) können normale Bewegungsmuster nur erfahren und allmählich erinnert und beherrscht werden, wenn und während es gelingt, pathologische Reflexhaltungen und -bewegungen zu dissoziieren, damit in den Hintergrund zu drängen und durch die höher integrierte Funktion auch im Hintergrund zu halten. Bei cerebralparetischen Kindern schließt sich häufig ein circulus vitiosus: Werden normale Bewegungsfähigkeiten nicht entwickelt, so ist das Kind nicht in der Lage, aus eigener Kraft pathologische Muster abzubauen und normalere Bewegungen zu erreichen.

Die Voraussetzungen für die Anbahnung normaler Haltungs- und Bewegungsmuster müssen somit vom Therapeuten/von der Therapeutin geschaffen werden, wobei darauf geachtet werden muß, daß die Eigenaktivitäten des Kindes und nicht statische "reflexhemmende" Positionen die Basis der Behandlung bilden. Der Therapeut/die Therapeutin versucht, Aktivitäten des Kindes möglichst spielerisch und lustbetont auszulösen (Facilitation) und übt gleichzeitig eine anfangs rigorose, so schnell wie möglich jedoch auf Schlüsselpunkte (z.B. rumpfnahe Gelenke) reduzierte Bewegungsüberwachung aus, in der die individuellen pathologischen Synergien des Kindes durch geschickte Dissoziation - also Lenkungen, die der Synergie widersprechen - unterbunden werden (Inhibition). Dabei gilt es, dem Kind zum frühestmöglichen Zeitpunkt die Bewegungskontrolle zu überlassen.

> *"Reflex-inhibition and facilitation of movement are always used in conjunction with each other. The success of techniques of inhibition as originally used in the form of 'reflex-inhibiting postures' (...) has proved to be of limited and temporary value, obtaining only a transient reduction of hypertonus, i.e. of spasticity or intermittent spasms. (...) The permanent reduction and stabilisation of muscle tone depends on the degree to which the normal postural reflex mechanism and normal sequences of movement can be developed by techniques of facilitation. A permanent carry-over of treatment into activities of daily life will depend in the final analysis on the extent to which active normal sequences of movement can be facilitated, and their patterns firmly established."*
> *(Bobath, K. u. B. 1964, 7)*

Die eigentliche sprachtherapeutische Arbeit (vgl. u.a. Goldschmidt 1972, Crickmay 1972, Haupt 1971, 1982) versucht, auf der Grundlage der Techniken von Inhibition und Facilitation u.a. enthemmte Synergien im Atmungs-, Hals-, Rachen- und Mundbereich und manchmal auch erhöhte Empfindlichkeiten im Mundbereich durch entsprechende Differenzierung oder unterschwellige Gewöhnung in den Hintergrund zu bringen und durch Anbahnung normalerer Bewegungsmuster im Hintergrund zu halten. Die letzte und höchste motorische Stufe der Dysarthrietherapie stellen willentliche normale Sprechbewegungen ohne Hilfe des Therapeuten/der Therapeutin dar.

Neben der nach wie vor richtungsweisenden Arbeit nach Bobath gewinnt in den letzten Jahren auch die orofaziale Regulationtherapie nach Castillo-Morales (Limbrock/Castillo-Morales 1986), die u.a. auch Bobath-Prinzipien zu integrieren sucht, an Bedeutung. Auf der Gundlage einer funktionellen Befunderhebung sieht die orofaziale Regulationsthérapie spezielle Mundübungen und apparative Stimulation durch Anpassung von Gaumenplatten vor (a.a.O.).

4.2 Von der Sprachheilbehandlung zur Kommunikationstherapie

Gemeinsam ist den verschiedenen sprachtherapeutischen Richtungen, daß das Ziel der Behandlung die Befähigung der Klienten/innen zur lautsprachlichen Kommunikation darstellt. Da jedoch der potentielle Erwerb einer effektiven Lautsprache bei schwer dysarthrischen Menschen wenn überhaupt erst am Ende eines häufig langwierigen sprachtherapeutischen Prozesses stehen kann, bleiben die Betroffenen in der Zwischenzeit in ihren kommunikativen Möglichkeiten extrem eingeschränkt.

Crickmay rät gar davon ab, artikulatorische Bemühungen, die auf pathologischen Bewegungsmustern beruhen, zu akzeptieren (1972, 15). So einleuchtend diese Sichtweise aus der therapeutischen Perspektive erscheint - schließlich sollen pathologische Bewegungsabläufe gehemmt werden - so fatal kann sich ein derartiges Verhalten auf psychischer Ebene auswirken. Das betroffene Kind wird durch die künstliche Zurückweisung und fehlenden Erfolge seiner kommunikativen Angebote möglicherweise so hochgradig frustriert, daß seine Motivation zur Kommunikation mehr und mehr versiegt. Ist dann das sprachtherapeutische Ziel der Tonusnormalisierung und Anbahnung normalisierter Artikulationsfähigkeiten erreicht, so findet der Therapeut/die Therapeutin unter Umständen einen Menschen vor, der in der amerikanischen Literatur als "passiver Antworter" (passive responder) bezeichnet wird.

Vor diesem Hintergrund gewinnt ein verändertes Verständnis von Sprachtherapie, das sich unter dem Einfluß der linguistischen Pragmatik in den letzten Jahren in der bundesdeutschen Sonderpädagogik herauskristallisiert hat, an Bedeutung: Im Bereich der Diagnostik äußert sich diese Entwicklung in der kritischen Betrachtung traditioneller Sprachtests und der Forderung nach dem Einsatz freier Sprachproben für den Evaluationsprozeß (Füssenich/Heidtmannn 1984b; Füssenich 1986; Heidtmann 1987). Im Bereich der therapeutischen Arbeit selbst läßt sich eine Zielverschiebung von der Sprachübungsbehandlung zur umfassenden Kommunikationstherapie verzeichnen:

> "*Im Mittelpunkt der Kommunikationstherapie steht die subjektiv erlebte Kommunikationsbehinderung. Ziel der Kommunikationstherapie ist die Verringerung der Kommunikationsbehinderung zwischen dem Sprachbehinderten und seinen Kommunikationspartnern. Dieses Ziel kann erreicht werden durch die Verbesserung der kommunikativen Kompetenz möglichst vieler an der Kommunikationsbehinderung Beteiligter. Die Verbesserung der linguistischen Kompetenz des Sprachbehinderten wird weiterhin ein wesentliches Ziel sprachtherapeutischen Handelns bleiben. Diese Verbesserung wird aber erst dann eine Bedeutung für das Leben des Sprachbehinderten erhalten, wenn sie als verbesserte Kommunikationsfähigkeit einen Beitrag zur besseren Lebensbewältigung des Sprachbehinderten leistet.*"
>
> (Motsch 1980, 85)

Zwischen diesen Überlegungen und den grundlegenden Konzepten des sonderpädagogischen bzw. sprachtherapeutischen Teilbereiches AAC, dem u.a. in den USA, Kanada und Schweden eine entscheidende Bedeutung in der Arbeit mit nichtsprechenden Menschen zukommt, bestehen direkte Anknüpfungspunkte (vgl. Kp. 5). Um so bedauerlicher erscheint, daß die skizzierte Entwicklung von einzelnen Ausnahmen abgesehen (z.B. Mitto/Legart 1987) bisher nur wenig praktischen Einfluß auf die therapeutische Arbeit mit schwer dysarthrischen Menschen gewinnen konnte.

4.3 Einsatz von Kommunikationshilfen

Neben der logopädischen Behandlung schwer dysarthrischer Kinder und Jugendlicher fand mit dem Beginn der 70er Jahre in der bundesrepublikanischen Sonderpädagogik - z.T. beeinflußt durch Entwicklungen im europäischen und außereuropäischen Ausland - auch der Einsatz von Kommunikationshilfen für diese Zielgruppe verstärkte Beachtung. Kommunikationshilfen wurden zu diesem Zeitpunkt allerdings überwiegend im Zusammenhang mit technischen Hilfen als Lehr-/Lernmittel diskutiert (vgl. Wolfgart 1972, 1976), so daß zahlreiche Publikationen den Bereich der Verbesserung individueller Kommunikationsmöglichkeiten für Nichtsprechende nur peripher berühren.

Zudem blieben trotz des zunehmenden Interesses von Seiten der Theoriebildung, das sich in Symposien (Wolfgart, a.a.O.) und wissenschaftlichen Arbeiten (z.B. Oskamp 1977) zu dieser Thematik manifestierte, zahlreiche Fragestellungen und Entwicklungen unberücksichtigt. Bezeichnend für dieses Phänomen erscheint, daß das umfangreichste und flexibelste Symbolsystem für Nichtsprechende - das Bliss-System - erst 10 Jahre nach seiner Entdeckung auf Veranlassung von Praktikern/Praktikerinnen und durch den persönlichen Einsatz des Sonderpädagogen H. Frey für den deutschen Sprachraum verfügbar gemacht wurde (Frey 1981). Eine erste wissenschaftliche Auseinandersetzung mit dem Bliss-System im Rahmen einer Dissertation an einer bundesdeutschen Universität erfolgte mit wiederum fast 10jähriger Verspätung durch M. Gangkofer (1993).

In der frühen Diskussion um Kommunikationshilfen stand zunächst gemäß dem Stand der technologischen Entwicklung die elektrische Schreibmaschine im Mittelpunkt (vgl. u.a. Micheelsen 1971; Vater/Diebold 1972; Muthmann 1972 a. und b; Oskamp 1976, 1977); einige wenige, vornehmlich von Praktikern/Praktikerinnen verfaßte Arbeiten setzen sich auch mit einfachen, auf Photos, Piktogrammen, Zeichnungen, Symbolen oder Wörtern basierenden Kommunikationshilfen auseinander (z.B. Micheelsen 1971; Fröhlich 1975; Wölfert 1976).

In Bezug auf die tatsächliche Effektivität elektrischer Schreibmaschinen als Kommunikationshilfe für schwer dysarthrische Kinder und Jugendliche kommt Oskamp (1977, 147) zu dem ernüchternden Résumée:

> *"Die Ergebnisse der Untersuchung lassen erkennen, daß die herkömmlichen elektrischen Schreibmaschinen, abgesehen von einigen Ausnahmen, nicht geeignet sind, die Kommunikation z b (= zerebral bewegungsgestörter, UB) Schüler mit schweren Dysarthrien zu erleichtern. Obwohl diese Zielgruppe über die zentralen Sprachfunktionen der rezeptiven Entschlüsselung, der Assoziation und expressiven Verschlüsselung verfügen, können sie diese nicht für kommunikative Prozesse hinlänglich nutzen. Der Hauptgrund dafür ist in der erschwerten Handhabung der Schreibmaschine zu sehen. Diese verhindert, daß Sprache in grammatikalischen Strukturen und in 'logischer Syntax' für die digitale Kommunikationsform abrufbar ist."*

In den 80er Jahren lassen sich vielfältige Aktivitäten im Zusammenhang mit dem Thema "Kommunikationshilfen" verzeichnen. So findet z.B. das Bliss-System, für das seit 1981 Ausbildungskurse angeboten werden, immer weitere Verbreitung, und im Bereich elektronischer Kommunikationshilfen eröffnet der technologische Fortschritt durch die modernen Mikroprozessoren bisher ungeahnte Möglichkeiten. Im Jahre 1984 stellt die Schweizer Stiftung FST mit dem Gerät "Hector" den ersten tragbaren Sprachcomputer mit einem deutschsprachigen Synthesizer vor (Gabus 1989b), auf dem Gebiet der stationären Computer steigt das Angebot an geeigneter Hard- und Software für schwer dysarthrische Menschen sprunghaft an.

Bedauerlicherweise vollziehen sich jedoch diese Entwicklungen zunächst in Isolation zueinander, ohne eine übergreifende sonderpädagogische Theoriebildung und weitgehend ohne Anbindung an den internationalen Forschungsstand. Als Resultat finden sich zum einen unnötige Parallelentwicklungen und Reduplikationen: So wird im Rahmen des Modellversuchs "Elekok" (Staatsinstitut für Schulpädagogik und Bildungsforschung 1989) mit dem System "Gerhart" ein Prototyp entwickelt, der weitgehend dem zu diesem Zeitpunkt bereits in der praktischen Erprobungsphase stehenden "Hector" aus der Schweiz entspricht.

Zum anderen wird das Gebiet der Kommunikationshilfen für Praktiker/innen aufgrund fehlender Informationsmöglichkeiten in zunehmendem Maße undurchschaubar: Neben dem Bliss-System sind andere Symbolsysteme und -sammlungen in sonderpädagogischen Kreisen nur selten bekannt, für die wachsende Flut an Hard- und Software existieren kaum Entscheidungshilfen, sonderpädagogische und therapeutische Fragestellungen bleiben im wesentlichen unbeantwortet.

Von wenigen Ausnahmen abgesehen - so hält der Linguist und Sonderpädagoge Wolf Ihssen bereits 1984 in Mössingen einen Vortrag zum Thema "Alternativen zur Lautsprache" - bleibt das für den Bereich Kommunikationshilfen übergreifende Fachgebiet AAC in der Bundesrepublik unbekannt.

Erst zum Ende der 80er Jahre zeichnen sich Schritte zur Behebung der skizzierten Mißstände ab: Das Hector-Projekt in der Schweiz wird von einer Forscher/innengruppe der Uni Zürich begleitet (Bächtold/Balbi 1989; Balbi-Kayser/Lage 1990; Graf/Weber 1990), in der Bundesrepublik widmet sich ein Kongreß in Lahnstein u.a. auch den Themen "Bliss" und "Hector" (Frey 1989; Gabus 1989), Lehraufträge zum AAC-Bereich werden an bundesdeutschen Universitäten (z.B. Dortmund, Köln, Reutlingen) erteilt, die deutschsprachige Sektion der International Society for Augmentative and Alternative Communication (ISAAC) gründet sich und veröffentlicht ab Dezember 1990 ihre Publikation "ISAAC's Zeitung".

Obwohl von einer umfassenden Kenntnis oder gar Etablierung des AAC-Bereiches in der Bundesrepublik zum Zeitpunkt der Fertigstellung dieser Arbeit noch keine Rede sein kann (vgl. Gangkofer 1992), besteht begründeter Anlaß zur Hoffnung, daß der Einsatz von Kommunikationshilfen bei schwer dysarthrischen Menschen eine Einbettung in das Gesamtkonzept der AAC-Forschung erfahren wird.

Da die vorliegende Arbeit auf den theoretischen Grundpositionen des AAC-Feldes basiert, widmet sich das folgende Kapitel einer Einführung in AAC in seiner Bedeutung für die Sonderpädagogik, bevor auf dieser Basis die Fragestellung der empirischen Studie entwickelt werden kann.

5. AAC als sonderpädagogisches Teilgebiet

5.1. Historische Entwicklung

AAC stellt eine fächerübergreifende Disziplin dar, die sowohl für die Sonderpädagogik als auch für die Logopädie, Ergotherapie, Krankengymnastik und Rehabilitationstechnik relevant erscheint. Während das Fachgebiet bisher in keinem der genannten Bereiche in der Bundesrepublik Einfluß gewinnen konnte, werden in den USA an einigen Universitäten angehende Sonderpädagogen/innen und Sprachtherapeuten/innen schwerpunktmäßig als AAC-Fachkräfte ausgebildet.

Vanderheiden/Yoder (1986, 10ff) führen drei Hauptströmungen auf, aus denen das heutige AAC-Feld entstanden ist:

- die Arbeit mit Kommunikationstafeln, deren Wurzeln bis in die 60er Jahre zurückreicht;

- die Bemühungen um Gebärdensprachen für Gehörlose;

- die Entwicklung von Schreibhilfen und Umweltkontrollsystemen für Körperbehinderte, die zunächst besonders in Europa forciert wurde.

Fördernd für die Entwicklung der Disziplin AAC wirkte in den USA die Verabschiedung eines progressiven Integrationsgesetzes im Jahre 1975 (PL 94-142), das eine Beschulung behinderter Kinder in der am wenigsten einschränkenden Umgebung (least restrictive environment) und eine Individualisierung der Curricula (individualized education plans) vorschreibt. Da das Ziel der Integration in Regelklassenräume bei nichtsprechenden Kindern nur erreicht werden konnte, wenn ihnen effektive Kommunikationsmöglichkeiten zur Verfügung standen, fand infolge des PL 94-142 der Einsatz unterstützender Kommunikationsmethoden verstärkte Beachtung (vgl. Vanderheiden/Yoder 1986, 11f; Munson u.a. 1987, 154). Ein gleichzeitiger Boom auf dem Sektor der elektronischen Kommunikationshilfen machte eine zunehmende Spezialisierung der Fachkräfte notwendig, was wiederum vermehrte Publikationsaktivitäten, die Einrichtung von AAC-Zentren und ein Anwachsen der Aus- und Fortbildungsangebote nach sich zog.

Die Bedeutung des neuen Feldes fand ihren Ausdruck in einem 1981 veröffentlichten Positionspapier der einflußreichen amerikanischen Organisation ASHA (American Speech and Hearing Organization), das den Einsatz von AAC für nichtsprechende Menschen forderte und somit dem Oralistendogma ein Ende setzte. Geprägt von der Angst, der Einsatz von AAC-Methoden könne den Erwerb der Lautsprache hemmen oder verhindern, hatten bis zu diesem Zeitpunkt zahlreiche Professionelle AAC nur als letzte Möglichkeit nach langjähriger erfolgloser Sprachtherapie akzeptiert. In dem ASHA "Position statement on nonspeech communication" aber wird eindeutig festgeschrieben, daß neben dem keineswegs zu vernachlässigenden Sprechtraining die Bereitstellung effektiver Kommunikationsmöglichkeiten für den aktuellen Bedarf eines nichtsprechenden Menschen zu gewährleisten ist.

Im Jahr 1983 schließlich gründeten Vertreter/innen aus sieben Ländern die International Society for Augmentative and Alternative Communication (ISAAC), die sich die folgenden Ziele setzte:

> *"The purpose of ISAAC shall be: to advance the transdisciplinary field of augmentative and alternative communication, to facilitate exchange of information, and to focus attention upon the work being done to help people throughout the world who require augmentative and alternative communication."*
>
> (ISAAC-Bylaws, revised October 1988)

ISAAC besitzt heute ca. 2275 Mitglieder in 45 Ländern und konnte sich zur zentralen Organisation der Disziplin entwickeln. Die 1985 erstmalig publizierte Fachzeitschrift AAC und die alle zwei Jahre stattfindenden internationalen ISAAC-Konferenzen bilden die wichtigsten Foren der wissenschaftlichen Diskussion im AAC-Bereich.

5.2 Grundlegende Positionen

Mit der Etablierung des AAC-Feldes vollzog sich in der amerikanischen Sonderpädagogik und Sprachtherapie ein Paradigmenwechsel: Während traditionell insbesondere die Sprachtherapie primär an der Entwicklung der Lautsprache orientiert war, trat nun die Ausrichtung auf die Förderung der kommunikativen Fähigkeiten in den Vordergrund (vgl. Silverman 1980, 15ff). In Anlehnung an einen Terminus aus der modernen Gehörlosenpädagogik läßt sich die AAC-Theorie als ein Ansatz "totaler Kommunikation" bezeichnen: Sämtliche Möglichkeiten, einem nichtsprechenden Menschen ein wirksames Kommunikationssystem bereitzustellen, werden ausgenutzt. Die Kommunikationsmodi können je nach Erfordernissen der Situation und der Partner/innen wechseln und z.T. völlig unübliche Formen annehmen - das einzige maßgebliche Kriterium stellt ihre Effektivität für den jeweiligen Benutzer/die jeweilige Benutzerin dar (vgl. Vanderheiden/Lloyd 1986, 55f).

Die Lautsprache als besonders flexibler und vielseitiger Kommunikationsmodus bleibt zwar immer als mögliche Zielsetzung von AAC-Interventionen im Blickfeld, gleichzeitig aber erkennt die AAC-Disziplin an, daß zahlreiche nichtsprechende Menschen auch bei intensiver Sprachtherapie ihre kommunikativen Bedürfnisse nicht oder noch nicht mit Hilfe der Lautsprache verwirklichen, bzw. ihre lautsprachlichen Fähigkeiten nur bei wenigen vertrauten Personen erfolgreich einsetzen können.

Ausgehend von der Prämisse, daß nichtsprechende Menschen in erster Linie aus ihrer kommunikativen Not befreit werden müssen, daß Kommunikation für sie nicht zu einem einzigen Frustrationserlebnis werden darf, verfolgt AAC somit folgende Ziele:

> *"(1) provision of a temporary means of communication until spoken communication is re-established to the point that it is (or becomes) adequate; (2) provision of a lifelong means of communication where spoken communication does not become functional; and (3) provision of a means for facilitating development (or re-establishment) of spoken communication."*
> *(Lloyd 1985, 95)*

Anfängliche Befürchtungen der Anhänger/innen des oralistischen Ansatzes, die Bereitstellung unterstützender Kommunikationsmethoden könne den (Wieder) Erwerb der Lautsprache behindern, erwiesen sich als unbegründet, ja es gibt sogar Hinweise darauf, daß AAC-Methoden förderlich auf die Entwicklung der Lautsprache wirken können (Silverman 1980, 30ff; McDonald 1980b, 54f). Als mögliche Begründung für den positiven Effekt des AAC-Einsatzes auf die lautsprachlichen Fähigkeiten lassen sich anführen (vgl. Harris/Vanderheiden 1980, 232; Vanderheiden/Yoder 1986, 16):

- Viele nichtsprechenden Menschen erfahren durch den Gebrauch von AAC-Methoden erstmalig, daß sie erfolgreich kommunizieren können. Diese befriedigenden Kommunikationserfahrungen erhöhen sehr wahrscheinlich ihre Motivation zum kommunikativen Austausch.

- Für Menschen mit einer schwer verständlichen Restsprache kann es erleichternd wirken, im Falle von Verstehenskrisen die Möglichkeit zu besitzen, auf eine Kommunikationshilfe zurückzugreifen. Diese Gewißheit reduziert die Spannung, unter der diese Menschen in Kommunikationssituationen stehen, was sich fördernd auf ihre Artikulationfähigkeiten auswirken kann.

- AAC kann die Voraussetzung schaffen, schwer verständliche Restsprache mit Erfolg einzusetzen. So lassen sich AAC- Modi und Lautsprache zeitgleich verwenden, z.B. indem ein schwer dysarthrischer Mensch auf einer Alphabettafel jeweils den/die Anfagsbuchstaben eines simultan gesprochenen Wortes anzeigt, um damit dem Partner/der Partnerin das Verständnis zu erleichtern. Auch erscheint denkbar, daß ein Redegegenstand zunächst mit Hilfe von AAC etabliert wird, um, nachdem der Kontext bekannt ist, auf Lautsprache überzuwechseln.

AAC und die traditionelle Sprachtherapie stellen somit in keiner Weise Gegensätze dar, sondern unterstützen und ergänzen sich wechselseitig.

Beim Einsatz von AAC mit einem bestimmten Individuum muß es gemäß der AAC-Theorie darum gehen, ein umfassendes, multimodales Kommunikationssystem zu schaffen (vgl. u.a. Vanderheiden/Lloyd 1986, 52; ; Munson u.a. 1987, 98f; Musselwhite/St. Louis 1988,104ff; Fishman 1987, 2f). Spezifische Kommunikationshilfen machen dabei nur einen kleinen Mosaikstein des gesamten Systems aus, körpereigenen Methoden, verschiedenen Kommunikationsstrategien und -techniken sowie den unterschiedlichen Symbolsystemen kommt eine gleichwertige, wenn nicht sogar übergeordnete Bedeutung zu.

> *"For example, an individual using an electronic communication aid may also have a manual communication board to use in hostile environments (rain, beach); may use signing or limited vocal communication for expressing basic needs to familiar individuals; may use signals (for bathroom and other important needs) that can be seen easily across a room and can be sent and received with little or no concentration or time commitment; and may employ a battery of skills and strategies for gaining and maintaining listener attention, communicating with total strangers, talking about topics not represented on the communication board or aid, and so forth."*
> (Vanderheiden/Lloyd 1986, 52)

Welche Anforderungen an ein solches Kommunikationssystem gestellt werden müssen, fassen Vanderheiden/Lloyd in einer Prüfliste zusammen (1986, 54)

AAC-Modi erscheinen darüber hinaus keineswegs nur für die expressive Seite der Kommunikation, den Output, sinnvoll, sondern spielen auch als Hilfsmittel für die rezeptive Seite, den Input, eine bedeutsame Rolle (Musselwhite/St. Louis 1988,15ff).

5.3 Zielgruppe von AAC

Die Zielgruppe des AAC-Feldes stellt sich als heterogen dar und umfaßt Menschen mit einem breiten Spektrum von Behinderungsformen. Allen gemeinsam ist, daß ihre lautsprachlichen Fähigkeiten vorübergehend oder dauerhaft so stark eingeschränkt sind, daß sie nicht oder nur unter sehr erschwerten Bedingungen lautsprachlich kommunizieren können. Darüber hinaus lassen unter bestimmten Umständen auch schwere Beeinträchtigungen der schriftsprachlichen Fähigkeiten AAC-Interventionen sinnvoll erscheinen. Gehörlose oder schwerhörige Menschen ohne zusätzliche Behinderungsarten werden nicht von der AAC-Fachrichtung aufgefangen (ASHA Position Statement, 1981), da in diesen Fällen die Gehörlosenpädagogik, die erfreulicherweise auch in der Bundesrepublik zunehmend vom oralen Konzept abweicht (vgl. Prillwitz u.a. 1977), die zuständige Disziplin bildet. Falls jedoch neben der Hörschädigung oder Gehörlosigkeit zusätzliche Behinderungen, z.B. eine schwere Körperbehinderung, vorliegen, wird AAC auch in diesen Fällen relevant (Shane 1986, 33).

Vanderheiden/LLoyd (1986, 8ff) unterteilen die Zielgruppe, für die AAC-Interventionen notwendig werden können, wie folgt:

> a.) Menschen mit angeborenen Behinderungsformen wie Cerebralparesen, geistiger Behinderung, schweren Hörschädigungen, Taub-Blindheit, Autismus u.a.;

b.) Menschen mit erworbenen Behinderungsformen durch traumatische Schädel-Hirnschädigungen, Schlaganfälle, Rückenmarksverletzungen, Laryngektomien u.a.;

c.) Menschen mit fortschreitenden Erkrankungen wie Amyothrophischer Lateralsklerose, Multipler Sklerose, Muskeldystrophie, Parkinsonismus u.a.;

d.) Menschen mit temporären Krankheitsbildern, die die Sprache beeinträchtigen, wie Schockzustände, Tracheotomien, schwere Gesichtsverletzungen u.a.

AAC richtet sich somit auf Klienten der verschiedenen Altersstufen und umfaßt sowohl Frühfördermaßnahmen mit schwer cerebralparetischen Kleinkindern als auch Rehabilitationsbemühungen bei Schlaganfallpatienten/innen. Art, Ausmaß, Verlauf und psychische Auswirkungen der Schädigungsformen innerhalb der AAC-Zielgruppe differieren erheblich: Die Situation eines Menschen mit schwerer Dysarthrie infolge einer congenitalen Cerebralparese und weitgehend intaktem Sprachverständnis unterscheidet sich hochgradig von der eines Menschen, der infolge eines Verkehrsunfalls ein Schädel-Hirn-Trauma erlitten und eine schwere Aphasie davongetragen hat. Entsprechend vielfältig stellen sich die Aufgabenbereiche im AAC-Fachgebiet dar.

5.4 Aufgabenbereiche von AAC

Die umfangreichen Aufgaben, die sich einem/r Sonderpädagogen/in als AAC-Spezialisten/in stellen, sollen im folgenden skizziert werden. Vorab sei jedoch ausdrücklich betont, daß AAC als übergreifendes Fachgebiet ein interdisziplinäres Team (Valletutti/Christoplos 1977) unverzichtbar erscheinen läßt. Ein Musterbeispiel für die Realisierung dieser Forderung bietet das Assistive Device Center (ADC) in Harrisburg, Pennsylvania: Das Team im ADC setzt sich aus sonderpädagogischen, sprachtherapeutischen, ergotherapeutischen und rehabilitationstechnischen Fachkräften zusammen und kann somit der facettenreichen Arbeit in einem hohen Maße gerecht werden.

Der nachstehende sonderpädagogisch orientierte Überblick beschreibt zunächst die Evaluationsproblematik im AAC-Bereich, stellt anschließend körpereigene und externe Kommunikationsmodi vor, um dann Probleme der Positionierung und Ansteuerung, der inhaltlichen Gestaltung von Kommunikationshilfen sowie der Einführung von AAC-Systemen anzureißen. Die Darstellung basiert zum Teil auf einem Einführungsvortrag in AAC, den die Verfasserin anläßlich eines Vortreffens zur Gründung einer deutschsprachigen ISAAC-Sektion im September 1989 erstmalig gehalten hat (Braun 1991).

5.4.1 Evaluation

Eines der schwierigsten Probleme im AAC-Bereich stellt sich gleich zu Anfang: Zwar gibt es inzwischen eine große Anzahl von Diagnoseleitfäden in Form von Fragebögen, Flußdiagrammen, Beobachtungskriterien, einzelnen Tests und allgemeinen Verfahrensvorschlägen (z.B. Shane/Bashir 1980; Chapman/Miller 1980; Owens/House 1984; Goossens/Crain 1986b; Yorkston/Karlan 1986; Haney 1988), ein einheitliches Konzept, das eine umfassende Evaluation nichtsprechender Menschen im Hinblick auf den möglichen Einsatz von AAC erlauben würde, existiert jedoch nicht.

Bei unterschiedlicher Schwerpunktsetzung werden in den verschiedenen diagnostischen Ansätzen die sprachlichen, motorischen, sensorischen und kognitiven Fähigkeiten und die kommunikativen Bedürfnisse der potentiellen AAC-Kandidaten/innen zu erfassen gesucht, die sozialen und ökologischen Voraussetzungen für eine mögliche Intervention eruiert, Erfolge und Mißerfolge der bisherigen Fördermaßnahmen betrachtet, um auf dieser Basis eine Empfehlung für ein in der Regel multimodales Kommunikationssystem auszusprechen. Weitgehende Einigkeit herrscht bei den Autoren/innen darüber, daß bereits die diagnostische Arbeit von einem Team geleistet werden sollte (Yorkston/Karlan 1986, 172ff) und daß Evaluationsergebnisse einer fortlaufenden Revision unterzogen werden müssen (a.a.O., 166). Als Evaluationswerkzeuge stehen neben den wenigen speziell für Nichtsprechende entwickelten Verfahren (z.B. Bolton/Dashiell 1984) die Adaptation standardisierter Tests (vgl. Gossens/Crain 1986b, 54ff) sowie nicht-standardisierte Prüfmethoden in der Form von Fragebögen, Checklisten, Interviewprotokollen und direkten oder indirekten Beobachtungsverfahren (vgl. Yorkston/Karlan 1986, 177ff; Kraat 1986, 227ff) zur Verfügung.

Angesichts der Heterogenität der hier als "nichtsprechend" bezeichneten Gruppe von Menschen und der Unzulänglichkeit der vorhandenen diagnostischen Instrumente stellt sich der Evaluationsprozeß als ein langwieriges und schwieriges Unterfangen dar, das nicht nur profunde Fachkenntnisse, sondern auch ein hohes Maß an Intuition und Beobachtungsgabe der beteiligten Spezialisten/innen erfordert.

Von den uneinheitlichen Schwerpunktsetzungen innerhalb der Ansätze abgesehen, liegt eine entscheidende inhaltliche Differenz zwischen den Evaluationsvorschlägen in der Frage, ob die potentiellen AAC-Benutzer/innen kognitive Mindestvoraussetzungen für eine AAC-Intervention erfüllen müssen. Ein Teil der Autoren/innen (z.B. Chapman/Miller 1980; Shane/Bashir 1981; Owens/House 1984) vertritt eine sogenannte "schwache Kognitionshypothese" (Kangas/Lloyd 1988, 211f), nach der bestimmte kognitive Fähigkeiten zwar nicht die alleinige, aber dennoch eine notwendige Voraussetzung der Sprachentwicklung darstellen. In Übertragung dieser Spracherwerbstheorie auf die Kommunikation mit AAC-Modi werden in zahlreichen Diagnoseleitfäden nichtsprechende Menschen, die Anforderungen wie "at least stage 5 of sensorimotor intelligence" (Shane/Bashir 1980, 409; Owens/House 1984, 19) nicht erfüllen, von AAC-Maßnahmen ausgeschlossen.

> *"As a result, a significant number of learners with severe disabilities become trapped in a 'no man's land' of having a sufficiently severe impairment but failing to have the prerequisites necessary for an augmentative system (...)"*
> (Reichle/Karlan 1985, 149)

In neueren Arbeiten zu diagnostischen Fragestellungen werden derartige Ausschlußkriterien zunehmend kritisch betrachtet. So weisen Kangas/Lloyd (1988, 214ff) darauf hin, daß

a.) die Zusammenhänge zwischen kognitiver Entwicklung und Sprachentwicklung auch bei nichtbehinderten Kindern nicht eindeutig geklärt sind,

b.) Ergebnisse der Spracherwerbsforschung bei nichtbehinderten Kindern nicht ohne weiteres auf behinderte Kinder, Jugendliche und Erwachsene übertragen werden dürfen,

c.) alternative und ergänzende Kommunikationsmethoden möglicherweise andere kognitive Anforderungen stellen als die Kommunikation mit Lautsprache,

d.) AAC einen fördernden Einfluß auf die allgemeinen kommunikativen Fähigkeiten, das Sprachverständnis und die Entwicklung der Lautsprache ausüben kann.

Auf der Basis der Prämisse "... all individuals are ready to communicate" (a.a.O., 219) lehnen Kangas/Lloyd es ab, AAC-Interventionen bis zur Etablierung bestimmter Vorbedingungen zu verzögern oder ganz zu verweigern, und zeigen stattdessen eine Auswahl von AAC-Programmen und Techniken auf, die auch mit geistig schwerstbehinderten Menschen erfolgversprechend erscheinen.

Unterschiedlich beurteilen einige Arbeiten zur Evaluation darüber hinaus die Frage, ob zunächst eine lautsprachlich orientierte Therapie erfolgt sein sollte, bevor eine AAC-Intervention in Betracht gezogen wird. So schlagen Owens/House (1984, 20) vor, keine AAC-Modi einzusetzen, wenn nicht zumindest für ein Jahr lang ein oraler Ansatz nachweisbar ist. Auch Shane/Bashir (1980, 412) scheinen AAC als quasi letzte Möglichkeit anzusehen, die nur nach eindeutig fehlgeschlagener oraler Therapie ihre Berechtigung besitzt. Diese Ansätze bilden jedoch einen Widerspruch zur ausdrücklich formulierten Zielsetzung von AAC: Wenn AAC nicht nur eine Ergänzung oder einen Ersatz, sondern auch einen möglichen Weg zur Lautsprache darstellt (Lloyd 1985, 95), finden AAC-Interventionen auch bei Kindern, Jugendlichen und Erwachsenen einen Sinn, bei denen Aussichten auf den Erwerb ausreichender lautsprachlicher Fähigkeiten bestehen. Dementsprechend ist zu fordern, mit dem Einsatz von AAC bei Bedarf möglichst frühzeitig und unter Umständen parallel zur traditionellen Sprachtherapie zu beginnen (vgl. Harris/Vanderheiden 1980; Reichle/Karlan 1985; Kangas/Lloyd 1988).

Zusammenfassend bleibt festzuhalten: Ein einheitliches Evaluationskonzept für den AAC-Bereich liegt bisher nicht vor, ja einzelne Ansätze widersprechen sich sogar in grundsätzlichen Fragestellungen. In Anbetracht der vielfältigen Problemkreise, die sich in der heterogenen Gruppe nichtsprechender Menschen stellen, wird die Erarbeitung eines umfassenden Evaluationskonzeptes selbst nach Lösung der konträr diskutierten Fragestellungen eine schwierige und u.U. nicht befriedigend lösbare Aufgabe bleiben.

5.4.2 Unterstützende Kommunikationsmodi

Die Analyse der Fähigkeiten und kommunikativen Bedürfnisse eines nichtsprechenden Menschen führt zur Auswahl und Etablierung eines spezifischen Kommunikationssystems, das für den jeweiligen Benutzer/die jeweilige Benutzerin ein Optimum an Kommunikationsmöglichkeiten bieten sollte. Natürlich wäre es illusorisch, von einem AAC-System eine ähnliche Effektivität, wie sie die Lautsprache zu bieten vermag, zu erwarten. Ziel kann nur sein, im Rahmen der vorhandenen Ressourcen, die für diesen Menschen zu diesem Zeitpunkt bestmöglichen Kommunikationswege zu eröffnen.

Welche Alternativen und Ergänzungen zur Lautsprache existieren, wird im folgenden ohne Anspruch auf Vollständigkeit skizziert. Bei der Beschreibung möglicher Kommunikationsmodi erscheint die u.a. von Lloyd (1985) und Lloyd/Fuller (1986) vorgeschlagene Dichotomisierung in "aided" und "unaided" sinnvoll. In Anlehnung an Musselwhite/St. Louis (1988, 100) gelten hier die Definitionen:

> *"Unaided communication includes systems which necessitate movement of the body, typically the arms and hands, but do not require access to equipment or devices seperate from the body. (...) Examples are sign languages, sign systems, and pantomime. Aided communication systems require some type of external assistance in the form of an aid or device. Access to graphic symbols, such as Blissymbols, rebuses, or words, is typically included under aided systems."*

Im Unterschied zu Musselwhite/St. Louis soll hier allerdings die in Kapitel 1 beschriebene terminologische Spitzfindigkeit beibehalten werden, d.h. der Begriff "System" wird nur für das gesamte multimodale Kommunikationssystem eines nichtsprechenden Menschen verwendet, während die einzelnen Komponenten als Kommunikationsmodi bezeichnet werden. Um eine endgültige terminologische Konfusion durch den Übesetzungsversuch von "augmented speaker with unaided system" zu vermeiden, werden zudem die Termini "körpereigener AAC-Modus" für "unaided system" und "externer AAC-Modus" für "aided system"

system" vorgeschlagen. Körpereigene Modi sind in der Regel dynamisch, externe Modi statisch (vgl. Vanderheiden/Lloyd 1986, 79f).

Als weiterer Unterschied zu Musselwhite/St. Louis (1988, 111) werden in dieser Arbeit Vokalisationen und paralinguistische Kommunikation nicht getrennt betrachtet, sondern unter die körpereigenen Kommunikationsmodi subsumiert.

5.4.2.1 Körpereigene AAC-Modi

Körpereigene Modi, die auch von natürlichen Sprechern/Sprecherinnen häufig gebraucht werden, können bei nichtsprechenden Menschen z.T. hochgradig idiosynkratischen Charakter annehmen. So werden Ja/Nein-Signale unter Umständen nicht durch das übliche Kopfnicken oder -schütteln angezeigt, sondern durch Augenbewegungen, Vokalisationen, Hand- oder Fußzeichen. Ein deutliches Ja/Nein-Signal, eventuell für unvertraute Partner/innen durch eine sichtbar positionierte Schriftkarte erläutert, bildet einen unverzichtbaren Bestandteil in jedem AAC-Systems. Falls "Ja" und "Nein" nicht eindeutig durch körpereigene Methoden angegeben werden können, müssen gestützte Modi zur Hilfe gezogen werden.

Durch "Ja" und "Nein" läßt sich die einfachste, aber häufig auch frustrierendste AAC-Methode verwirklichen: Der natürlichsprechende Interaktant stellt so lange immer weiter einengende Fragen, bis der vom nichtsprechenden Partner/von der nichtsprechenden Partnerin gemeinte Inhalt entschlüsselt ist. Mit vertrauten Partnern/Partnerinnen kann diese Methode sehr effektiv sein, die Wahrscheinlichkeit von unlösbaren Verstehenskrisen bei komplexen Inhalten und unvertrauten Partnern/Partnerinnen liegt jedoch sehr hoch.

Auch Blickbewegungen können gezielt als Kommunikationsmittel eingesetzt und durch Vokalisation verstärkt werden. Eine bei Bedarf mehrfach wiederholte Blickbewegung vom Partner/von der Partnerin zu einem gewünschten Gegenstand verbunden mit Vokalisationen kann ein deutliches Signal geben und den Partner/die Partnerin veranlassen, präzisierende Fragen zu stellen. Gestik und Mimik lassen sich ebenfalls - sofern die motorischen Fähigkeiten es zulassen - gezielt zur Verwirklichung kommunikativer Absichten verwenden.

Systematisch ausgearbeitete körpereigene Kommunikationsmethoden, die im AAC-Bereich eine zunehmende Bedeutung gewinnen, stellen die verschiedenen Gebärdensprachen für Gehörlose dar (vgl. Musselwhite/St. Louis 1988, 119f). Da die im Hinblick auf gehörlose Menschen entwickelten Gebärden und Handzeichen jedoch nur zum Teil für die Zielgruppe von AAC-Interventionen brauchbar erscheinen, existieren inzwischen zahlreiche Adaptationen: So wurden z.B. in der Bundesrepublik und in den Niederlanden Gebärdenkataloge mit vereinfachten Zeichen für die Arbeit mit nichtsprechenden Geistigbehinderten entwickelt und erfolgreich erprobt (Speth/van den Hoven 1982; Haslachmühle 1985; Bernard-Opitz u.a. 1988; Verband ev. Einrichtungen für geistig u. seelisch Behinderte e.V. 1991) und in den USA ein Gebärdensystem entworfen, das von körperbehinderten Menschen mit grobmotorischer Bewegungsfähigkeit der Extremitäten genutzt werden kann (Duffy 1977). Erwähnenswert erscheint im Bereich der Gebärden und Handzeichen zudem der in den USA besonders mit geistigbehinderten Kindern, Jugendlichen und Erwachsenen eingesetzte konzeptorientierte Amer-Ind-Kode (Skelly 1979). Amer-Ind basiert auf einem traditionellen Signalsystem, mit dem Mitglieder verschiedener Indianer- und Eskimostämme miteinander zu kommunizieren pflegten. Da Amer-Ind-Zeichen semantische Felder verkörpern und ihre exakte Bedeutung der jeweilige Kontext festlegt, in dem ein Zeichen gebraucht wird, können 250 Amer-Ind-Label ungefähr 2500 englischen Wörtern entsprechen (Musselwhite/St. Louis 1988, 155).

Festzuhalten bleibt, daß die Fähigkeit, basale Bedürfnisse durch körpereigene Methoden zu kommunizieren, auf jeden Fall angestrebt werden sollte. Körpereigene Kommunikationsmodi sind immer vorhanden und können in vielen Fällen eine Kommunikation von hoher Geschwindigkeit ermöglichen; gleichzeitig jedoch erlauben sie nur die Kommunikation mit wenigen, in die jeweilige Methode eingeweihten Partnern/Partnerinnen und erfordern zum Teil ein hohes Maß an motorischen Fähigkeiten.

5.4.2.2 Externe AAC-Modi

Unter den Begriff "externe AAC-Modi" werden alle unterstützenden Kommunikationsmethoden gefaßt, die nicht allein auf Körperbewegungen basieren, sondern den Einbezug eines äußeren Systems, einer Kommunikationshilfe, notwendig machen. Im Bereich der Kommunikationshilfen lassen sich nichtelektronische und elektronische Hilfsmittel unterscheiden.

Die Möglichkeiten für nichtelektronische Kommunikationshilfen sind vielfältig (vgl. u.a. Micheelsen 1967; Vanderheiden/Grilley 1975; Musselwhite/St. Louis 1988). Hier können nur einige Beispiele aufgeführt werden:

- Kommunikationskästen mit konkreten Objekten, Nachbildungen konkreter Objekte oder Miniaturen (z.B: aus Pappschachteln, Holzkästen mit Haken, Miniatursetzkästen);
- Kommunikationsbücher bestehend aus mehreren, in der Regel thematisch geordneten Seiten, gegebenenfalls mit Index (z.B. aus Münzsammelalben oder selbstklebenden Photoalben);
- Kommunikationsschürzen (vgl. Franzkowiak 1985, 42), die entweder das Kind oder der Partner/die Partnerin trägt;
- Symbol- oder Bildposter an den Wänden (z.B. beim Eßplatz, auf der Toilette; im Badezimmer; im Schwimmbad, am Wickeltisch);
- Kommunikationstafeln;
- einzelne Bild-, Symbol- oder Wortkarten an einem Metallring, der z.B. am Gürtel befestigt ist.

Nichtelektronische Kommunikationshilfen bieten große Vorteile: Sie sind robust, leicht transportierbar, preiswert und relativ einfach herzustellen und zu modifizieren. Gleichzeitig jedoch bergen sie einen erheblichen Nachteil: Der Benutzer/die Benutzerin befindet sich bei der Kommunikation in Abhängigkeit von der unmittelbaren körperlichen Nähe, der totalen Aufmerksamkeit und den Kokonstruktionsfähigkeiten (vgl. Kp. 6.3) des Partners/der Partnerin. Eine Kommunikation über Entfernung (z.B. in einer Gruppe oder im Klassenzimmer) ist nur möglich, wenn ein natürlichsprechender Partner/eine natürlichsprechende Partnerin als Interpret/in fungiert. Zudem bietet die überwiegende Mehrzahl der nichtelektronischen Kommunikationshilfen keine Möglichkeit, den kommunizierten Inhalt in irgendeiner Form festzuhalten.

Die moderne Mikroelektronik, so kritisch man ihr in Anbetracht der zunehmenden Technisierung der Welt gegenüberstehen mag, besitzt im Bereich der Sonderpädagogik, inbesondere für schwerstkörperbehinderte Menschen, ein überaus positives Potential. Im AAC-Bereich tragen elektronische Kommunikationshilfen dazu bei, die totale Abhängigkeit Nichtsprechender von ihren Kommunikationspartnern/-partnerinnen zu verringern. Neben einer selbständigen Bedienung auch mit minimalen Bewegungsresten erlauben elektronische Kommunikationshilfen die Speicherung und den schnellen Abruf von häufig verwendeten Kommunikationsinhalten. Schriftliche Kommunikation wird durch den Anschluß an einen Drucker oder ein Display möglich, ja sogar lautsprachliche Kommunikation über die Nutzung digitaler oder synthetischer Sprachausgaben läßt sich verwirklichen.

Im Bereich der elektronischen Kommunikationshilfen ist zwischen stationären und tragbaren Geräten zu unterscheiden. Stationäre Geräte stellen neben den elektronischen Schreibmaschinen die handelsüblichen Computer mit behinderungsspezifischen Adaptationen dar. Außer einer genauen Anpassung des Eingabemodus an die motorischen Fähigkeiten des Benutzers/der Benutzerin spielt die Wahl der Software eine entscheidende Rolle für den Erfolg oder Mißerfolg eines Computers als Kommunikationshilfe. Es existieren inzwischen nicht nur Textverarbeitungssysteme, die auf Benutzer/innen mit starken motorischen Behinderungen zugeschnitten sind (z.B. TEDI oder Word STA), sondern auch Programme, die mit Symbolen oder Bildern arbeiten (z.B. Bliss-Programme wie BSCK oder Dora-Bliss).
Die Nutzung stationärer Geräte als Kommunikationshilfen findet ihre Grenzen jedoch in der Ortsgebundenheit dieser Apparaturen: Kommunikation findet schließlich in den verschiedensten Situationen und Räumlichkeiten statt und läßt sich nicht auf das Zimmer, in dem der Computer angeschlossen ist, begrenzen. Abgesehen von den wenigen Fällen, in denen ein nichtsprechender Mensch aufgrund seiner physischen Situation überwiegend an einen bestimmten Raum gebunden ist, wird somit das Kriterium der Portabilität im Zusammenhang mit Kommunikationshilfen relevant. Dementsprechend werden von der Industrie in zunehmendem Maße tragbare Kommunikationshilfen angeboten. Die Produktpalette umfaßt ein weites Spektrum: Geräte mit Schriftausgabe (z.B. Canon Communicator, Komobil), Geräte mit digitaler Sprachausgabe und begrenzter Speicherkapazität (z.B. Alltalk, Introtalker, Macaw, Tiny Talker) und komple-

xe Geräte mit synthetischer Sprachausgabe und hoher Speicherkapazität (z.B. Hector, Polycom, Touchtalker, Lighttalker), die z.T. sogar als Computerinterface genutzt werden können. Auch die Adaptation eines Laptop-Computers an die spezifischen Bedürfnisse eines nichtsprechenden Menschen wird praktiziert.

Die theoretische Ortsungebundenheit portabler Geräte muß allerdings relativiert werden. Eine 7jährige Benutzerin, die sich mit Krücken fortbewegt, kann auf ihrem Weg zum Pausenhof sicher nur schwer eines der "portablen" Geräte tragen. Für rollstuhlabhängige Menschen dagegen lassen sich akzeptable Lösungen finden, die Geräte am Rollstuhl zu befestigen und somit auch in derartigen Situationen verfügbar zu machen.

5.4.3 Positionierung und Zugriffsmöglichkeiten

Viele nichtsprechende Menschen sind von so starken motorischen Behinderungen betroffen, daß sie die einzelnen Komponenten eines AAC-Systems nur dann erfolgreich nutzen können, wenn sie in eine stabile Kommunikationsposition gebracht werden (vgl. u.a. Munson u.a. 1987, 29-53; McEwen/Karlan 1989; McEwen/Lloyd 1990). Es erfordert fachübergreifende Kenntnisse, für eine/n schwer Körperbehinderte/n die Liege-, Sitz- oder Stehpositionen zu erarbeiten, die die Nutzung unterstützender Kommunikationsmethoden unter möglichst geringer Anstrengung und mit möglichst hoher Präzision und Geschwindigkeit erlauben, und gleichzeitig den sonstigen motorischen Bedürfnissen des/der Betroffenen gerecht zu werden:

> *"Just as students need more than one mode of communication, they also need more than one position to meet their various activity and physical needs. When students use several positions, it is sometimes thought that a communication method is not useful if it is not functional in every postion, or that there is an optimal 'communication position' that must be discovered and used all of the time. It is more productive, however, to assess positioning needs and communication needs together."*
> (McEwen/Lloyd 1990, 15f)

Die Entscheidung über geeignete Kommunikationspositionen und die Anpassung entsprechender Hilfsmittel macht eine enge interdisziplinäre Zusammenarbeit unverzichtbar. Von sonderpädagogischer Seite kann in diesem Aufgabenbereich nur beratend mitgewirkt werden, die Hauptverantwortung im Team wird hier von den Krankengymnasten/innen und Ergotherapeuten/innen zu tragen sein.

Ist die Frage der Positionierung befriedigend gelöst, so stellt sich bei AAC-Systemen, die externe Modi einbeziehen, das Problem der Zugriffsmöglichkeiten. Grundsätzlich existieren zwei Wege, Kommunikationshilfen anzusteuern: direkte Selektionstechniken und Scanning-Methoden (vgl. u.a. Vanderheiden

1976, 20ff; Franzkowiak 1985, 6ff; Musselwhite/St. Louis 1988, 182 ff; Vanderheiden/Lloyd 1986, 115ff).

Bei direkter Selektion zeigt der Benutzer/die Benutzerin das gewünschte Item (Gegenstand, Bild, Symbol, Wort o.ä.) direkt an, sei es unter Nutzung der eigenen Extremitäten oder durch Gebrauch einer Zeigehilfe, z.B. eines Stirnstabes, Mundstabes oder Lichtzeigers. Sofern die motorischen Möglichkeiten des nichtsprechenden Menschen es zulassen, sollten direkte Selektionstechniken angestrebt werden, stellen sie doch in der Regel das schnellste Zugriffsverfahren dar, das zudem die geringsten Anforderungen an die kognitive Leistungsfähigkeit stellt. Insbesondere bei Stirn- und Mundstäben können allerdings kosmetische Bedenken der Benutzer/innen als gewichtiges Argument gegen den Einsatz der Zeigehilfen wirken.

Ein 7jähriger AAC-Benutzer äußerte sich in einem Brief an den Herausgeber der Zeitschrift ACN zu dieser Fragestellung wie folgt:

> *"i feel ugly when i wear head lights. this keeps me from being like a regular first grade boy. i felt like a wise boy because i took mine off. (...) why look crazy when i talk?"*
> *(Webb 1988, 4)*

Können direkte Selektionsmethoden nicht eingesetzt werden, so bieten sich Scanning-Verfahren an. Scanning-Verfahren arbeiten indirekt: Der Partner/die Partnerin oder eine elektronische Kommunikationshilfe bieten verschiedene Wahlmöglichkeiten an, auf die der nichtsprechende Interaktant mit Ja/Nein-Signalen reagiert. Beim Einsatz elektronischer Kommunikationshilfen lassen sich diese Signale über einen Sensor, für den ein minimaler willkürlicher Bewegungsrest als Auslöser ausreicht, anzeigen.

Vanderheiden/Lloyd (1986. 122f) unterscheiden zwei Gruppen von Scanning-Verfahren: lineares Scanning, bei dem jedes Item einzeln und nacheinander angezeigt wird, und multi-dimensionales Scanning, bei dem verschiedene Items zu Gruppen zusammengefaßt werden. In der häufigsten multi-dimensionalen Scanning-Variante, dem Reihen-Spalten-Scanning, gibt der nichtsprechende Interaktant zunächst die Reihe an, in der sich das gewünschte Element befindet, um dann innerhalb der Reihe die Spalte zu indizieren, die das Item enthält. Dieses zweidimensionale Verfahren läßt sich in ein dreidimensionales Verfahren erweitern, indem die einzelnen Reihen noch in Gruppen von Elementen unterteilt werden und der Benutzer/die Benutzerin zunächst die Reihe, dann die Gruppe und dann das Item selbst angibt. Multidimensionale Scanning-Methoden steigern häufig das Tempo des Zugriffs:

> *"Theoretically, each time another dimension is added to the scanning process, the process becomes more efficient. However, each dimension requires more signals from the user to get to the selected item. Whether these techniques are actually more efficient depends on many factors: the complexity of the system, the visual skills of the user, the ease and speed of making the signal, the speed with which the individual can recover and be ready to signal again, and the way in which the entire process is implemented. In general, scanning techniques are so slow that two-dimensional scanning (e.g. row-column) is required for anything above 10 to 20 items, and three-dimensional scanning (area-row-column or page-row-column) is advised for vocabularies that contain more than 200 items."*
> (Vanderheiden/Lloyd 1986, 123)

Eine weitere Zugriffsmöglichkeit für Kommunikationshilfen bieten Kodierungstechniken, die ihrerseits entweder durch direkte Selektion (direct encoding) oder Scanning-Methoden (scan encoding) verwendet werden können (Vanderheiden/Lloyd 1986, 115). Bei Kodierungsverfahren wird das gewünschte Item in einem vorher vereinbarten Kode übermittelt, so könnte z.B. eine Kommunikationstafel mit einer Zahlenmatrix versehen werden und somit der Kode 2,3 bedeuten, daß das 3. Symbol in der 2. Reihe gemeint ist (vgl. Vanderheiden 1976, 24). Kodierungstechniken können mit Farben, Formen, Mustern, Zahlen, Buchstaben u.a. arbeiten (vgl. Musselwhite/St. Louis 1988, 186ff). Sie tragen häufig dazu bei, die Geschwindigkeit der Kommunikation zu erhöhen und dem AAC-Benutzer/der AAC-Benutzerin mit eingeschränkter Bewegungsfähigkeit ein größeres Vokabular verfügbar zu machen. Aufgrund der Tatsache, daß Kodierungstechniken bestimmte Mindestanforderungen an die kognitive Leistungsfähigkeit stellen, sind ihrem Einsatz mit geistigbehinderten Menschen Grenzen gesetzt.

> *"For example, the user must be able to understand that one item indicated (e.g., a color square) represents a message element (e.g., the symbol bordered by that color within a grouping). Skills such as color matching and number matching will also be necessary for some encoding techniques. Sequencing skills should also be assessed, if a two-movement encoding technique is to be used; the user may need to indicate two numbers or two colors in sequence to indicate a specific entry on a seperate display ..."*
> (Musselwhite/St. Louis 1988, 186)

Kodierungstechniken gewinnen insbesondere im Zusammenhang mit computergestützten Kommunikationshilfen an zunehmender Bedeutung. Da im empirischen Teil dieser Arbeit elektronische Kommunikationshilfen im Mittelpunkt des Interesses stehen, soll hier auf zwei Kodierungsstrategien, die für elektronische Kommunikationshilfen relevant sind, näher eingegangen werden.

Exkurs: Kodierungsstrategien "LOLEC" und "MINSPEAK"

Komplexe elektronische Kommunikationshilfen (z.B. Hector, Polycom, Touchtalker, Lighttalker) verfügen über eine Speicherkapazität für Tausende von Wörtern. Die Nutzung dieser Speicherkapazität macht - sofern nicht über ein Menü-Verfahren gearbeitet wird - den Einsatz von Kodierungstechniken unumgänglich, da es den Benutzern/Benutzerinnen ansonsten unmöglich wird, sich der Vielzahl der eingespeicherten Vokabeln zu erinnern. Gleichzeitig erscheint es aufgrund der motorischen Beeinträchtigungen der meisten AAC-Benutzer/innen notwendig, die Kodes möglichst kurz zu halten, damit nur wenige Tastaturaktivierungen erforderlich werden. Es gilt also, bei einer begrenzten Anzahl möglicher Aktivierungsfelder (der Computertastatur) und einer möglichst geringen Anzahl von Aktivierungen ein möglichst großes Vokabular unter leicht erinnerbaren Kodes einzuspeichern.

Zwei Lösungsversuche, die für den empirischen Teil dieser Arbeit bedeutsam werden, seien hier vorgestellt (vgl. Braun 1991).

a.) Logisches Buchstabenkodieren (LOLEC = logical letter encoding)
Beim logischen Buchstabenkodieren wird das Vokabular durch Buchstaben/Zahlenkodes, die das jeweilige Wort bzw. den jeweiligen Satz logisch repräsentieren, abgespeichert.

Zunächst erscheint diese Kodierungsstrategie einfach und einsichtig, ihre Problematik liegt jedoch in dem begrenzten Buchstabenrepertoire unserer Sprache: Bei einem Vokabular von Hunderten oder gar Tausenden von Wörtern bieten sich zwangsläufig gleiche oder ähnliche Kodes für verschiedene Wörter an. Zudem setzt das logische Buchstabenkodieren zumindest Grundfertigkeiten im Lesen und Schreiben voraus.

b.) Minspeak
Diese Kodierungsstrategie wurde von dem Linguisten Bruce Baker (1982, 1983 u. 1986a) entwickelt und basiert z.T. auf den Prinzipien der Maya-Hieroglyphen. Die Aktivierungsfelder der Geräte sind neben den Buchstaben und Zahlenfeldern zusätzlich mit Bildern (nach Baker "Ikonen") belegt, die eine große Assoziationskraft besitzen sollen. Eine Ikone hat keine festgelegte Bedeutung, sondern die Bedeutung wird durch den jeweiligen Kontext, d.h. die Kombination mit anderen Ikonen, bestimmt. Die Assoziationskraft der eingesetzten Ikonen für den einzelnen Benutzer/die einzelne Benutzerin spielt dabei eine entscheidende Rolle, denn er/sie legt fest, welche Bedeutung die Kombination bestimmter Ikonen besitzen soll. Da der Computer diese individuellen Kodes in Laut- und Schriftsprache umsetzt, können Minspeak-Benutzer/innen die unterschiedlichsten Ikonen und Ikonenkombinationen benutzen, ohne daß es zu Verständigungsproblemen mit den Partnern/Partnerinnen kommt.

Baker (a.a.O.) vertritt die These, daß der Einsatz der Minspeak-Strategie das Erinnern bzw. Wiedererkennen der Kodes erheblich erleichtert, da von individuell bedeutsamen Bildassoziationen und nicht von willkürlichen Buchstabenfolgen ausgegangen wird. Ein weiterer Vorteil der Minspeak-Strategie liegt nach Baker darin, daß sie von nichtsprechenden Menschen der verschiedenen Altersgruppen und der unterschiedlichsten intellektuellen Leistungsfähigkeiten verwendet werden kann.

Es existieren bisher nur wenige wissenschaftliche Studien zur Bewertung der verschiedenen Kodierungsstrategien, die zudem widersprüchliche Ergebnisse aufweisen bzw. kontrovers diskutiert werden (vgl. Schwartz 1989; Light u.a. 1991; Bray/Goossens 1991; Light/Lindsay 1991).

Für eine detailliertere Darstellung der geschilderten Verfahren sei auf die angegebene amerikanische Fachliteratur sowie auf Braun (1991) verwiesen.

5.4.4 Inhaltliche Gestaltung der Kommunikationshilfen

Erfolg oder Mißerfolg eines AAC-Systems wird in entscheidenden Maße von der Frage mitbestimmt, ob es gelingt, für den Benutzer/die Benutzerin ein flexibles, alters- und entwicklungsangemessenes Vokabular auszuwählen, das seinen/ihren individuellen kommunikativen Bedürfnissen gerecht werden kann (vgl. u.a. Carlson 1981, 240). Insbesondere nichtsprechende Menschen, die keine oder stark eingeschränkte Lese-Schreib-Fähigkeiten besitzen, sind in ihren kommunikativen Bemühungen hochgradig von dem Vokabular abhängig, das ihnen die Kommunikationshilfe bzw. Gebärdensprache verfügbar macht. Die Entscheidung über die Zusammensetzung eines notwendigerweise begrenzten Vokabulars, das gleichzeitig möglichst vielseitige Kommunikationsmöglichkeiten eröffnen soll, stellt eine außerordentlich schwierige und sicher nur ansatzweise lösbare Aufgabe dar.

In der AAC-Literatur existieren inzwischen zahlreiche Vorschläge, die zur Lösung dieses Problems beitragen können. So regt Carlson (1981) an, in enger Zusammenarbeit mit den primären Bezugspersonen zunächst aufzulisten, in welchen Kommunikationsräumen sich ein nichtsprechendes Kind mit welcher Häufigkeit aufhält. Anschließend soll beschrieben werden, an welchen Aktivitäten in den jeweiligen Kommunikationsräumen das betreffende Individuum handelnd bzw. beobachtend teilnehmen kann und welches Vokabular in diesen Situationen notwendig erscheint. Die so gewonnene Wortliste wird in grammatische Kategorien unterteilt und nach Bedeutsamkeit geordnet. Für besonders relevant erachtet Carlson (a.a.O.) die Vokabeln, die dem handelnden Erfahrungsbereich des nichtsprechenden Kindes entspringen und seine Vorlieben und Interessen sowie seinen Entwicklungsstand berücksichtigen.

> *"Those words which were within the child's developmental experience and interest level were first selected for symbolization. Those same words were made available as soon as possible for expressive communication, in the area where they occurred. The other words from the vocabulary pool were set aside to be worked on later and were introduced for expressive communication after the child matured, experienced, and/or became interested in the concept."*
>
> *(Carlson 1981, 243)*

Musselwhite/St. Louis (1988, 238) schlagen zudem vor, die Aktivitäten nichtbehinderter Menschen in entsprechenden Kommunikationsräumen zu beobachten, um Hinweise für notwendige Vokabeln zu erhalten.

Mögliche Hilfestellung bei der Wahl des Vokabulars können auch vorhandenen Wortlisten - gewonnen z.B. aus Häufigkeitszählungen, Fremdsprachenwerken, Befragungen, Sprachproben - geben. Yorkston u.a. (1988) kommen in einer detaillierten Untersuchung verschiedener Wortlisten, von denen sechs speziell für die Zielgruppe Nichtsprechender entwickelt wurden, allerdings zu dem Ergebnis, daß nur eine geringe Kongruenz zwischen den analysierten Standard-Listen besteht und beim Vergleich mit Wortlisten aus existierenden AAC-Systemen ein Drittel der dort verwendeten Vokabeln selbst von den umfangreichsten Standardlisten nicht abgedeckt wurde.

Eine größere Kongruenz fanden Yorkston u.a. (a.a.O) beim Vergleich von neun Wortlisten aus individuellen AAC-Systemen, was sie zu der vorsichtigen Vermutung veranlaßt:

> *"... these very preliminary data suggest the possibility that composite lists from carefully selected populations of individuals who share many common characteristics may provide a useful source of vocabulary for other nonspeaking individuals."*
>
> *(Yorkston u.a. 1988, 202)*

In Anbetracht der großen Individualität und Variabilität, die den Wortschatz verschiedener Menschen in der Regel auszeichnet (vgl. Crystal 1986a, 1986b), bleibt jedoch festzuhalten, daß vorhandene Wortlisten zwar wertvolle Hinweise geben, aber kaum eine ausreichende Basis für die Erarbeitung eines spezifischen Vokabulars bieten können.

Ein weiteres Hilfsmittel bei der Vokabularauswahl im AAC-Bereich stellt die Befragung der primären Bezugspersonen und nach Möglichkeit des nichtsprechenden Menschen selbst dar (vgl. Blackstone 1988, 3). Auch ein Kommunikationstagebuch, daß von den primären Bezugspersonen geführt wird, kann aufschlußreich sein (a.a.O.).

Ein AAC-Vokabular sollte nach Yorkston u.a. (1988, 202) aus einem relativ stabilen Kernwortschatz (core list) und einem flexiblen und bei Bedarf häufig veränderten Randwortschatz (fringe list) bestehen.

> *"The core list would be small and would include many structure words that serve as the framework for conversation, along with those items so common that most individuals find them important. (...) Fringe vocabulary lists ... are those words that may not be important for the majority of individuals but are nonetheless necessary for particular individuals in a particular circumstance."*
> *(Yorkston u.a. 1988, 202)*

Das Vokabular muß dem Alter und Entwicklungsstand des Benutzers/der Benutzerin entsprechen, eine große Variationsbreite haben und vielseitig verwendbar sein (Baker 1986b, 6-8). Die "berühmten Vier" (Essen, Trinken, Toilette und Schlafen) besitzen zwar einen unbestreitbaren Wert für die tägliche Routine, den kommunikativen Bedürfnissen eines nichtsprechenden Teenagers wird ein altersgemäßes "affengeil" oder ein kräftiges "Scheiße" - nach Möglichkeit verbunden mit einer Sprachausgabe - jedoch unter Umständen eher gerecht.

Von großer Relevanz in der unmittelbaren Interaktion können auch bestimmte kommunikationssteuernde Aussagen wie "Laß mich ausreden!" oder "Das hast Du falsch verstanden!" oder "Bitte ein wenig Geduld!" werden (vgl. Kp. 11). Auch eine "Gebrauchanleitung" zur Nutzung des eingesetzten AAC-Systems für unvertraute Partner/innen sollte nach Möglichkeit nicht fehlen.

5.4.5 Repräsentation und Organisation des Vokabulars

Ist eine erste Entscheidung für ein geeignetes Vokabular gefallen, so stellt sich die Frage, wie die einzelnen Items angemessen repräsentiert werden können. Da viele nichtsprechende Menschen aufgrund kognitiver Einschränkungen nicht oder noch nicht über schriftsprachliche Zeichen verfügen, muß häufig auf andere Darstellungsweisen ausgewichen werden. Eine Möglichkeit bietet der bereits erwähnte Einsatz von Gebärdensprachen. Hier gilt jedoch zu bedenken, daß Gebärden überwiegend nur für Eingeweihte verständlich bleiben und zudem von schwer Körperbehinderten kaum zu nutzen sind.

Beim Einsatz von Kommunikationshilfen läßt sich anstelle von Buchstaben, Wörtern und Sätzen mit konkreten Objekten, Miniaturen, Photos, Zeichnungen oder piktographischen bzw. ideographischen Symbolen arbeiten. Es existiert insbesondere im englischsprachigen Raum inzwischen eine Anzahl von käuflich erwerblichen Symbolsammlungen, die eine erhebliche Arbeitserleichterung für zeichnerisch unbegabte Sonderpädagogen/innen bedeuten. Übersichten finden sich u.a. bei Goossens/Crain (1986a, 123-129), Vanderheiden/Lloyd (1986, 90ff) und in deutscher Sprache bei Franzkowiak (1990).

Im Hinblick auf die von manchen Autoren/innen (z.B. Silverman 1980, 87f) hypothetisierte Hierarchisierung des Komplexitätsgrades bei bildlichen Darstellungen warnt Mirenda (1985, 59) vor Vereinfachungen: Insbesondere bei autistischen Menschen, die Informationen oft auf idiosynkratische und nicht voraussagbare Weise verarbeiten, bestehe die Möglichkeit, daß herkömmliche Vorstellungen von Komplexität nicht übertragbar seien. Mirenda (a.a.O.) betrachtet es als einen Trugschluß, ein vermeintlich komplexeres System abzulehnen, weil ein vermeintlich einfacheres System nicht gemeistert wurde, und plädiert für eine weitgehende Individualisierung der Entscheidungsprozesse:

> *"... the type of pictorial system must be determined on an individual basis for each student, after consideration of a number of interrelated factors. These include, but are not limited to: (a) the student's developmental status and symbolic ability, (b) the student's prior knowledge and experience base, and (c) the student's visual processing abilities."*
> *(Mirenda 1985, 59)*

Eine systematisch ausgearbeitete und enorm ausbaufähige Symbolsammlung bietet die Bliss-Methode (McNaughton 1976, 1985; McDonald 1980a), die auch in der Bundesrepublik bereits vielerorts erfolgreich eingesetzt wird (Frey 1981, 1983, 1989). Erscheinen Bliss-Symbole für einen nichtsprechenden Menschen zunächst zu abstrakt, so existiert die Möglichkeit, die einzelnen Symbole mit einem andersfarbigen Stift zu konkretisieren, um später zur ursprünglichen abstrakten Form zurückzukehren (s. Abb.4)

Für die Organisation des Vokabulars auf einer mit direkter Selektion angesteuerten Kommunikationstafel wird im allgemeinen empfohlen, den sogenannten Fitzgerald-Schlüssel zu verwenden (McDonald 1980a, 151). Die Methode wurde bereits 1926 entwickelt, um mit ihrer Hilfe schwerhörigen und tauben Kindern die syntaktische Struktur der Sprache nahezubringen (Fitzgerald 1937). Sie arbeitet mit einer Spaltenanordenung, die der üblichen Syntax eines Aussagesatzes entspricht, d.h. mögliche Subjekte (who) werden in der ersten Spalte zusammengefaßt, Verben (action) in der zweiten, mögliche Objekte (what) in der dritten, Ortsbezeichnungen (where) in der vierten und Zeitangaben (when) in der fünften Spalte. Je nach den Fähigkeiten und Bedürfnissen des nichtsprechenden Menschen lassen sich weitere Spalten einfügen, z.B. eine Spalte für Präpositionen, Artikel und Konjunktionen (little words) oder Adjektive und Adverbien (added words). Farbkodierungen für die einzelnen Spalten erscheinen sinnvoll, um die Übersichtlichkeit zu erleichtern.

Bei Scanning-Verfahren dagegen kommt der Schnelligkeit des Zugriffs besondere Bedeutung zu, insofern fällt hier in der Regel eine Entscheidung für die Anordnung des Vokabulars nach der Häufigkeit der Benutzung einzelner Vokabeln.

Für detailliertere Vorschläge zur Organisation und räumlichen Anordnung eines AAC-Vokabulars sei u.a. auf Vicker (1974), McDonald (1976) und Musselwhite/St. Louis (1988) verwiesen.

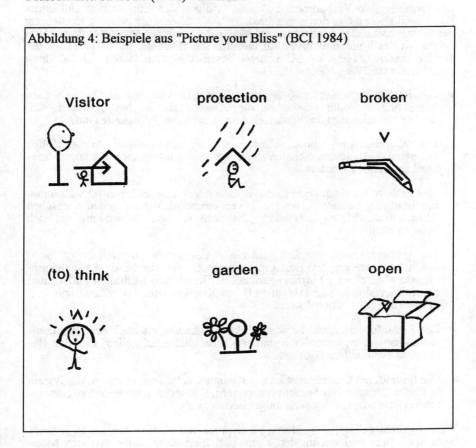

Abbildung 4: Beispiele aus "Picture your Bliss" (BCI 1984)

5.4.6 Überlegungen zur Einführung eines AAC-Systems

Die Kommunikation mit Hilfe eines AAC-Systems weicht in vielen Bereichen so stark von den üblichen Kommunikationsformen ab (vgl. Kp. 6), daß sowohl von dem nichtsprechenden Interaktanten als auch von den natürlichsprechenden Partnern/Partnerinnen spezifische Fähigkeiten gefordert sind. Mit der Anpassung eines AAC-Systems an die individuellen Bedürfnisse eines nichtsprechenden Menschen ist somit erst das Werkzeug zur Kommunikation bereitgestellt, eine systematische Einführung des Systems stellt eine unerläßliche Aufgabe dar, soll dieses Werkzeug effektiv genutzt werden.

Als grundlegende Vorbedingung für den erfolgreichen Einsatz unterstützender Kommunikationsmethoden nennt Easton (1987, 88-92) die positive Einstellung der nichtsprechenden Menschen und seiner Partner/innen zu dieser ungewöhnlichen Art des kommunikativen Austauschs. Als Beispiele für Gründe, aus denen Ressentiments gegen AAC-Systeme bestehen können, lassen sich aufführen (vgl. Silverman 1980; Easton 1987):

- Die Einführung eines AAC-Systems wird u.U. von dem nichtsprechenden Menschen und/oder seinen Bezugspersonen als Zeichen gewertet, daß der/die Spezialist/in die Förderung lautsprachlicher Fähigkeiten aufgibt.

- Die Kommunikationshilfe selbst bzw. die notwendigen Ansteuerhilfen (Kopfstab, Mundstab, Schaltervorrichtungen u.ä.) können als stigmatisierend empfunden werden.

- Die größere Unabhängigkeit, die insbesondere eine elektronische Kommunikationshilfe vermittelt, wird u.U. von einem nichtsprechenden Menschen nicht gewünscht, da Unabhängigkeit auch weniger Zuwendung mit sich bringen kann.

- Die größere Unabhängigkeit, die ein AAC-System mit sich bringt, wird möglicherweise von den Bezugspersonen nicht gewünscht, da der nichtsprechende Mensch nun Forderungen stellen, Kritik und Mißfallen äußern und den reibungslosen Tagesablauf (z.B. im Krankenhaus, im Klassenzimmer, in der Therapie) "stören" kann.

- Die Zeitanforderungen, die sowohl die Etablierung als auch der Einsatz alternativer und ergänzender Kommunikationsmethoden stellen, sind den Beteiligten eventuell zu hoch.

- Die besonderen Charakteristika der Kommunikation mit einem AAC-System (z.B. der Einsatz von Sprachsynthesizern, Gebärden oder fremdartig anmutenden Symbolen) schrecken möglicherweise ab.

Wenn es nicht gelingt, sowohl den nichtsprechenden Menschen als auch seine Bezugspersonen und wichtigsten Kommunikationsparter/innen von den Möglichkeiten unterstützender Kommunikationsmethoden zu überzeugen, ist eine AAC-Intervention zum Scheitern verurteilt. Hier können u.a. Begegnungen und Gespräche mit kompetenten AAC-Benutzern/Benutzerinnen nachhaltige Eindrücke hinterlassen.

Die Motivation eines nichtsprechenden Menschen zum Gebrauch eines AAC-Systems vorausgesetzt, gilt es, geeignete Kommunikationsstrategien zu erarbeiten. Die Etablierung eines AAC-Systems stellt hohe Anforderungen an den/die potentielle/n Benutzer/in:

> *"We must remember that these individuals have had very little of the exploration and interaction experience necessary to be active communicators. They are being asked to shift from a passive, respondent role to one of an initiator of conversations and topics. (...) In addition, we are asking them to use this new and unusual system within environments that are not used to these systems and devices or means of communication."*
> (Yoder/Kraat 1983, 40)

Zu den grundlegenden Kommunikationsfähigkeiten, die häufig systematisch antrainiert werden müssen, gehören u.a. das Erlangen von Aufmerksamkeit und Initiieren eines Gesprächs, die Etablierung von Redegegenständen, die Durchsetzung von Gesprächsschritten (Turns) und die Lösung von Verstehenskrisen (vgl. Yoder/Kraat 1983; Kraat 1986; Easton 1987). Spezielle AAC-Fähigkeiten stellen z.B. die Nutzung eines begrenzten Symbolrepertoires zur Übermittlung neuer Vokabeln ("long brown food" für "hot dog"), die ständige Bestätigung bzw. Korrektur der Kokonstruktionsleistungen (vgl. Kp. 6.3) des Partners/der Partnerin oder auch der adäquate Wechsel zwischen den verschiedenen Kommunikationsmodi dar (a.a.O.).

Zu bedenken ist in diesem Zusammenhang, daß nur in den seltensten Fällen natürliche Modelle für den Einsatz eines spezifischen AAC-Systems existieren. Um dennoch ein Modellernen zu ermöglichen, müssen systematisch Ersatzmodelle geschaffen werden (vgl. Goossens/Crain 1986a; Bruno 1986; Musselwhite/St. Louis 1988, 251f). Weitere Vorschläge zur didaktisch-methodischen Vorgehensweise bei der Erarbeitung von Kommunikationsstrategien umfassen u.a. die Nutzung von Skripts, die vorhersagbare soziale Routinen, wie Begrüßungsfloskeln, Spielroutinen, Einkaufssituationen, widerspiegeln (vgl. MacDonald u.a. 1984; Baker 1986); die Bereitstellung von Möglichkeiten, Redegegenstände durch erneuerbare "Topic-setter" zu etablieren (Beukelman 1985, zit.n. Musselwhite/St. Louis 1988, 254ff; vgl. auch Hunt u.a. 1990) oder auch die Modifizierung verschiedener Spielaktivitäten für AAC-Aktivitäten (Musselwhite 1986; Stuart 1986). Wichtig erscheint, daß die Fördereinheiten nicht auf das Klassenzimmer bzw. den Therapieraum begrenzt bleiben, sondern möglichst oft in natürlichen Kommunikationssituationen stattfinden. Dabei kann es notwendig werden, systematisch Situationen zu schaffen, in denen sich Kommunikationsmöglichkeiten für den AAC-Lerner/die AAC-Lernerin ergeben.

Wie oben bereits erwähnt, kann Kommunikation mit Hilfe eines AAC-Systems nur glücken, wenn auch die natürlichsprechenden Partner/innen in der Lage sind, den besonderen Erfordernissen der Situation gerecht zu werden. Nachdem das Problem des Partner/innentrainings im AAC-Fachgebiet mit der Ausnahme einer frühen Studie von Calculator/Luchko (1983) zunächst wenig Beachtung fand, weist die jüngere AAC-Literatur zahlreiche Vorschläge und einige Fallstudien zu diesem Problemkreis auf (vgl. u.a. Culp/Carlisle 1988; McNaughton/Light 1989; Cassatt-James 1989; zusammenfassend Blackstone

1991b). Die natürlichsprechenden Partner/innen müssen demnach u.a. befähigt werden:

- sich auf die spezifischen Kommunikationstechniken des AAC-Benutzers/der AAC-Benutzerin einzulassen,
- idiosynkratische Kommunikationsangebote zu entschlüsseln und auf sie zu reagieren,
- die niedrige Geschwindigkeit unterstützender Kommunikationsmethoden zu akzeptieren und technikbedingte Gesprächspausen auszuhalten,
- Verstehenskrisen zuzugeben und zu tolerieren,
- Kokonstruktionen, z.B. durch Verbalisation von indizierten Symbolen, Erweiterung telegraphischer Mitteilungen oder Zusammenziehen von Buchstaben zu Wörtern und von Wörtern zu Sätzen, zu leisten.

Bisherige Studien geben zu der Vermutung Anlaß, daß Partner/innentraining in hohem Maße positive Auswirkungen auf den Interaktionsprozeß besitzen kann (Calculator/Luchko 1983; McNaughton/Light 1989). Wenn es auch kaum zu leisten ist, alle relevanten Partner/innen eines nichtsprechenden Menschen für AAC zu sensibilisieren, so sollte doch ein Training von Schlüsselfiguren aus den verschiedenen Bereichen (Blackstone 1991, 2), die ihrerseits als Multiplikatoren wirken können, als fester Bestandteil von AAC-Interventionen berücksichtigt werden.

6. Entwicklung der Fragestellung: Charakteristika der Kommunikation mit AAC-Modi

Zahlreiche sonderpädagogisch und sprachtherapeutisch orientierte Untersuchungen, insbesondere aus den USA und Kanada, aber auch u.a. aus Großbritannien und Schweden, haben sich in den letzten Jahren der Aufgabe gewidmet, die besonderen Charakteristika von Kommunikationssituationen, in denen AAC zum Einsatz kommt, zu erforschen. Eine umfassende Übersicht veröffentlichter und unveröffentlichter Arbeiten findet sich bei Kraat (1987), eine dichte und kritische Zusammenfassung bisheriger Studien legte Light (1988) vor.

Die methodischen Begrenzungen der bisherigen AAC-Studien, die von Light (1988) detailliert aufgezeigt werden, erlauben zwar keinen Anspruch auf Verallgemeinerbarkeit der Ergebnisse, doch lassen sich aus der Fülle von Einzelbeobachtungen bestimmte Trends beschreiben. Von einem vollständigen Bild des komplexen Phänomens befindet sich die AAC-Forschung allerdings noch weit entfernt. Es gilt weiterhin, in mühevoller Kleinarbeit (z.B. durch Einzelfallstudien) die Mosaiksteine zusammenzutragen.

Im folgenden soll aufgezeigt werden, wie sich die Kommunikationssituation zwischen AAC-Benutzerinnen und natürlichen Sprecherinnen nach dem derzeitigen Forschungsstand darstellt.

6.1 Asymmetrische Kommunikation

Von wenigen Einzelfällen abgesehen (z.B. Fall 2 bei Beukelmann/Yorkston 1980) beschreibt das Gros der Studien übereinstimmend, daß die Kommunikation zwischen nichtsprechenden und natürlichsprechenden Partnerinnen auch beim Einsatz von AAC von einer starken Asymmetrie gekennzeichnet ist. Auf Seiten der AAC-Benutzerinnen wurde beobachtet:

- Sie initiieren nur selten unaufgefordert ein Gespräch (z.B. Harris 1982; Light 1984).
- Sie führen innerhalb eines Gesprächs kaum neue Themen ein (z.B. Calculator/Dollaghan 1982; Culp 1982).
- Sie befinden sich überwiegend in einer respondierenden Rolle und üben wenig Einfluß auf den Gesprächsverlauf aus (z.B. Colquhoun 1982; Light 1985).
- Sie nehmen ihre Turn-Möglichkeiten häufig nicht wahr (z.B. Light 1985; Heim 1989).
- Sie haben einen erheblich geringeren quantitativen Anteil
- Sie verwenden häufig 1-Wort-Turns
  (z.B. Harris 1982; Calculator/Dollaghan 1982).

Von den natürlichsprechenden Partnerinnen wird dementsprechend berichtet:

- Sie initiieren häufig das Gespräch (z.B. Light 1984 u. 1985).
- Sie führen innerhalb des Gesprächs die meisten Themen ein (z.B. Blackstone/Cassatt-James 1984).
- Sie neigen dazu, durch Aktivierung des ersten Teils einer Frage-Antwort-Sequenz den Gesprächsverlauf zu steuern, und verwenden dabei viele Entscheidungsfragen oder Fragen, deren Antwort bereits bekannt ist (z.B. Shane/Cohen 1981).
- Sie nehmen die überwiegende Mehrzahl ihrer Turn-Möglichkeiten wahr (z.B. Light 1985; Heim 1989).
- Sie haben den größeren Redeanteil inne (z.B. Farrier et al. 1985).

Die Erschwernisse in der kommunikativen Entwicklung nichtsprechender Menschen und die daher wahrscheinlichen passiven kommunikativen Verhaltensweisen (vgl. Kp. 3) können diese Untersuchungsergebnisse sicher zum Teil erklären. Gleichzeitig tragen jedoch offensichtlich auch spezifische Besonderheiten der Kommunikation mit AAC-Modi zur Asymmetrie der Kommunikationssituation zwischen natürlichen Sprecherinnen und AAC-Benutzerinnen bei.

So scheinen die beim Einsatz von AAC häufig unumgänglichen Gesprächspausen, die z.B. während der Kodierungshandlung via Kommunikationshilfe entstehen, für natürlichsprechende Menschen nur schwer erträglich zu sein. Sie zeigen die Tendenz, diese Pausen sprachlich zu füllen, und unterbrechen damit die AAC-Benutzerinnen in ihrem Gesprächsschritt (Blau 1983; Light 1984). Bei diesen "sprachlichen Füllungen" handelt es sich nicht selten um sukzessive Fragestellungen, die eine zuvor gestellte Frage einengen oder einen gänzlich neuen Aspekt einbringen (vgl. Kraat 1986, 212f). Die AAC-Benutzerin wird durch diese Verhaltensweise gezwungen, entweder den ursprünglichen Sprecherplan aufzugeben oder die nachgeschobene Antwortobligation zu ignorieren.

Auch die Notwendigkeit zu Kokonstruktionen durch die natürlichsprechende Partnerin (vgl. Kp. 6.3) kann zur Asymmetrie der Interaktion beitragen. So brechen die natürlichen Sprecherinnen mitunter in der Annahme, ein Turn sei beendet, die Kokonstruktionshandlungen vorzeitig ab (Light 1984; Buzolich/Wiemann 1988).

Entscheidend in diesem Zusammenhang dürfte zudem die unterschiedliche Kommunikationsgeschwindigkeit von AAC-Benutzerinnen und ihren natürlichsprechenden Partnerinnen sein: Während natürliche Sprecherinnen des englischen Sprachraumes eine Kommunikationsgeschwindigkeit von 126-172 Wörtern pro Minute erreichen (vgl. Foulds 1980), wird bei AAC-Benutzerinnen über eine Geschwindigkeit zwischen 2-26 Wörtern pro Minute berichtet (Kraat 1985,63). Es verwundert somit kaum, daß natürliche Sprecherinnen, die eine für sie ungewöhnlich lange Zeit auf eine Mitteilung ihrer Partnerin warten, häufig den erstmöglichen Zeitpunkt nutzen, ihrerseits den Gesprächsschritt zu übernehmen. Infolgedessen haben AAC-Benutzerinnen nur selten die Möglichkeit, mehr als eine sprachliche Handlung pro Turn zu vollziehen.

Eine weitere mögliche Konsequenz der reduzierten Kommunikationsgeschwindigkeit wird von Light (1985) aufgezeigt: AAC-Benutzerinnen benötigen demnach in der Regel mehr Zeit als ihre natürlichsprechenden Partnerinnen, um ihren Turn zu beginnen. Die daraus resultierende Übergangszeit zwischen den Gesprächsschritten übersteigt somit häufig die übliche Dauer, was die natürlichsprechenden Partnerinnen dazu führen kann, in der Vermutung, die AAC-Benutzerin wolle den Turn nicht übernehmen, ihren eigenen Gesprächsschritt wieder aufzunehmen. In Lights Studie (1985) wird die höchste Anzahl von Initiierungen durch ein nichtsprechendes Kind in dem Fall erreicht, in dem die natürlichsprechende Partnerin ungewöhnlich lange Pausenzeiten zwischen den Turns zuläßt (vgl. auch Heim 1989 u. 1991).

Darüber hinaus wird durch den erheblichen Zeitaufwand, der die Kommunikation mit AAC-Modi in den meisten Fällen kennzeichnet, die Spontaneität der sprachlichen Handlungen beeinträchtigt.

> "There are (...) instances when aided augmentative communication cannot meet the demands of 'real conversational time'. Events and shared referents go by too quickly. For example, in watching a hockey game on television, one might say "Great play", "Did you see that?", "Watch out!", and so on. Everyone sharing the game is also sharing in the action that is going on at the same time the vocal comment is made. It is particularly difficult for a device user to make the same comment in time and space. By the time a message such as "That was a great play" is completed, the referent is long gone."
>
> (Yoder/Kraat 1983, 30)

AAC-Benutzerinnen verzichten infolgedessen häufig auf spontane Kommentare oder verwenden telegrammstilartige Aussagen, um die Geschwindigkeit ihrer Kommunikation zu erhöhen. Das quantitative Ungleichgewicht in der Kommunikation zwischen AAC-Benutzerinnen und natürlichen Sprecherinnen findet in diesen Phänomenen einen möglichen Erklärungsansatz.

6.2 Multimodale Kommunikation

Während sich die frühen Arbeiten der AAC-Forschung überwiegend auf den Gebrauch von Kommunikationshilfen konzentrierten, setzt sich inzwischen die Erkenntnis durch, daß AAC-Benutzerinnen keineswegs in erster Linie auf das bzw. die externe/n Hilfsmittel zurückgreifen, sondern ihre Kommunikation in hohem Maße einen multimodalen Charakter besitzt. So zeigen einige Studien, die das Kommunikationssystem der Untersuchungsteilnehmerinnen umfassend zu beschreiben suchen, auf, daß die nichtsprechenden Interaktanten weitaus häufiger körpereigene Modi und nonverbale Kommunikation als die Kommunikationshilfe selbst einsetzen (z.B. Calculator/Dollaghan1982; Calculator /Luchko 1983; Light 1985).

Eine Begründung für diese Erscheinung findet sich möglicherweise in der Tatsache, daß externe Kommunikationshilfen bei fehlender Lese-Schreibfähigkeit nur ein begrenztes Vokabular zur Verfügung stellen können:

> "It is very probable that a nonspeaker, using an aided communication system, wanting to tell a peer that his Dad got them tickets for a concert of the Jackson Five, or that he just got a new angel tail fish for his fish tank at home, or that he thinks you are a creep or turkey, has no way to initiate and relay these thoughts, except by emotion expressed in body postures and facial expressions, altered vocalizations, or by looking at something in the room that has some association with the idea. Most likely his closed vocabulary set does not have a symbol or word that can assist him."
>
> (Yoder/Kraat 1983, 32)

Zwar lassen sich in Bezug auf den Gebrauch externer AAC-Modi große interindividuelle und intra-individuelle Unterschiede beschreiben (Beukelman/ Yorkston 1980; Blackstone/Cassatt-James 1984), doch sollte deutlich werden, daß Arbeiten, die einzig die sprachlichen Handlungen via Kommunikationshilfe oder Lautsprache evaluieren, dem kommunikativen Geschehen nicht gerecht werden.

Die Wahl der in einer spezifischen Situation verwendeten Kommunikationsmodi variiert vermutlich mit dem Vertrautheitsgrad der Partnerinnen: Einige Untersuchungsergebnisse deuten darauf hin, daß körpereigene und nonverbale Modi in der Kommunikation mit unvertrauten Partnerinnen weniger häufig (Beukelman/Yorkston 1980) und weniger erfolgreich (Huschle/Staudenbaur 1983) eingesetzt werden als Methoden, die sich auf eine Kommunikationshilfe stützen.

Auch der situative Kontext scheint einen Einfluß auf die Wahl der Kommunikationsmodi auszuüben (Blackstone/Cassatt-James 1984).

Darüber hinaus weist Light (1988, 73) darauf hin, daß der propositionale Gehalt und die kommunikative Funktion einer sprachlichen Handlung die Entscheidung für einen spezifischen Kommunikationsmodus beeinflussen können. In ihrer Studie (Light 1985) benutzen die acht nichtsprechenden Kinder überwiegend körpereigene oder nonverbale Modi für die Initiierung von Gesprächen, für Ja/Nein-Antworten sowie für Fragen nach bestimmten Objekten bzw. Bitten um Objekte, während die Kommunikationstafeln eher für die Übermittlung von Informationen (provision of information) oder für Erklärungen (provision of clarification) eingesetzt werden.

Eine Überprüfung und genauere Abklärung der beschriebenen Befunde steht noch aus.

6.3 Atypisches Rollenverhalten

Kommunikationssituationen, in denen AAC-Modi zum Einsatz kommen, weichen in vielerlei Hinsicht von der Kommunikation zwischen natürlichen Sprecherinnen ab. So erfordert die Mehrzahl der AAC-Modi, daß beide Kommunikationspartnerinnen Kokonstruktionsleistungen erbringen. Der Begriff "Kokonstruktion" bezeichnet sprachliche Handlungen, deren einziger Zweck darin besteht, den Turn einer AAC-Benutzerin zu entwickeln.

Für die natürliche Sprecherin ergibt sich daraus eine atypische Rolle als Hörerin (Kraat 1985, 61): Sie beteiligt sich aktiv an der Konstruktion des Turns ihrer Partnerin, sei es durch Synthese von indizierten Buchstaben zu Wörtern und von Wörtern zu Sätzen, durch Versprachlichung von Symbolen oder Gebärden, durch Interpretation telegrammstilartiger Mitteilungen oder nonverbaler Kommunikation, durch Voraussage oder Vervollständigung begonnener Sequenzen o.a.

Die AAC-Benutzerin wiederum befindet sich in einer atypischen Rolle als Sprecherin, da sie neben der Konstruktion ihres eigenen Turns ständig die Kokonstruktionsleistungen der Partnerin überprüfen und gegebenenfalls bestätigen bzw. negieren muß.

Die Fähigkeit beider Partnerinnen zur effektiven Kokonstruktion wirkt entscheidend für den Erfolg oder Mißerfolg einer Kommunikation (vgl. Kraat 1986, 206). Kokonstruktionshandlungen erfordern zudem die absolute Aufmerksamkeit und physische Nähe der natürlichsprechenden Partnerin.

Ein weiteres ungewöhnliches Merkmal der Kommunikation mit AAC-Modi liegt in den langen Gesprächspausen, die z.B. entstehen können, wenn die AAC-Benutzerin eine Mitteilung auf einer elektronischen Kommunikationshilfe enkodiert (vgl. 6.1). Pausenzeiten von mehr als 3 Sekunden sind in Gesprächen zwischen natürlichen Sprecherinnen selten und werden, sofern sie nicht eine parallele Aktivität sanktioniert, als aversiv erlebt (McLaughlin/Cody 1982, 299). Natürlichsprechende Partnerinnen einer AAC-Benutzerin jedoch müssen sich unter Umständen auf Enkodierungszeiten von über 1 Minute einstellen (Buzolich 1983; Light 1985, Heim 1989).

Ein atypisches Element liegt zudem in den AAC-Modi selbst: Die natürliche Sprecherin muß sich auf neue, für sie fremde und vielleicht sogar angsteinflößende Medien einlassen. Eine elektronische Kommunikationshilfe z.B. stellt einen so unüblichen Kommunikationsmodus dar, daß manche potentielle Gesprächspartnerinnen einer kommunikativen Begegnung möglicherweise von vornherein ausweichen (vgl. Yoder/Kraat 1983, 37).

Erwähnt wurde bereits die atypische nonverbale Kommunikation mancher nichtsprechender Menschen (vgl. Kp. 3.5):

> *"An adult with facial paralysis may be unable to maintain continued eye contact, smile, or show facial expressions when approached by another individual. This atypical social response may be interpreted as disinterest and the interaction quickly terminated. Communication partners may also fail to recognize idiosyncratic nonverbal behaviors, such as eye-pointing or an atypical gesture for yes."*
> (Kraat 1986, 206)

Hier können Irritationen und Verstehenskrisen entstehen (vgl. Higginbotham/ Yoder 1982), insbesondere der Sprecherwechsel wird möglicherweise hochgradig gestört.

6.4 Verstehenskrisen

Die überproportionale Häufigkeit von Verstehenskrisen in Gesprächen zwischen AAC-Benutzerinnen und natürlichen Sprecherinnen wird von zahlreichen Studien belegt, wobei die einzelnen Untersuchungen von Probanden mit unterschiedlichen kognitiven Fähigkeiten, verschiedenen kontextuellen Bedingungen und einer Vielzahl von Kommunikationsmodi ausgehen (Kraat 1985, 87f; 1986,218). Verstehenskrisen müssen somit zu einem festen, für alle Beteiligten außerordentlich frustrierenden Bestandteil der Kommunikation mit AAC-Modi gezählt werden.

Die Ursachen für dieses Phänomen sind vielfältig und erst in Ansätzen erforscht: Die Anzahl von Verstehenskrisen steigt offensichtlich an, wenn mit unvertrauten Partnerinnen kommuniziert wird (Huschle/Staudenbaur 1983); auch Charakteristika der Kommunikationshilfen, wie z.B. beschränktes Vokabular oder schwer verständliche Sprachausgabe, können zu Verstehenskrisen führen. In manchen Fällen tragen eingeschränkte sprachliche Fähigkeiten der nichtsprechenden Partnerin - z.B. unzureichende oder fehlende Rechtschreibkenntnisse - zu den Verstehenskrisen bei (vgl. Mathy-Laikko/Ratcliffe 1983).

Insbesondere bei schwer körperbehinderten nichtsprechenden Menschen ist der Gebrauch nonverbaler Kommunikationsmodi aufgrund der motorischen Beeinträchtigungen und Besonderheiten erschwert, wodurch zahlreiche Verstehenskrisen ausgelöst werden (s. oben).

Blau (1983) stellt in Bezug auf das Rückmeldeverhalten fest, daß AAC-Benutzerinnen häufig keine oder unzureichende Rückmeldungen zu den sprachlichen Handlungen ihrer Partnerinnen geben bzw. geben können - eine mögliche Ursache für Verstehenskrisen mag in dieser Erscheinung zu finden sein.
Goossens/Crain (1986a,177) weisen darauf hin, daß AAC-Benutzerinnen mitunter Schwierigkeiten haben, flexible Lösungsstrategien bei Verstehenskrisen einzusetzen. Nach Calculator/Delaney (1986) bestehen die von ihren nichtsprechenden Probanden eingesetzten Lösungsstrategien in erster Linie aus der Wieerholung des propositionalen Gehalts oder der Erweiterung der Aussage, selten jedoch aus einem Wechsel der Kommunikationsmodi.

Unzureichende oder fehlende Lösungsversuche durch die nichtsprechenden Partnerinnen sind möglicherweise auch ein Ausdruck der Frustration angesichts der Häufigkeit, mit der AAC-Benutzerinnen in ihrer Kommunikation Verstehenskrisen erfahren müssen.

6.5 Einstellungsfaktoren

Interessante Ergebnisse liegen auch zur Frage der Einstellungen gegenüber AAC-Benutzerinnen vor. Einige Studien deuten darauf hin, daß die Ausgabemodalität der Kommunikationshilfe einen Einfluß auf die Haltung möglicher Interaktionspartnerinnen haben kann: So werten in der Untersuchung von Coxson/Mathy-Laikko (1983) Probanden, die nicht mit der Problematik Nichtsprechender vertraut sind, die Ausgabe per Drucker negativer als die Ausgabe über synthetische Stimme oder LCD-Display. Und Gorenflo (1991) zeigt auf, daß die von ihr untersuchten Universitätsstudenten/innen, die einen nichtsprechenden AAC-Benutzer auf der Basis eines Videosegments einer 1:1-

Interaktion einschätzen sollten, eine deutlich positivere Einstellung gegenüber dem AAC-Benutzer äußerten, wenn dieser eine elektronische Kommunikationshilfe mit synthetischer Sprachausgabe einsetzte, und eine negativere Einstellung ausdrückten, wenn eine nichtelektronische Kommunikationshilfe oder die schwer dysarthrische Lautsprache verbunden mit nonverbalen Modi verwendet wurden.

In einer ähnlich strukturierten Untersuchung, die die Einstellungen von Kindern (durchschnittliches Alter: 9.64 Jahre) gegenüber etwa gleichaltrigen AAC-Benutzern/Benutzerinnen mit verschiedenen Kommunikationsmodi erforschen will, können Blockberger u.a. (1990) allerdings keine eindeutigen Unterschiede in den Bewertungen durch die Probanden feststellen. Die Frage, ob diese Differenzen möglicherweise im Zusammenhang mit dem Alter der Probanden zu erklären sind, läßt sich bisher nicht beantworten - weitere Untersuchungen sind hier dringend geboten.

Auf Seiten der vertrauten Partnerinnen von AAC-Benutzerinnen gibt es offensichtlich eine Tendenz, nichtelektronische Kommunikationshilfen, die eine aktive Beteiligung durch die natürlichsprechenden Interaktanten erforderlich machen, zu bevorzugen (Buzolich 1983; Kraat 1985; Blackstone 1989). Ob bei vertrauten Partnerinnen eine Einstellungsänderung gegenüber den nichtsprechenden Partnerinnen stattfindet, wenn diese die Kommunikationsmodi wechseln, ist methodisch schwer zu fassen und wurde bisher m.W. noch nicht erforscht.

Der Einstellung der nichtsprechenden Menschen selbst zu verschiedenen unterstützenden Kommunikationsmodi wurde bisher von wissenschaftlicher Seite nur wenig Beachtung geschenkt. Neben einer qualitativ ausgerichteten Einzelfallstudie (Smith-Lewis; Ford 1987) existiert inzwischen eine systematische Erfassung und Auswertung der veröffentlichten individuellen Meinungsäußerungen und Erfahrungsberichte (Huer/Lloyd 1988, 1990). Bei der positiven Einschätzung elektronischer Kommunikationshilfen durch die Benutzer/innen wird häufig die Unabhängigkeit der Bedienung und die Möglichkeit zu lautsprachlichen Äußerungen mittels der Sprachausgabe in den Vordergrund gestellt (z.B. Creech 1981).

6.6 Einflußvariablen

Wie für die Interaktionsforschung insgesamt gilt für den AAC-Bereich, daß eine große Anzahl von Variablen auf das kommunikative Geschehen einwirken kann, jedoch nicht notwendigerweise einwirken muß (vgl. Gallagher 1983, 12). Die zahlreichen Faktoren, die die Kommunikationssituation zwischen AAC-Benutzerinnen und natürlichen Sprecherinnen möglicherweise beeinflussen, sind erst ansatzweise bekannt. Nach dem gegenwärtigen Forschungsstand lassen sich Einflüsse durch folgende Größen vermuten: durch den situativen Kontext (Andrews 1980; Harris 1982; Blackstone/Cassatt-James 1984), die Aufgabenstellung der Untersuchungssituation (Farrier et al. 1983), den Vertrautheitsgrad und die Sensitivität der Partnerinnen (Beukelman/Yorkston 1980; Fishman/Kerman-Lerner 1983), die Art der Kommunikationshilfe (Bailey/Shane 1983; Buzolich 1983), Persönlichkeitsmerkmale der Interaktanten (Farrier et al. 1983; Light 1985) und durch die Auswirkungen spezifischer Interventionsprogramme (Calculator/Luchko 1983; Culp/Stahlecker 1986).

Die genauere Bestimmung der intervenierenden Variablen und ihrer Relationen zueinander muß von der AAC-Forschung noch geleistet werden. Alle bisherigen Ergebnisse sind somit unter dem Vorbehalt ihrer Vorläufigkeit zu betrachten.

6.7 Begründung der vorliegenden Studie

Trotz der inzwischen stattlichen Anzahl von Studien zur Kommunikation zwischen AAC-Benutzerinnen und natürlichen Sprecherinnen gibt es bisher nur wenige Untersuchungen, die sich in Einzelfalldarstellungen der spezifischen Problematik sprachcomputergestützter Kommunikation widmen (z.B. Ferrier 1991; Glennen u.a. 1991) oder Sprachcomputer in eine vergleichende Untersuchung einbeziehen (z.B. Buzolich 1983; Doss u.a. 1991). In Anbetracht der Tatsache, daß elektronische Kommunikationshilfen mit Sprachausgabe im englischen Sprachraum seit mehr als 10 Jahren erhältlich sind, erscheint dieses Phänomen erstaunlich.

Theoretisch eröffnen insbesondere tragbare Sprachcomputer für schwer körperbehinderte Menschen nahezu revolutionäre Kommunikationsmöglichkeiten:

- Sie sind durch minimale Bewegungsreste ansteuerbar und können somit selbst bei schwersten körperlichen Behinderungen genutzt werden.
- Sie erlauben aufgrund ihrer hohen Speicherkapazität das schnelle Abrufen häufig verwendeter Wörter, Phrasen und Sätze.
- Sie ermöglichen Kommunikation auch in Situationen, in denen die unmittelbare physische Nähe der Partnerinnen nicht gewährleistet ist.
- Durch ihre relative Tragbarkeit bleiben die Kommunikationsmöglichkeiten nicht, wie z.B. bei stationären Computern, auf wenige Kommunikationsräume beschränkt.
- Die synthetische Sprachausgabe macht es möglich, auch mit lese- schreibunfähigen Partnerinnen zu kommunizieren.
- Kommunikation wird unabhängiger von den Partnerinnen, da die Notwendigkeit zur Kokonstruktion entfällt bzw. erheblich reduziert wird. Somit steigen die Chancen für eine größere Symmetrie im Interaktionsgeschehen.

Ob dieses Potential auch praktisch genutzt werden kann, bleibt bis heute im wesentlichen unbeantwortet.

Besonders interessant unter den wenigen existierenden Studien zum Einsatz tragbarer elektronischer Kommunikationshilfen mit Sprachausgabe erscheint für die vorliegende Fragestellung die Untersuchung von Buzolich (1983, vgl. auch

Buzolich/Wiemann 1988), die u.a. einen Vergleich zwischen computergestützter Kommunikation mit Hilfe des "Handivoice 120" und tafelgestützter Kommunikation zieht. Beim Handivoice 120 handelt es sich um eine elektronische Kommunikationshilfe mit synthetischer Sprachausgabe, bei der die einzelnen Wörter oder Phrasen durch numerische Kodes abgerufen werden; die in der Studie eingesetzten Kommunikationstafeln bestehen aus häufig gebrauchten Wörtern, dem Alphabet und Zahlen.

Buzolich stellt eine weitgehende Dominanz der natürlichsprechenden Partner in den von ihr untersuchten Paaren fest. An Unterschieden, die möglicherweise der verwendeten Kommunikationshilfe zugeschrieben werden können, führt sie auf (a.a.O.):

- Unterbrechungen durch die AAC-Benutzer erfolgen nur, wenn der Handivoice 120 eingesetzt wird.

- Die Anzahl von Verstehenskrisen ist bei Einsatz des Handivoice 120 geringer als bei der Nutzung der Kommunikationstafel.

- Gesprächssteuerung durch sukzessive Fragestellungen der natürlichsprechenden Partner ist insbesondere beim Einsatz der Kommunikationstafel zu beobachten.

- Die Anzahl von erfolglosen Turn-Beanspruchungen ist bei Einsatz des Handivoice größer als bei Einsatz der Kommunikationstafel.

Eine Erklärung für diese Befunde läßt sich nach Buzolich (a.a.O.) in den Charakteristika der eingesetzten Kommunikationshilfen finden: Der Handivoice erlaubt dem Benutzer eine von Kokonstruktionen unabhängige Bedienung, insofern ermöglicht er auch, die natürlichsprechenden Partner während ihres Turns zu unterbrechen. Eine Unterbrechung durch Gebrauch einer Kommunikationstafel dagegen ist nur dann möglich, wenn der natürliche Sprecher freiwillig den Turn abbricht.

Die größere Unabhängigkeit der AAC-Benutzer von ihren natürlichsprechenden Partnern bei Einsatz des Handivoice 120 stellt nach Buzolich (1983, 195) auch die mögliche Begründung für die ausgeglichene Situation in Bezug auf Gesprächssteuerung durch sukzessive Fragestellungen dar.

Da Kokonstruktionsprozesse das Zusammenspiel zweier Personen erfordern, sind sie anfällig für Verstehenskrisen. Der Synthesizer des Handivoice dagegen scheint den natürlichsprechenden Partnern der von Buzolich untersuchten Paarkonstellationen nur geringe Verstehensprobleme bereitet zu haben.

Die höhere Anzahl von erfolglosen Turn-Beanspruchungen führt Buzolich auf die für den Gebrauch des Handivoice erforderlichen langen Enkodierungszeiten zurück, in denen der natürlichsprechende Kommunikationspartner im Unterschied zur Kommunikation via Kommunikationstafel nicht aktiv durch Kokonstruktionen beteiligt ist.

> *"It appears that the delay between speaker state signal display by aided communicators and initiation of message delivery was perceived by unaided speakers as an opportunity to reclaim the speaking turn."*
> (Buzolich/Wiemann 1988, 31)

Da der ungestützte Partner bei der Verwendung der Kommunikationstafel fortwährend in Kokonstruktionshandlungen involviert ist, besteht möglicherweise in diesen Situationen eine geringere Tendenz, die Turn-Beanspruchungen durch den AAC-Benutzer zu unterlaufen.

Die Ergebnisse der Buzolich-Studie beziehen sich auf ein Datenmaterial, das auf einer geringen Anzahl von Probanden (2 AAC-Benutzer und 2 natürliche Sprecher, mit denen insgesamt 4 Paare gebildet wurden) und relativ kurze Transkriptausschnitte (je 10 Turns pro Teilnehmer) basiert. Mehr als Tendenzcharakter kann den Befunden somit kaum zugerechnet werden. Darüber hinaus ist die Entwicklung portabler Sprachcomputer inzwischen so weit fortgeschritten, daß die in Buzolichs Studie beschriebenen Handivoice 120 als überholte Modelle gelten können.

Im empirischen Teil dieser Arbeit soll daher ein neuer Beitrag zur Bewertung tragbarer elektronischer Kommunikationshilfen als AAC-Modi für schwer dysarthrische Menschen geleistet werden. Die hier vorgenommene Untersuchung zielt darauf, mögliche Unterschiede zwischen sprachcomputergestützten und kommunikationstafelgestützten 1:1-Interaktionen zu beschreiben.

Die Studie basiert mit 18 untersuchten Dyaden und 240 Minuten transkribierter und analysierter Interaktion auf einem umfassendes Datenmaterial und bezieht zudem Sprachcomputer der jüngeren Generation (Epson, Lighttalker, Touchtalker) ein. Im Unterschied zum Handivoice sind diese Geräte mit verbesserten Synthesizern ausgestattet, haben eine höhere Speicherkapazität und arbeiten mit den Kodierungsstrategien LOLEC (Epson) und Minspeak (Touchtalker und Lighttalker).

Natürlich läuft jede Studie, die sich mit den Errungenschaften der modernen Mikroelektronik auf dem Hilfsmittelsektor befaßt, Gefahr, von der Entwicklung neuer Technologien überholt zu werden. Dennoch gilt es mit Light (1988,74) festzuhalten:

> "Research in interaction can barely keep pace in examining the impact of the ever-increasing technical developments in the field, and yet it is essential that studies be directed toward determining the strength and constraints of AAC aids and techniques on communicative interaction so that we are assured that these aids are contributing in a positive manner to the communicative effectiveness of the user."

Im folgenden werden zunächst die Arbeitshypothesen (Kp. 7) der hier vorgenommenen Untersuchung vorgestellt, um dann auf methodische Fragestellungen (Kp. 8) und das erarbeitete Kodierungssystem (Kp. 9) einzugehen. Im Anschluß daran folgt die Darstellung der Untersuchungsergebnisse (Kp. 10) und ihre Diskussion im Hinblick auf sonderpädagogische Fragestellungen (Kp. 11).

7. Studie zur Effektivität tragbarer Sprachcomputer im Vergleich zu Kommunikationstafeln: Arbeitshypothesen

Die zentrale Fragestellung der vorliegenden Untersuchung lautet: Verbessert der Einsatz eines Sprachcomputers im Vergleich zum Einsatz einer Kommunikationstafel die Interaktionschancen von schwer dysarthrischen Menschen in der 1:1-Kommunikation mit einer natürlichsprechenden Partnerin?

"Interaktionschancen" stellt dabei einen umfassenden Begriff dar, der in seiner Gesamtbedeutung durch diese Studie nicht abgedeckt werden kann. So bleibt u.a. der für die Interaktionschancen eines nichtsprechenden Menschen enorm wichtige Bereich der sozialen Kontaktmöglichkeiten (Wie häufig findet ein kommunikativer Austausch statt? Welche Kommunikationspartner/innen stehen zur Verfügung? etc.) ausgeklammert. "Interaktionschancen" bezieht sich hier auf reale 1:1-Gespräche und wird exemplifiziert an folgenden Größen:

- quantitativer Kommunikationsanteil beider Partnerinnen (Arbeitshypothese 1)
- Ausmaß der Gesprächssteuerung (Arbeitshypothese 2)
- Häufigkeit und Art der Kokonstruktionen (Arbeitshypothese 3)
- Anzahl und Art der AAC-spezifischen Verstehenskrisen (Arbeitshypothese 4)

Der Konzentration der Studie auf die genannten Größen liegt die Annahme zugrunde, daß der quantitative Anteil beider Kommunikationspartnerinnen am Gespräch ebenso wie das Ausmaß an Gesprächssteuerung als Indikatoren für die Verteilung von Interaktionschancen angesehen werden können. Dabei wird nicht von einem linearen Zusammenhang ausgegangen: So besteht durchaus die Möglichkeit, daß eine Partnerin zwar den geringeren quantitativen Anteil am Gespräch innehat, jedoch durch ein hohes Ausmaß an Gesprächssteuerung den Verlauf der Interaktion in ihrem Sinne lenkt.

Die Einheit "Kokonstruktion" (vgl. Kp.6.3) wird in die Analyse einbezogen, da eine von Kokonstruktionen geprägte Kommunikation eine große Abhängigkeit der AAC-Benutzerinnen von ihren Partnerinnen bedeutet. So ist die Nutzung einer Kommunikationstafel nur dann möglich, wenn die Partnerin sich auf den Kokonstruktionsprozeß einläßt. Es stellt sich daher die Frage, ob in den sprachcomputergestützten Interaktionen die Gelegenheit zum Verzicht auf Kokonstruktionen genutzt wird und ob ein Zusammenhang zwischen der Präsenz von Kokonstruktionshandlungen, dem quantitativen Kommunikationsanteil, dem Ausmaß an Gesprächssteuerung und/oder der Anzahl an AAC-spezifischen Verstehenskrisen zu beschreiben ist.

Die Größe "AAC-spezifische Verstehenskrisen" (s. Kp. 9.5) schließlich spielt bei der Bewertung der Interaktionschancen insofern eine Rolle, als ein von häufigen und langandauernden Verstehenskrisen geprägtes Gespräch den Partnerinnen kaum die Möglichkeit gibt, ihre sprachliche Handlungsfähigkeit zu entfalten.

Nach der von Henne/Rehbock (1979,20) beschriebenen Systematik der Gesprächsanalyse bewegt sich die vorliegende Untersuchung mit diesen Grundeinheiten in erster Linie innerhalb der Analysekriterien der mittleren Ebene (vgl. Kp. 8.2.4.3).

Die entsprechenden Arbeitshypothesen lauten:

Arbeitshypothese 1:
Im Vergleich zum Gebrauch einer Kommunikationstafel erhöht sich durch den Gebrauch eines tragbaren Sprachcomputers der quantitative Kommunikationsanteil der schwer dysarthrischen Partnerin in einer 1:1-Interaktion mit einer natürlichsprechenden Partnerin.

Analyseeinheiten sind:
- der temporale Anteil beider Partnerinnen an der Kommunikation,
- die Länge der Turns insgesamt und im Durchschnitt (gemessen an der Anzahl von Wörtern, der Häufigkeit des Gebrauchs körpereigener AAC-Modi bzw. selbständiger NVK und der Anzahl von Gesprächsakten).

Arbeitshypothese 2:
Im Vergleich zum Gebrauch einer Kommunikationstafel verschiebt sich durch den Gebrauch eines portablen Sprachcomputers in einer 1:1-Interaktion zwischen einer natürlichsprechenden Partnerin und einer schwer dysarthrischen Partnerin die Gesprächssteuerung zugunsten der schwer dysarthrischen Partnerin.

Analyseeinheiten sind:
- die Struktur des Sprecherwechsels (Häufigkeit von Unterbrechungen, Turn- Beanspruchungen und Turn- Möglichkeiten),

- die sequenziellen Implikationen der Turns (thematische Verknüpfung und Setzen konditioneller Relevanzen).

Arbeitshypothese 3:
Im Vergleich zum Gebrauch einer Kommunikationstafel verringert sich durch den Gebrauch eines tragbaren Sprachcomputers in einer 1:1-Kommunikation zwischen einer natürlichsprechenden Partnerin und einer schwer dysarthrischen Partnerin die Anzahl der von Kokonstruktionen abhängigen sprachlichen Handlungen.

Arbeitshypothese 4:
Im Vergleich zum Gebrauch einer Kommunikationstafel verringern sich durch den Gebrauch eines tragbaren Sprachcomputers in einer 1:1-Interaktion zwischen einer natürlichsprechenden Partnerin und einer schwer dysarthrischen Partnerin die Anzahl und die Dauer der AAC-spezifischen Verstehenskrisen.

8. Zur Methodik der Untersuchung

8.1 Methodologische Überlegungen

Da der Schwerpunkt dieser Studie auf der Untersuchung der Verteilung von Interaktionschancen in realen Gesprächen zwischen schwer dysarthrischen und natürlichsprechenden Partnerinnen liegt, stellen sich Beobachtungstechniken als geeignete Methode der Datengewinnung dar.

Befragungstechniken (z.B. strukturierte Interviews oder Fragebogenerhebungen) könnten zwar interessante Hinweise auf die Einschätzung der Interaktionschancen durch die Betroffenen selbst geben, subtile - und häufig unbewußte oder vorbewußte - Prozesse, wie z.B. das Ausmaß an Gesprächssteuerung durch die Partnerinnen, bleiben auf diesem methodischen Weg jedoch kaum faßbar. Darüber hinaus können selektive Wahrnehmungsprozesse der Interaktanten oder Antwortverhalten im Sinne der sozialen Erwünschtheit die Ergebnisse verzerren. In dem hier untersuchten Zusammenhang erscheinen Befragungsmethoden daher nur als Quelle für Zusatzinformationen von Interesse.

Für die Erstellung eines Datenpools mit Hilfe von Beobachtungmethoden bestehen grundsätzlich zwei Möglichkeiten, nämlich zum einen die direkte teilnehmende oder nicht-teilnehmende Beobachtung des Interaktionsgeschehens (vgl. König 1967; Friedrichs/Lüdtke 1973) bei gleichzeitiger oder wenig verzögerter Niederschrift der Daten und zum andern die Konservierung des Interaktionsgeschehens unter Einsatz technischer Hilfsmittel und anschließender Transkription.

Da bei der direkten Beobachtung die Aufzeichnung nur einer begrenzten Anzahl beobachtbarer Phänomene geleistet werden kann, wird in der Regel mit a priori entwickelten Beobachtungsrastern gearbeitet. Die Erstellung derartiger

Kategoriensysteme (ein bekanntes Beispiel ist das Interaktionsschema von Bales, 1950) erfordert bereits erhebliche Vorkenntnisse der zu beobachtenden Situation, was die Gefahr birgt, daß unvorhergesehenen oder unvorhersehbaren Ereignissen im tatsächlichen Interaktionsgeschehen nicht Rechnung getragen wird. Zudem kann es bei dem Einsatz derartiger Beobachtungsraster zu interpretativen Zuordnungen und problematischen Verallgemeinerungen kommen (vgl. Duncan/Fiske 1977,5), da die einzelnen Kategorien aus pragmatischen Gründen ein breites Spektrum von Handlungsmöglichkeiten umfassen (z.B. Kategorie D10 bei Bales, 1972, 154: "Stimmt nicht zu, zeigt passive Ablehnung, Förmlichkeit, gibt keine Hilfe".) Aufgrund der Irrtumswahrscheinlichkeit bei der Zuordnung des Handlungsgeschehens in die vorgegebenen Kategorien besteht die Notwendigkeit, zumindest zwei Beobachter/innen zu beteiligen (Friedrichs/Lüdtke 1971,34), eine Überprüfung der gewonnenen Daten durch Wiederholung der beobachteten Sequenz bleibt jedoch unmöglich.

Als Vorteil einer direkten Beobachtung erscheint, daß das Interaktionsgeschehen in einer Vielzahl von situativen und personellen Kontexten untersucht werden kann, ohne daß technische Apparaturen installiert werden müßten. So besteht z.B. die Möglichkeit, den Tagesablauf eines Individuums in unterschiedlichen Kommunikationsräumen und mit wechselnden Partnerinnen der Analyse zugänglich zu machen - ein Unterfangen, das zumindest bei audiovisueller Aufzeichnung einen kaum leistbaren Aufwand bedeuten würde.

Ob der "Beobachter-Effekt" (Labov 1972) bei der Anwesenheit von Beobachtern geringer ist als z.B. bei der Aufstellung einer sichtbaren Kamera, kann bisher nur hypothetisiert werden (zu verdeckter Aufnahme s. Kp. 8.2.1).

Für die vorliegende Studie wurde eine Entscheidung gegen die direkte Beobachtung und für die audiovisuelle Aufzeichnung des Interaktionsgeschehens mit anschließender Transkription der Daten gefällt. Zu den bereits genannten Kritikpunkten der "on-line"-Verfahren waren folgende Gründe für die Wahl ausschlaggebend:

- Kommunikationssituationen, in denen eine Partnerin ein elektronisches Hilfsmittel mit synthetischer Sprachausgabe einsetzt, wurden bisher kaum untersucht (vgl. Kraat 1986, 211).Der hohe explorative Charakter der Studie stellt ein gewichtiges Argument gegen den Versuch dar, Beobachtungskriterien a priori zu entwickeln. Nur wenn die Analyse dafür offen bleibt, Bestimmungen aus dem Material selbst zu generieren, können die Charakteristika atypischer Kommunikationssituationen wie der hier vorliegenden adäquat beschrieben werden.

- Im Mittelpunkt der Untersuchung stehen Phänomene, die einen hohen Präzisionsgrad der Beobachtung erfordern. Durch systematische Beobachtung anhand von Beobachtungsbögen in der Situation selbst lassen sich Erscheinungen wie z.B. der Bezug eines Turns zum vorangehenden und folgenden Redebeitrag nicht detailliert genug erfassen. Die hier intendierte Feinanalyse läßt sich einzig unter Nutzung der Aufzeichnungstechnik realisieren, da nur so einzelne Sequenzen beliebig häufig wiederholt, Zeitlupe und Zeitraffer eingesetzt und unklare Passagen von einem/einer zweiten bzw. dritten Beobachter/in überprüft werden können.

- Um möglichen Einwänden vorzubeugen, daß hier amerikanisches Datenmaterial von einer Beobachterin mit deutscher Muttersprache analysiert wird, erscheint die Möglichkeit zur Überprüfung der Transkriptionen ungeachtet der fließenden englischen Sprachkenntnisse der Untersuchungsleiterin und ihrer Vertrautheit mit dem amerikanischen Kulturkreis von besonderer Bedeutung. Eine Analyse, die auf Videomaterial beruht, bleibt im Unterschied zu anderen Beobachtungsverfahren jederzeit nachvollziehbar.

- In den hier analysierten Interaktionen spielt nonverbale Kommunikation eine große Rolle. Blickbewegungen u.a. nonverbale Handlungselemente lassen sich jedoch nur durch eine detaillierte Videoanalyse erfassen.

8.2 Methodische Überlegungen

8.2.1 Aufzeichnungsmethode

Wie bei allen Beobachtungsmethoden besteht bei audiovisuellen Aufzeichnungen das Problem des sogenannten Beobachterparadoxons:

> *"Das Ziel der sprachwissenschaftlichen Erforschung der Gemeinschaft muß sein, herauszufinden, wie Menschen sprechen, wenn sie nicht systematisch beobachtet werden; wir können die notwendigen Daten jedoch nur durch systematische Beobachtung erhalten."*
> (Labov 1972, 167)

Die sichtbare Installierung der Aufnahmegeräte beeinflußt demnach die Gesprächssituation möglicherweise in einem solchen Ausmaß, daß die Natürlichkeit und Spontaneität der Interaktion beeinträchtigt werden. Einige Wissenschaftler/innen haben daraus die Konsequenz gezogen, nur verdeckt mitgeschnittenes Material zu akzeptieren (z.B. Schank 1979). Ein Gespräch ohne die vorherige Einwilligung der Interaktanten aufzuzeichnen, erscheint allerdings ethisch fragwürdig, handelt es sich doch um ein Eindringen in die Privatsphäre, das auch durch wissenschaftliches Interesse nur schwer zu rechtfertigen ist. Die gängige Praxis, die heimlichen Aufnahmen im nachhinein durch die Interaktanten sanktionieren zu lassen, stellt eine gangbare, wenn auch nicht unproblematische Lösung dar: Die Gesprächspartnerinnen werden, nachdem ihre Intimsphäre bereits verletzt wurde, vor vollendete Tatsachen gestellt und gebeten, im Dienste einer gesellschaftlich anerkannten Institution, der Wissenschaft, diese Verletzung nachträglich gutzuheißen.

In der vorliegenden Studie wurde aus den genannten Bedenken auf eine verdeckte Aufnahme verzichtet. Da alle Interaktanten bereits Erfahrungen als Aufnahmeobjekt einer Videokamera besaßen, ist ein Gewöhnungseffekt anzunehmen und die Beeinträchtigung durch die Kamera als gering einzuschätzen (vgl. Hughes u.a. 1979). Diese Einschätzung wurde von den Untersuchungsteilnehmern/teilnehmerinnen ausnahmslos im Anschluß an die Aufnahmen bestätigt, wobei allerdings ein Antwortverhalten im Sinne der sozialen Erwünschtheit vorliegen kann.

Die Wahrscheinlichkeit, daß die Gesprächssituationen durch den "Beobachtereffekt" beeinträchtigt wurden, erscheint somit zwar gering, läßt sich jedoch nicht zweifelsfrei ausschließen. Die Ergebnisse sind unter dieser Einschränkung zu betrachten.

Ein nicht zu unterschätzender Vorteil der offenen Aufnahme stellt dar, daß die Aufzeichnung in einer den Partnerinnen vertrauten räumlichen Umgebung stattfinden kann (vgl. Hufschmidt/Mattheier 1976, 120f). Bei verdeckten Aufnahmen besteht die Notwendigkeit, entweder ein aufwendiges Versteck für die Apparatur zu schaffen oder einen Raum mit Einwegscheibe aufzusuchen. Die Vertrautheit der räumlichen Umgebung war bei den vorliegenden Aufnahmen zumindest für die nichtsprechenden Interaktanten und die ihnen bekannten Gesprächspartnerinnen gewährleistet - ein Umstand, der sicherlich zur Natürlichkeit der Interaktion beitragen konnte.

8.2.2 Kameraeinstellung

Jede Datenkonstitution mit Hilfe von audiovisuellen Aufzeichnungsmethoden bedeutet durch die Einstellung der Kamera zwangsläufig eine Selektion. In der vorliegenden Studie wurde eine Frontal- bzw. Seitenansicht der Interaktanten aufgezeichnet, wobei die Körper von den Hüften aufwärts im Bild festgehalten wurden. Diese Einstellung wurde gewählt, um ein möglichst genaues Bild der nonverbalen Handlungen des Gesichts und der oberen Extremitäten zu gewährleisten. Da alle nichtsprechenden Teilnehmerinnen manuell bzw. mit dem Kopf enkodieren und kaum willkürliche Kontrolle über ihre Beinbewegungen besitzen, konnte bei ihnen den unteren Extremitäten eine vernachlässigbare Bedeutung im sprachlichen Handlungsgeschehen zugemessen werden. Auf Seiten der natürlichsprechenden Interaktanten mit intakter Willkürmotorik besteht zwar die Möglichkeit, daß durch die Wahl der Kameraeinstellung interessante nonverbale Phänomene der unteren Extremitäten verdeckt bleiben. Da hier jedoch nur eigenständige nonverbale Handlungen (vgl. Kp. 2.2) analysiert werden sollen, für die die unteren Extremitäten selten eingesetzt werden, erweist sich dieser Präzisionsverlust für die Fragestellung der vorliegenden Studie als unerheblich.

Problematischer erscheint, daß durch die Wahl der Kameraeinstellung die Kodierungshandlungen auf den Kommunikationstafeln nicht direkt sichtbar wurden und somit über die Kokonstruktionsleistungen beider Partnerinnen ermittelt werden müssen. Da mit einer Ausnahme alle natürlichsprechenden Teilnehmerinnen die Kodierungshandlungen der nichtsprechenden Partnerinnen sofort verbalisierten, gelang es bis auf den besagten Fall mühelos, alle kommunikationstafelgestützten sprachlichen Handlungen zu rekonstruieren. In dem Ausnahmefall (Je3) mußten einzelne Turns aus Teilen der quantitativen Analyse ausgeklammert bleiben, da der unvertraute Partner nicht alle per Kommunikationstafel vollzogenen sprachlichen Handlungen in Lautsprache umsetzte.

Hilfreich wäre hier sicher die Installierung einer zweiten, auf die Kommunikationstafel gerichteten Kamera gewesen. Dies hätte aber praktisch bedeutet, die Gesprächspartnerinnen zwischen zwei Kameras "einzukeilen", ein Umstand, der sicher nicht zu dem Ziel, eine möglichst natürliche Gesprächssituation zu schaffen, beigetragen hätte.

Aus der gleichen Begründung heraus wurde auf eine zusätzliche Beleuchtung der Interaktanten verzichtet. Die Bildqualität ist dennoch dank der Lichtempfindlichkeit der verwendeten Saba Newvicon-Kamera zufriedenstellend.

8.2.3 Personenvariablen/Kontextvariablen

Bei der Konzeption des Untersuchungsdesigns wurde der Versuch unternommen, die personellen und kontextuellen Bedingungen der Aufnahmesituationen so ähnlich wie möglich zu gestalten (vgl.Kp.8.3.3). Da jedoch jede Interaktion zwischen menschlichen Individuen einzigartig und unwiederholbar ist und von einem nicht auflösbaren Geflecht von Einflußfaktoren (z.B. momentane psychische und physische Befindlichkeit der Interaktanten, Charaktereigenschaften der Interaktanten, Sympathie/Antipathie zur Partnerin, Beziehungsgeschichte der Interaktanten, Interesse am jeweiligen Gesprächsthema, ökologische Bedingungen etc.) bestimmt wird (vgl. Gallagher 1983, 12f; Cicourel 1976, 132f), kann eine absolute Vergleichbarkeit zwischen Einzelsequenzen menschlicher Interaktionen selbst in Laborsituationen nicht erreicht werden.

Dieses methodische Dilemma macht aber auch gleichzeitig die Stärke der Gesprächsanalyse aus: In hohem Maße wird eine sinnverstehende, qualitativ ausgerichtete Analysearbeit gefordert, die versucht, der Einzigartigkeit zwischenmenschlicher Kommunikation gerecht zu werden und aus ihr heraus Gemeinsamkeiten zu erschließen (vgl. Kp.8.2.5).

8.2.4 Transkriptionsmethode

Gesprächsanalytische Arbeiten basieren auf Transkriptionen, d.h. Verschriftlichungen des mit z.B. audiovisuellen Medien aufgezeichneten Interaktionsgeschehens. Trotz des hohen Zeitaufwandes, den Transkriptionen erfordern, bleibt dieser Arbeitsabschnitt unverzichtbar, stellt doch zum einen die schriftliche Fixierung des transitorischen Geschehens eine notwendige Voraussetzung für die weitere Analysearbeit dar, und gewährleistet zum anderen die beispielhafte Einfügung einzelner Transkriptstellen der Leserin die Transparenz und Nachvollziehbarkeit der Interpretationen (Bergmann 1981, 19).

Transkriptionen sind notwendigerweise selektive Prozesse: Eine vollständige Verschriftlichung sämtlicher Interaktionsaspekte erscheint weder leistbar noch notwendig, da die Erkenntnisziele der jeweiligen Untersuchung das entscheidende Kriterium für die Wahl der Transkriptionsmethode und des Transkriptionsumfanges bilden (vgl. Schank/Schwitalla 1980, 315). Es gilt jedoch, diese Vorentscheidungen transparent zu machen:

> *"Selectivity (...) is to be encouraged. But selectivity should not be random and implicit. Rather, the transcriber should be conscious of the filtering process. The basis for the selective transcription should be clear."*
> *(Ochs 1979, 44)*

Bei der Transkriptionsarbeit handelt es sich zudem keineswegs um einen interpretationsfreien Vorgang, denn die Transkribenten/innen nehmen aufgrund ihrer reflektiert eingesetzten Alltagskenntnisse von Sprache eine Strukturierung des Materials vor (Ehlich/Rehbein 1976, 33). Insbesondere im Bereich nonverbaler sprachlicher Handlungen, in dem der kommunikative Charakter von Bewegungen und Haltungen im Interaktionszusammenhang identifiziert werden muß, spielen interpretative Prozesse eine nicht zu unterschätzende Rolle (vgl. Brünner 1987, 133). Insofern sind Transkriptionen keine reine Wiedergabe der aufgezeichneten Daten, sondern stellen eine Form der Datenkonstitution dar:

> *"Das Transkribieren ist bereits Teil der Analyse: dabei werden die Aufnahmematerialien interpretiert und die vermutlich für das Analyseziel relevanten Eigenschaften berücksichtigt."*
> *(Kallmeyer 1988, 1103)*

Neben der Reflexion der eigenen Interpretationsarbeit durch den Transkribenten/die Transkribentin gilt es daher, die Interpretationen der sprachlichen Handlungen durch die Interaktanten selbst zu analysieren sowie die Transkripte durch einen zweiten Beobachter/eine zweite Beobachterin überprüfen zu lassen (vgl. Kp. 8.2.5).

Aus den zahlreichen Transkriptionsverfahren (vgl. Ehlich/Switalla 1976; Ochs 1979) wurde für diese Studie eine leicht modifizierte Form von HIAT-2

(Ehlich/Rehbein 1976, 1981) ausgewählt. Die Entscheidung für das HIAT-Verfahren war maßgeblich beeinflußt von folgenden Überlegungen:

- HIAT-2 zeichnet sich durch Einfachheit, schnelle Erlernbarkeit und leichte Verwendbarkeit der Transkripte aus. Infolgedessen kann der Trankribent/die Transkribentin ein hohes Maß an Aufmerksamkeit auf das zu transkribierende Geschehen legen, wodurch eine möglichst authentische Verschriftlichung erreicht wird (Ehlich/Rehbein 1976, 22).

- Das System ist ausbaufähig, kann also in weiteren Arbeitsschritten durch zusätzliche Daten ergänzt werden (a.a.O.).

- Die Partiturschreibweise bietet eine elegante Lösung, simultane Handlungen graphisch darzustellen.

8.2.5 Zur Methode der Datenanalyse

Wie bereits durch die Darstellung der Arbeitshypothesen deutlich geworden sein dürfte, arbeitet diese Studie mit Kategorien, die unter wissenschaftstheoretischer Betrachtung dem Bereich der linguistischen Pragmatik zuzuordnen sind. Für die Untersuchung der gewonnenen Sprachdaten bietet sich daher in ganz besonderem Maße eine aus der Pragmatik hervorgegangene Analysemethode an, auf deren Bedeutung für sonderpädagogische Fragestellungen und insbesondere die sonderpädagogische Diagnostik bereits Füssenich/Heidtmann (u.a. 1984) hingewiesen haben: die Gesprächsanalyse.

Bei der Gesprächsanalyse handelt es sich um eine neuere linguistische Forschungsmethode, die sich auf der Basis der Sprechakttheorie (Austin 1962; Searle 1965, 1971) und der ethnomethodologischen Konversationsanalyse (u.a. Sacks, Schegloff, Jefferson 1974; Cicourel 1976) entwickelt hat. Auf die unterschiedlichen Schwerpunktsetzungen innerhalb der Gesamtrichtung, die sich bereits in der Vielfalt der verwendeten Termini spiegelt (z.B. "Gesprächsanalyse" bei Henne/Rehbock 1979; "Konversationsanalyse" bei Kallmeyer/Schütze 1976; "Diskursanalyse" bei Wunderlich 1976) soll hier nicht eingegangen werden, stattdessen seien die gemeinsamen Wurzeln skizziert.

8.2.5.1 Sprechakttheorie

Die herausragende Leistung der von Austin (1962) begründeten und von Searle (1965,1971) weitergeführten Sprechakttheorie besteht in ihrer Betonung des Handlungscharakters von Sprache (Austin: How to do things with words, Unterstr. UB). Nach Searle (1971, 30) bildet die kleinste Einheit der sprachlichen Kommunikation "nicht, wie allgemein angenommen wurde, das Symbol, das Wort oder der Satz, oder auch das Symbol-, Wort- oder Satzzeichen, sondern die Produktion oder Hervorbringung des Symbols oder Wortes oder Satzes im Vollzug des Sprechaktes."

Searle (a.a.O., 40) beschreibt drei Teilaspekte des Sprechaktes:

- den Äußerungsakt (Äußerung von Sprachzeichen in bestimmten grammatischen Konstruktionen),
- den propositionalen Akt (Darstellung sprachlicher Inhalte durch Referenz und Prädikation),
- den illokutionären Akt (die kommunikative Funktion des Sprechaktes).

In den sprechakttheoretischen Arbeiten wird besonderes Gewicht auf die Bestimmung der illokutionären Kraft der Sprechakte gelegt (Henne/Rehbock 1979, 16) und dementsprechend der Versuch unternommen, Klassifikationssysteme für Sprechakttypen zu erstellen. Bei derartigen Typologisierungsbemühungen setzt einer der Kritikpunkte an der Sprechakttheorie an:

> "Zwar ist die charakterisierung auf der ebene fundamentaler sprechakttypen bereits vorgenommen, auf der ebene der exakten konkretion einzelner sprechakte bisher jedoch nicht annähernd gelöst worden. Wohldefinierte kategorien sind aber grundlegende voraussetzungen empirischer analyse sprachlicher interaktion, umgangssprachliche beschreibungen reichen hierzu nicht aus."
> (Kanth 1981, 211)

Darüber hinaus wird der Sprechakttheorie vorgeworfen, nur der Perspektive der Sprecherin Beachtung zu schenken (Henne/Rehbock 1979, 17), die Bedeutung nonverbaler Elemente ebenso wie den kontextuellen Rahmen eines Sprechaktes zu übergehen (Streeck 1978, 37) und die Implikationen der sequenziellen Position eines Sprechaktes unbeachtet zu lassen (Maas/Wunderlich 1976).

Die Bedeutung der Sprechakttheorie liegt somit in erster Linie darin, den entscheidenden Anstoß für die pragmatische Wende der Linguistik gegeben zu haben (vgl. Ehlich 1972; Wunderlich 1972); der Komplexität sprachlicher Handlungszusammenhänge kann eine rein sprechakttheoretisch orientierte Analyse nicht gerecht werden.

8.2.5.2 Konversationsanalyse

Die ethnomethodologische Konversationsanalyse, die maßgeblich von einer Forscher/innengruppe um Harvey Sacks geprägt wurde, stellt den sequenziellen Charakter von Gesprächen in den Mittelpunkt ihres Interesses und versucht, anhand empirisch erhobener Sprachdaten die impliziten Konventionen aufzudecken, die der formalen Struktur von Gesprächen zugrunde liegen. Die Konversationsanalyse rückt nicht mehr den isolierten Sprechakt, sondern das dialogische Geschehen und somit den Sprecherwechsel als Charakteristikum der Wechselrede ins Blickfeld der wissenschaftlichen Betrachtung - eine zentrale Grundeinheit der Analyse stellt somit der Gesprächsschritt oder Turn dar (vgl.

Kallmeyer/Schütze 1976; Bergmann 1981; Levinson 1983; Streeck 1983; Kallmeyer 1988).

Die Methodik der Konversationsanalyse basiert auf den soziologisch orientierten Forschungsarbeiten der sogenannten Ethnomethodologen (z.B. Garfinkel 1972; Turner 1974), die eine quantitative Vorgehensweise mit a priori entwickelten Kategorien ablehnen und stattdessen den Forscher/die Forscherin auffordern, die Interpretationen und Bewertungen der Interaktanten selbst zu eruieren (Levinson 1983, 295). Die Ausrichtung der Konversationsanalyse an der Ethnomethodologie bedeutet keineswegs, daß hier ohne theoretische Voraussetzungen gearbeitet würde, impliziert jedoch, daß der Forscher/die Forscherin die Strukturen in der Auseinandersetzung mit dem Material selbst entwickelt.

> *"Wenn das Material (die Aufzeichnung natürlicher Gespräche) geordnet war, dann deshalb, weil es die Mitglieder einer Gesellschaft füreinander auf methodische Weise produziert hatten. (...) Und es war ein - von uns als Untersuchungsobjekt betrachtetes - Merkmal der Gespräche, daß sie in einer Weise produziert wurden, die es den Gesprächsteilnehmern möglich machte, wechselseitig füreinander sowohl die Geordnetheit dieser Gespräche aufzuzeigen, als auch offenzulegen, wie sie diese Geordnetheit analysierten, verstanden und benutzten. Dementsprechend versuchen wir mit unserer Analyse zu explizieren, mittels welcher Methoden unser Material von den Gesellschaftsmitgliedern als geordnetes Material produziert wird, - als Material, das seine Geordnetheit offenbart, dessen Geordnetheit von den Gesprächsteilnehmern erkannt und benutzt wird, und in dem dieses Erkennen zum Ausdruck gebracht und als Grundlage für nachfolgende Handlungen in Anspruch genommen wird."*
> *(Schegloff/Sacks 1973, 290; Übersetzung von Bergmann 1981,15)*

Schwerpunkte konversationsanalytischer Arbeiten bilden u.a. das System des Sprecherwechsels (Sacks/Schegloff/Jefferson 1974), die spezifischen Merkmale einzelner Interaktionssequenzen (z.B. Schegloff 1968, 1979) und die Organisation der Verständnissicherung (repair) (Schegloff/Jefferson/Sacks 1977).

Die Konversationsanalyse konnte bereits interessante Strukturphänomene von Alltagsgesprächen offenlegen (z.B. die "einfachste Systematik des Sprecherwechsels" von Sacks u.a. 1974); die im Rahmen der Analyse institutioneller Kommunikation entstandenen Arbeiten (z.B. Ehlich/Rehbein 1983, 1986; Brünner 1987) zeigen jedoch deutlich, daß eine Generalisierbarkeit der aufgedeckten Strukturen nicht ohne Modifikationen gewährleistet erscheint.

8.2.4.3 Gesprächsanalyse

Die Gesprächsanalyse als deutsche Ausprägung der Konversationsanalyse ist beeinflußt von sprechakttheoretischen und handlungstheoretischen (vgl. u.a. Rehbein 1977, 1979) Überlegungen und wendet sich der Untersuchung empirisch gewonnener Sprachdaten zu.

Die innerhalb der Gesprächsanalyse relevanten Analysekriterien werden von Henne/Rehbock (1979, 129) zu folgender Systematik zusammengefaßt:

1. Kategorien der Makroebene: Gesprächsphasen (-stücke, teile)
1.1 Gesprächseröffnung
1.2 Gesprächbeendigung
1.3 Gesprächs-"Mitte" (Entfaltung des Hauptthemas und der Subthemen)
1.4 Gespräch-"Ränder" (Nebenthemen, Episoden)

2. Kategorien der mittleren Ebene
2.1 Gesprächsschritt ("turn")
2.2 Sprecher-Wechsel ("turn-taking"): Regeln der Gesprächsfolge
2.3 Gesprächssequenz
2.4 Sprechakt/Hörverstehensakt
2.5 Gliederungssignal
2.6 back-channel-behavior

3. Kategorien der Mikroebene Sprechaktinterne Elemente:
   syntaktische, lexikalische, phonologische und prosodische Struktur.

Im Zusammenhang mit den Arbeitshypothesen der vorliegenden Untersuchung sind die Kategorien der mittleren Ebene von besonderem Interesse. Eine nähere Erläuterung der hier verwendeten Analysekriterien erfolgt mit der Darstellung des Kodierungssystems in Kapitel 9.

8.3 Untersuchungsdesign

8.3.1 Untersuchungsteilnehmerinnen

An der Untersuchung nahmen insgesamt 18 Personen teil, 6 nichtsprechende Probanden mit jeweils 6 vertrauten und 6 unvertrauten Kommunikationspartnerinnen. Die Auswahl der Teilnehmerinnen erfolgte nach dem von Glaser/Strauss (1967) beschriebenen Prinzip des "theoretical sampling".

"It involves seeking out people and situations which are likely to be particularly revealing or fruitful with respect to the phenomenom in which one is interested. It is a way of gathering suggestive and rich data, in as pure a form as possible with as little time wasted as possible."

(Stubbs 1984, 231)

8.3.1.1 Nichtsprechende Probanden

Da in der vorliegenden Studie die hypothetisierten Unterschiede zwischen einer sprachcomputergestützten und einer kommunikationstafelgestützten Kommunikation interessieren, wurden 6 nichtsprechende Probanden einbezogen, die sowohl über einen tragbaren Sprachcomputer als auch über eine Kommunikationstafel verfügen und in beiden Hilfsmitteln geübt sind.

Gemeinsame Kriterien für die Wahl der AAC-Benutzerinnen waren darüber hinaus:

a.) schwere Dysarthrie infolge einer infantilen Cerebralparese
Die Studie wird auf eine spezielle Gruppe eingeschränkt, da die Situation nichtsprechender Personen, die bereits über Lautsprache verfügt haben (z.B. Unfallopfer, Patientinnen mit Amyotrophischer Lateralsklerose), und nichtsprechenden Personen, die aufgrund ihrer motorischen Beeinträchtigungen die Lautsprache nicht erlernen konnten, nicht ohne weiteres vergleichbar erscheint.

Die Dysarthrie ist bei allen Probanden so schwer ausgeprägt, daß auch vertraute Partnerinnen kaum in der Lage sind, Versuche zu lautsprachlichen Äußerungen zu verstehen. Alle nichtsprechenden Probanden benutzen für die Fortbewegung einen elektrischen Rollstuhl.

b.) normale Intelligenz
Es wurden nur Probanden in die Studie einbezogen, die nach ihren Akten als normal intelligent gelten. Die Problematik der Intelligenzmessung in allgemeinen und bei nichtsprechenden Menschen im besonderen macht derartige Aussagen zwar äußerst fragwürdig, da immer wieder folgenschwere Fehleinschätzungen die Akten bestimmen, dennoch mußte für diese Arbeit der Kompromiß gefunden werden, die Angaben der mit den nichtsprechenden Probanden vertrauten Fachleute zur Entscheidungsgrundlage zu machen. Da es wichtig erschien, intellektuell bedingte Sprachschwierigkeiten der nichtsprechenden Untersuchungsteilnehmerinnen so weit wie möglich auszuschließen, mußte somit in Kauf genommen werden, daß möglicherweise für diese Studie geeignete Personen aufgrund des unzutreffenden Labels "retardiert" aus der Untersuchung ausgegrenzt wurden.

c.) Sprachcomputerbenutzung und Kommunikationstafel-benutzung seit mindestens einem Jahr
Eine untere Grenze für die Dauer der Hilfsmittelbenutzung wurde gesetzt, um eine gewisse Vertrautheit der nichtsprechenden Probanden mit den externen Kommunikationsmodi zu gewährleisten.

d.) keine schwerwiegenden sensorischen Beeinträchtigungen
Personen mit schweren Hör- oder Sehstörungen wurden aus der Untersuchung ausgeschlossen, da derartige sensorische Beeinträchtigungen einen erheblichen Einfluß auf das kommunikative Verhalten ausüben können. Eine Hörstörung war bei keinem der Probanden diagnostiziert, eine Sehstörung lag zwar bei einer Teilnehmerin vor, konnte jedoch durch die Anpassung einer Brille kompensiert werden.

Aus der Beschreibung der Kriterien dürfte schon deutlich geworden sein, daß es sich bei den Untersuchungsteilnehmerinnen um eine Ausnahmegruppe unter den nichtsprechenden, cerebralparetisch gelähmten Menschen handelt: Zum einen ist nach den derzeitigen Erkenntnissen und unter Vorbehalt der Problematik von Intelligenzmessungen ein großer Teil der cerebralparetischen Menschen in ihrer kognitiven Entwicklung beeinträchtigt bzw. liegt eine qualitativ veränderte kognitive Entwicklung vor (vgl. Kp. 3.3). Zum anderen nehmen die Probanden bezüglich ihrer Hilfsmittelversorgung eine privilegierte Stellung ein, denn allen berechtigten Forderungen zum Trotz erscheint es nach wie vor auch in den USA nicht als Selbstverständlichkeit, Menschen mit derartigen Behinderungsformen mit elektrischen Rollstühlen und sowohl elektronischen als auch nichtelektronischen Kommunikationshilfen auszustatten.
So repräsentieren die schwer dysarthrischen Untersuchungsteilnehmerinnen zwar eine kleine Gruppe nichtsprechender Menschen, im Zusammenhang mit den hier interessierenden Fragestellungen erscheint ihr kommunikatives Verhalten jedoch besonders aussagekräftig, soll es doch darum gehen, welche Interaktionschancen nichtsprechende Interaktanten mit möglichst optimalen Voraussetzungen wahrnehmen können.
Alle AAC-Benutzerinnen befinden sich im Teenager- bzw. frühen Erwachsenenalter (14-18 Jahre).

8.3.1.2 Natürlichsprechende Probanden

Da eine Anzahl von veröffentlichten und unveröffentlichten Studien (vgl. Kraat 1987) darauf hinweisen, daß der Vertrautheitsgrad der Kommunikationspartnerin den Verlauf einer 1:1-Kommunikation beeinflussen kann (u.a. Beukelman/Yorkston 1980; Bailey/Shane 1983), wurde in dieser Untersuchung jedem nichtsprechenden Probanden jeweils eine vertraute und eine unvertraute Kommunikationspartnerin zugeordnet. Kriterium für die Wahl der vertrauten Partnerin war, daß sie den nichtsprechenden Menschen und seine verschiedenen Kommunikationsmodi seit zumindest einem Jahr kennt und regelmäßig mit ihm kommuniziert. Bei den vertrauten Partnerinnen handelt es sich um die Sprachtherapeutinnen oder Lehrerinnen der nichtsprechenden Probanden.

Die unvertraute Partnerin dagegen sollte keine Erfahrung in der Kommunikation mit dem nichtsprechenden Probanden besitzen. Da die unvertrauten Partnerinnen häufig aus dem Schulumfeld der nichtsprechenden Untersuchungsteilnehmerin gewonnen werden mußten, kann ein völliger Unbekanntheitsgrad nicht in allen Fällen gewährleistet werden, da ein zufälliger Sichtkontakt im Schulgebäude nicht auszuschließen ist. Die unvertrauten Kommunikationspartnerinnen in dieser Studie setzen sich aus einer heterogenen Gruppe zusammen, einer Krankenschwester, zwei Verwaltungsangestellten, einer Praktikantin, einem paraprofessionellen Helfer und einer Bibliothekarin. Allen gemeinsam ist ihre Unerfahrenheit mit Kommunikation, bei der AAC-Modi eingesetzt werden.

Da es sich bei allen natürlichsprechenden Kommunikationspartnerinnen um Erwachsene, bei den nichtsprechenden Untersuchungsteilnehmerinnen um Schülerinnen handelt, ist eine Asymmetrie in der Kommunikationssituation durch den Statusunterschied der Partnerinnen von vornherein vorgegeben (vgl. Blank/Franklin 1980, 139). Da jedoch zwei Kommunikationssituationen mit jeweils gleichen Partnerinnen miteinander verglichen werden, können konstatierte Unterschiede der Asymmetrie nicht durch die per se vorgegebene Asymmetrie bedingt sein.

8.3.2 Situativer Kontext

Bei den aufgezeichneten Interaktionen handelt es sich um Gesprächssituationen, die insofern natürlich sind, als es sich um authentische Gespräche zwischen zwei Personen handelt. Allerdings finden diese Gespräche in einer künstlichen Situation statt, d.h. ohne den Zweck der Aufnahme wären sie nicht zustande gekommen. Hufschmidt/Mattheier (1976, 122f) verwenden für derartige Situationen den etwas unglücklichen Ausdruck "simuliert natürliche Situationen":

> *"Unter simuliert natürlichen Situationen verstehen wir (...) Situationen, die in ihren Grundstrukturen einer natürlichen Kommunikationssituation entsprechen bzw. wichtige Teile einer solchen Situation verwenden. Die für eine Sprachdatenerhebung unumgänglichen Eingriffe in den natürlichen Kommunikationsablauf werden auf ein Minimum reduziert und kontrolliert."*

Die 1:1-Interaktionen fanden in einem der nichtsprechenden Teilnehmerin und der vertrauten Partnerin bekannten Raum innerhalb des Schulgebäudes statt. Außer den beiden Interaktanten befanden sich keine weiteren Personen im Raum, die Videoausrüstung war für die Beteiligten sichtbar positioniert.

Es wurde versucht, bei gleichzeitiger Bemühung um die Vergleichbarkeit der Interaktionen die Gesprächssituation so offen wie möglich zu gestalten. Die in zahlreichen Arbeiten (u.a. Miller 1981; Füssenich/Heidtmann 1984; Heidtmann 1984; Light 1985) als erfolgreich beschriebene Nutzung von Spielsituationen als Handlungsrahmen schied für die vorliegende Studie aus, da sich alle Untersuchungsteilnehmerinnen im Jugend- bzw. Erwachsenenalter befinden. Stattdessen wurde auf eine Methode zurückgegriffen, die von der Psychologin Prof. Dr. Bettye Elmore (Humboldt University, Arcata, California) seit Jahren erfolgreich in ihrer diagnostischen Arbeit eingesetzt wird (s. Kp. 8.3.3). Die Elmore-Methode erlaubt es, den Beginn jeder Videoeinheit ähnlich zu strukturieren.

Im Anschluß an die Aufnahmen wurden alle Probanden nach störenden Einflüssen und der "Natürlichkeit" der Interaktion befragt. Alle Aufnahmen, die nach Angabe der Teilnehmerinnen durch störende Einflüsse wie Telefonklingeln, Lautsprecherdurchsagen o.ä. geprägt waren oder die von den Probanden als "untypisch" oder "unnatürlich" charakterisiert wurden, wurden von der Auswertung ausgeschlossen.

8.3.3 Vorgehensweise

Von jedem nichtsprechenden Probanden wurden 2 x 10-12 Minuten eines Gesprächs mit einer vertrauten und 2 x 10-12 Minuten eines Gesprächs mit einer unvertrauten Partnerin aufgezeichnet.

Die Entscheidung für 10-12minütige Aufnahmeeinheiten wurde im Anschluß an den Pretest mit drei Schülern/Schülerinnen in Las Vegas getroffen, in dessen Verlauf deutlich geworden war, daß zumindest in der Kommunikationssituation mit einer unvertrauten Partnerin eine längere Gesprächsdauer eine Überforderung der Probanden darstellen kann.

Die Erfahrungen des Pretests führten auch dazu, vor jeder Aufnahmeeinheit die Teilnehmerinnen ausdrücklich darauf hinzuweisen, daß ein vorzeitiges Abbrechen des Gesprächs bei einem Gefühl des Unbehagens oder der Ermüdung eines Probanden von der Untersuchungsleiterin gewünscht sei. Allerdings scheint die Verkürzung der Aufnahmeeinheit auf 10-12 Minuten hier Abhilfe geschaffen zu haben, da im Verlauf der weiteren Datensammlung keine vorzeitigen Unterbrechungen durch die Probanden stattfanden, auch keine Rückmeldung über eine als unangenehm empfundene Situation an die Untersuchungsleiterin herangetragen wurde und ein Teil der Teilnehmerinnen die Aufnahmesituation nachträglich sogar mit Kommentaren wie "It was fun!" oder "We should do that again!" charakterisierten. In einer Situation, in der die Untersuchungsleiterin bei Betrachtung des Videos den Eindruck gewann, die Gesprächsituation müsse für den AAC-Benutzer hochgradig unangenehm gewesen sein, wurde sie im nachhinein von dem Probanden selbst beruhigt. Es sei Normalität für ihn, daß Gespräche mit unvertrauten Partnern/Partnerinnen von extremen Verstehenskrisen gekennzeichnet sind.

Als Kommunikationshilfen standen den nichtsprechenden Interaktanten entweder ein Sprachcomputer oder ein nichtelektronisches Hilfsmittel (Kommunikationstafel) zur Verfügung. Die verschiedenen Variablen (vertraute vs. unvertraute Partnerin und Sprachcomputer vs. Kommunikationstafel) wurden bei den verschiedenen Probanden in wechselbalancierter Reihenfolge präsentiert.

Vor Beginn der Aufnahmen und in manchen Fällen am Vortag der Aufnahmen fand ein 40-60minütiges Gespräch zwischen der Untersuchungsleiterin und der nichtsprechenden Teilnehmerin statt. In diesem Gespräch wurde die Studie grob erläutert, die Einwilligung der Probanden erbeten (die Einwilligung der Erziehungsberechtigten lag bereits vor) und eine Auswahl von vier Gesprächsthemen für den Anfang der Videoeinheiten getroffen. Um die Auswahl möglicher Gesprächsthemen zu erleichtern, wurden den nichtsprechenden Probanden Illustrierte aus zahlreichen Interessengebieten (Mode, Sport, Musik, Autos, Motorräder, Reisen, Natur, Comics, Fernsehen, Video, Computer, Politik, Spielzeug u.a.) angeboten, aus denen sie Photos, Zeichnungen oder Schlagzeilen als Gesprächsanreize aussuchten. Jeweils vier Photos, Zeichnungen oder Schlagzeilen wurden nach Wahl des Probanden ausgeschnitten und auf weiße Pappkarten geklebt. In zwei Fällen hatten die Probanden auf Anhieb Vorschläge für mögliche Gesprächsthemen, so daß hier auf die Illustrierten verzichtet werden konnte und vier Pappkarten mit dem jeweiligen Themenvorschlag beschriftet wurden.

Jeweils eine der Themenkarten wurde nach einem Zufallsprinzip vor Beginn einer Videoeinheit gezogen und den Probanden mit einer standardisierten Einleitung präsentiert (s. Einleitungsskript im Anhang). Die Teilnehmerinnen bekamen als einzige Vorgabe für das Gespräch auferlegt, mit dem von der Themenkarte vorgegebenen Redegegenstand zu beginnen, die weitere Entwicklung des Gesprächs wurde freigestllt.

Diese Vorgehensweise nach Elmore (persönliche Mitteilung) birgt folgende Vorteile: Zum einen ist eine Halb-Standardisierung der Aufnahmesituation erreicht, da alle Videoeinheiten mit dem Gespräch über ein von den nichtsprechenden Probanden ausgewähltes Thema beginnen. Gleichzeitig baut jedes Gespräch auf ein Interessengebiet der AAC-Benutzerin auf, was die Wahrscheinlichkeit erhöht, daß bei den nichtsprechenden Probanden eine Motivation zur Kommunikation vorliegt. Darüber hinaus mildert das Vorhandensein eines Gesprächsthemas gleich zu Beginn der Videoaufnahme das Problem von anfänglicher Befangenheit und trägt dazu bei, die Situation zu entkrampfen.

Nach der Einleitung und Präsentation der Themenkarte verließ die Untersuchungsleiterin für 10-12 Minuten den Raum, die in dieser Zeit stattfindende Kommunikation zwischen den Probanden wurde mit einer Saba-Newvicon-Kamera aufgezeichnet. Für die zweite Videoeinheit wurde die Kommunikationshilfe gewechselt und eine neue Themenkarte für die erste Phase des Gesprächs vorgelegt. Die dritte und vierte Videoeinheit erfolgten nach gleichem Muster mit neuer Partnerin; auf Wunsch wurden Aufnahmepausen eingelegt.

Im Anschluß an die Videoeinheiten wurden alle Probanden nach störenden Einflüssen und der "Natürlichkeit" der Gesprächssituation befragt.

8.3.4 Transkriptionssystem

Die Transkription der Daten erfolgt nach einer modifizierten Form des HIAT-Systems, dessen Begründung und Beschreibung bei Ehlich/Rehbein (1976, 1981) nachzulesen sind. Eine Liste der verwendeten Zeichen und Konventionen befindet sich im Anhang. An dieser Stelle seien die für den Zweck der vorliegenden Arbeit erforderlichen Modifikationen skizziert.

Die VK-Spalte enthält die lautsprachlichen Äußerungen bzw. Äußerungsversuche, die beide Partnerinnen mit Hilfe des eigenen Stimmapparates bzw. die AAC-Benutzerin unter Nutzung des Sprachcomputers vollziehen. Darüber hinaus werden auch Äußerungen der AAC-Benutzerinnen, die sich nicht eindeutig als Lautsprache identifizieren lassen, in die VK-Spalte eingetragen. Derartige von den Transkribenten/innen nicht näher bestimmbare Lautierungen werden in Klammern gesetzt und als "(laut.)" notiert.

Da das HIAT-System aufgrund seiner Ausrichtung auf natürliche Sprecherinnen keine Unterscheidung zwischen NVK und AAC trifft (vgl. dazu Kp. 2.3), müssen hier aus praktischen Gründen körpereigene AAC-Phänomene (vgl. Kp. 4.2) in die NVK-Spalten miteingeordnet werden. Die Transkription erfolgt mehrzeilig: Unter NVK1 werden nonverbale Kommunikationshandlungen im Kopfbereich (Blickrichtung, Kopfnicken, -schütteln, mimische Besonderheiten) erfaßt. Die Spalte NVK2 beinhaltet die Gestikulationen der oberen Extremitäten mit Kennzeichnung aus der Rechts-Links-Perspektive der Probanden. Auf Seiten der AAC-Benutzerinnen sollen unter NVK2 zudem der Beginn und das Ende der Kodierungshandlungen notiert werden. Die motorischen Aktivitäten innerhalb der Kodierungshandlungen werden nicht im einzelnen erfaßt. Auffällige Änderungen der Oberkörperhaltung (z.B. lehnt sich zurück, beugt sich vor, richtet Oberkörper auf) werden bei Bedarf in die Spalte NVK3 eingetragen. Behinderungsbedingte motorische Aktivitäten der AAC-Benutzerinnen (z.B. Reflexaktivitäten) werden nur dann in die Transkripte aufgenommen, wenn sie einen längeren Zeitraum beanspruchen oder Anlaß zu kommunikativen Mißverständnissen bieten können.

Die im HIAT-Verfahren vorgesehene Spalte für Aktionen (AK) erübrigt sich für die hier beschriebenen Gespräche weitgehend, da rein objektbezogenen nichtsprachliche Handlungen (vgl. Ehlich/Rehbein 1981, 316) kaum vollzogen werden.

Sämtliche Transkripte, die die Datenbasis der vorliegenden Studie bilden, wurden von einem zweiten Transkribenten mit fließenden englischen Sprachkenntnissen und reichhaltiger Erfahrung mit der US-amerikanischen Kultur überprüft (Martin Stuckenschneider-Braun). Die Übereinstimmung zwischen der Transkribentin und dem Transkribenten in den verschiedenen Bereichen lag für die einzelnen Transkripte zwischen 94-100%. Für beide Transkribenten unverständliche Stellen im VK-Bereich wurden zwei US-Amerikanern mit englischer Muttersprache vorgespielt. Mit nur einer Ausnahme konnten die US-Amerikaner die für die Untersuchungsleiterin und den zweiten Transkribenten unverständlichen Stellen ebenfalls nicht entschlüsseln.

9. Kodierungssystem

Im folgenden werden die Analysekriterien, anhand derer die vorgestellten Arbeitshypothesen überprüft werden sollen, näher erläutert. Die detaillierte Erarbeitung des Kodierungssystems erfolgte gemäß des gesprächsanalytischen Ansatzes anhand des Datenmaterials selbst und bildet somit bereits einen Teil der Analyse. Sämtliche Beispiele stammen dementsprechend aus dem Korpus.

Zur leichteren Lokalisierung der einzelnen Beispiele im Gesamtkorpus wird ein Kürzelsystem verwendet, z.B. Ma3, T4. Die beiden Anfangsbuchstaben (Ma) stehen dabei für den Namen des nichtsprechenden Probanden, aus dessen Videoeinheit das Beispiel stammt. Die nachfolgende Zahl (3) gibt die Nummer der Videoeinheit an und indiziert gleichzeitig, mit welcher Partnerin und welchem Hilfsmittel kommuniziert wird.

Die Zahlen bedeuten im einzelnen:
Videoeinheit 1 = 1:1-Interaktion mit einer vertrauten Partnerin unter Nutzung einer Kommunikationstafel,

Videoeinheit 2 = 1:1-Interaktion mit einer vertrauten Partnerin unter Nutzung eines tragbaren Sprachcomputers,

Videoeinheit 3 = 1:1-Interaktion mit einer unvertrauten Partnerin unter Nutzung einer Kommunikationstafel,

Videoeinheit 4 = 1:1-Interaktion mit einer unvertrauten Partnerin unter Nutzung eines tragbaren Sprachcomputers.

In allen Videoeinheiten sind die Turns durchnumeriert, die Nummer des jeweiligen Turns wird im Kürzelsystem nach dem Komma angegeben (T4).

9.1 Zur grundlegenden Einheit "Turn"

Eine grundlegende Voraussetzung gesprächsanalytischer Arbeit bildet die Segmentierung eines Transkripts in Turns oder Gesprächsschritte. Ein Turn entsteht durch Wechselrede und läßt sich allgemein als "all utterances of one speaker until the other speaker speaks" (Cherry/Lewis 1976, 280) definieren. Für unseren Zusammenhang bedarf diese allgemeine Definition jedoch einiger Ergänzungen und Modifikationen.

Während bei Paaren natürlicher Sprecherinnen ein Turn aus lautsprachlichen Äußerungen und/oder selbständiger NVK bestehen kann, kommt bei den hier beschriebenen Paaren der Kommunikation mit externen und körpereigenen AAC-Modi eine hohe Bedeutung zu. Diesbezüglich sei noch einmal ausdrücklich darauf hingewiesen, daß zwischen selbständiger NVK und körpereigenen AAC-Modi keine scharfe Trennlinie gezogen werden kann (vgl. Kp. 2.3).
Ein Turn kann somit gekennzeichnet sein durch eine oder mehrere der folgenden auf eine Partnerin gerichteten intentionalen Verhaltensweisen (vgl. Light 1985, 44 u. 166):
- lautsprachliche Äußerung bzw. Äußerungsversuch,
- Gebrauch einer Kommunikationshilfe (Kommunikationstafel bzw. Sprachcomputer),
- Einsatz körpereigener AAC-Modi bzw. selbständiger NVK, z.B. Zeigebewegungen, Kopfnicken oder -schütteln, Gebärden, Pantomime, individuelle Zeichen, gezielte Blickbewegungen.

Insbesondere im Bereich der Blickbewegungen muß die Analyse der Transkripte in Einzelfällen interpretativ bleiben, da die Intentionalität derartiger Verhaltensweisen sich nicht zweifelsfrei anhand von Videomaterial belegen läßt (vgl. Ekman/Friesen 1981, 61f). Es gilt, den hypothetischen Charakter der Analyse bei derartigen Transkriptstellen besonders hervorzuheben und die Interpretationen für den Leser/die Leserin transparent zu machen.

Eine Sonderstellung bei der Segmentierung der vorliegenden Transkripte in Turns nehmen darüber hinaus die sogenannten Kokonstruktionen (vgl. Kp. 6.3) ein. Da die einzelnen Kokonstruktionseinheiten keinen selbständigen Mitteilungscharakter besitzen, werden sie nicht als Turns kodiert, sondern in ihrer Gesamtheit als "composite act" (Wexler et al. 1983; Light 1985) dem jeweiligen Turn der AAC-Benutzerinnen zugerechnet:

> *"Since the proposition and illocutionary force of a composite act are only conveyed by the sum total of all the fragments, the composite acts were therefore segmented as a single communicative turn."*
> *(Light 1985, 45)*

Das Ende einer Kokonstruktionseinheit wird von den AAC-Benutzerinnen in der Regel durch Beendigung des Kodierungsvorganges angezeigt. Die natürlichsprechenden Partnerinnen wiederholen dann häufig die gesamte Proposition oder Teile der Proposition, um ihr korrektes Verständnis zu sichern.

Bei Kokonstruktionshandlungen, in denen telegrammstilartige sprachliche Handlungen der AAC-Benutzerinnen interpretiert werden müssen, ist es in einzelnen Fällen schwierig zu entscheiden, an welchem Punkt die Kokonstruktion endet und der Turn der natürlichsprechenden Partnerin beginnt (s. Beispiel 1). Derartige Stellen müssen als solche kenntlich gemacht werden.

Beispiel 1: Sa1, T9-12

(beachte: T11 u. T12 werden hier als eigenständige Turns gewertet, könnten aber ebenfalls als Kokonstruktionsturns gelten. Hier wurde die Entscheidung für eine Kodierung als eigenständiger Turn getroffen, da vP in einem neckenden Ton spricht, der Turn somit mehr kommuniziert als eine reine Kokonstruktion.)

```
           >:                              T10
Sa    VK     :
      NVK1:--Bk-----o-Kt------------------------------------------
      NVK2:              o-kod---------------------------------------
      NVK3:
           >     :T9                              !
vP    VK     : What kinda car would you like? (.) Ko[ An S . P (.) O
      NVK1:--Sa----------------------o-Kt------------------------------
      NVK2:
      NVK3: --OK aufrecht-----------------------------------------
```

```
           >   :
Sa    VK     :
      NVK1: ------------------------o-iR u. nickt--------------------o-iR-
      NVK2: ----------o
      NVK3:
                                              ⇓
           >    :<< <<                         T11
vP    VK     : oh RT jus something sporty?]Ko  You don't really care,
      NVK1:------nickt--------------o-Sa-------------------------------
      NVK2:
      NVK3:-----------------------------------------------------
```

```
           >    :                       T12
Sa    VK     : ----------------------------------o-nickt-o
      NVK1:
      NVK2:                                      ⇑
      NVK3:
           >    :
vP    VK     : jus something sporty, hoh?
      NVK1:-----------------------------------
      NVK2:
      NVK3:-----------------------------------
```

Als dritter Punkt bei der Segmentierung der vorliegenden Transkripte muß zwischen dem Vorhandensein eines Gesprächsschrittes und dem sogenannten Rückmeldeverhalten (back-channel behavior) unterschieden werden (Duncan

1972; 1974; Duncan/Fiske 1977). Unter den Begriff "Rückmeldeverhalten" werden diejenigen Äußerungen der Hörerin subsumiert, die nicht auf die Beanspruchung eines Turns zielen, sondern z.B. Aufmerksamkeit, Verständnis bzw. Unverständnis und Bewertungen bezüglich der sprachlichen Handlungen der aktuellen Sprecherin signalisieren.

Duncan (1972, 288; 1974, 166) unterscheidet im einzelnen folgende Rückmeldeverhalten (vgl. auch Henne/Rehbock 1979, 27):

- mhm, right, exactly, I see etc. (deutsche
  Entsprechungen nach Henne/Rehbock, a.a.O.: hm,
  richtig, ja, genau, ich verstehe),
- Kopfnicken bzw. -schütteln,
- Bitte um Klärung,
- Vollendung eines von der Sprecherin begonnenen
  Satzes durch die Hörerin,
- kurze Wiederholung eines von der Sprecherin
  geäußerten Gedankens.

Diese auch für natürlichsprechende Interaktanten durchaus erweiterungsbedürftige Liste erscheint für die Beschreibung einer Kommunikation mit AAC-Modi keineswegs ausreichend. Hier gewinnen nonverbale Elemente bzw. körpereigene AAC-Modi als Rückmeldungsakte eine überragende Bedeutung. Bei der Analyse der Transkripte ist diesem Phänomen Rechnung zu tragen.

Im Unterschied zu Buzolich/Wiemann (1988) werden hier die Kokonstruktionseinheiten nicht zu den Rückmeldeverhalten gerechnet, da Kokonstruktionen erheblich über die von Duncan beschriebenen Funktionen des Rückmeldeverhaltens hinausgehen. Zwar sind Überschneidungen bei der Funktion von Rückmeldeverhalten und Kokonstruktionen durchaus gegeben, doch erfordern letztere eine derart intensive Beteiligung der Hörerin an der Konstruktion des aktuellen Turns, daß zur Kennzeichnung dieser neuen Dimension des Hörerverhaltens die Einführung eines eigenen Begriffes notwendig und gerechtfertigt erscheint. Der Begriff "Rückmeldeverhalten" wird in dieser Arbeit somit nur auf das Hörerverhalten außerhalb der Kokonstruktionseinheiten bezogen (s. Beispiel 2).

Beispiel 2: Ro1, T68-69 (" Aha:! Space a:nd kids!" im Anschluß an T69 wird als Rückmeldeverhalten gewertet)

```
        >     :
Ro      VK:
        NVK1: o-senkt Ko----------------------o-i.R.Kt---o-Kt------------
        NVK2:
        NVK3:

        >     : T68                                    ++
vP      VK    : Big meaning it covers a lot of spa:ce or big meaning
        NVK1:   o-iR-----------------------------------o-Ro--------------
        NVK2:                    o gest.m. re Hd------------o gest. m.bd
        NVK3: o-OK aufrecht-----------------------------------------------
```

```
        >     :           T69
Ro      VK    :
        NVK1: ---------------------------------------------------------
        NVK2:               o-kod.---------------------------------------

        >     :
vP      VK    :lots of kids? Ko[ . . . S . P . . space    . .
        NVK1: ----------------o-Kt-------------%nickt-o-Ro u. nickt-o
        NVK2: Hd.---------
        NVK3: --------o-beugt OK vo---------o-Ok leicht zurück------
```

```
        >     :
Ro      VK    :       (laut.)              (laut.)
        NVK1:--------------------------o-iR---------o-vP----------------
        NVK2: ----------------------o Geb. "groß"--------------------o
        NVK3:
        >     : +                   ⇩
vP      VK    : and . .     kids]Ko Aha:! Space a:nd kids! (.)
        NVK1: o-Kt-%nickt------------------------------o-Ro-------
        NVK2:
        NVK3:----------------------------------------------------------
```

Viertens und letztens sei darauf hingewiesen, daß ein Turn erst dann als beendet gelten soll, wenn ein Sprecherwechsel stattgefunden hat. Macht eine Sprecherin eine deutliche Pause und führt dann den Turn fort, so wird diese Erscheinung nicht wie bei Light (1985,46) als Beginn eines neuen Turns derselben Sprecherin, sondern als Wiederaufnahme des vorangehenden Turns verstanden.

9.2 Analysekriterien zur Arbeitshypothese 1: Quantitative Kommunikationsanteile

Die Analyse der quantitativen Gesprächsanteile beider Kommunikationspartnerinnen erscheint für die Bewertung der Interaktionschancen zwar unverzichtbar, bereitet jedoch aufgrund der besonderen Kommunikationssituation der hier untersuchten Paare nicht unerhebliche Schwierigkeiten. Hier erweist sich die Stärke des gesprächsanalytischen Ansatzes: Jeder Versuch, mit Kategorien zu arbeiten, die a priori aus dem Wissen um das kommunikative Geschehen in Paaren natürlicher Sprecherinnen entwickelt wurden, müßte notwendigerweise fehlschlagen. So können übliche Meßwerte wie "Anzahl der Wörter pro Turn" zwar als grobe Anhaltspunkte dienen, die Definition der Grundeinheiten läßt sich jedoch nur aus dem Material selbst entwickeln.

Aus der Sichtung der Daten wurden für die vorliegende Studie die im folgenden skizzierten Kategorien zur Arbeitshypothese 1 festgelegt.

9.2.1 Temporaler Anteil

Auf der Grundlage der unter 9.1 dargestellten Modifikationen der Einheit "Turn" zeigt sich die Bestimmung des temporalen Anteils beider Partnerinnen als relativ problemlos. Gemessen wird die Dauer jedes einzelnen Gesprächsschrittes in Minuten und Sekunden und darauf aufbauend die Gesamtdauer aller Turns sowie die durchschnittliche Dauer der Gesprächsbeiträge. Leichte Überlappungen zählen gleichermaßen für beide Partnerinnen, sämtliche Kokonstruktionen werden gemäß der skizzierten Definition von "Turn" der AAC-Benutzerin zugerechnet.

9.2.2 Länge der Turns

Da die Kommunikationsgeschwindigkeit von AAC-Benutzerinnen erheblich unter der natürlichsprechender Interaktanten liegt (Yoder /Kraat 1983, 29; Kraat 1985, 63f), muß neben der Bestimmung des temporalen Anteils der Partnerinnen am Gespräch auch das Verhältnis der Dauer der Turns zur Länge der Gesprächsschritte untersucht werden.

Die Festlegung einer Basiseinheit für die Länge der Turns gestaltet sich schwierig, da auf kein existierendes System zurückgegriffen werden kann, das die multimodale und z.T. von Kokonstruktionen abhängige Kommunikation von AAC-Benutzerinnen adäquat beschreibt. Das in vielen amerikanischen Studien zur Kindersprache eingesetzte Meßinstrument - MLU (mean length of utterance) nach Brown (1973) - baut z.B. auf Morpheme als Grundeinheit auf und wird somit der Kommunikation durch körpereigene AAC-Modi ebensowenig gerecht wie sprachlichen Handlungen, die sich auf Worttafeln oder Symboltafeln stützen.

9.2.2.1 Kategorie "Wort"

Als möglicher kleinster gemeinsamer Nenner für die Bestimmung der Turn-Länge bei lautsprachlicher Kommunikation und tafelgestützten bzw. sprachcomputergestützten sprachlichen Handlungen bietet sich die Kategorie "Wort" als "durch Leerstellen in der Notation isolierte Einheit" (Henne/Rehbock 1979, 174) an.

Bei den natürlichsprechenden Interaktanten wird demnach die Anzahl von Wörtern und Wortfragmenten (z.B. bei Selbstkorrektur) innerhalb ihrer einzelnen Gesprächsschritte gezählt.

Bei den AAC-Benutzerinnen erscheint eine Differenzierung notwendig, da die Einheit "Wort" in dieser Gruppe auf unterschiedlichen Wegen verwirklicht wird. Anhand des vorliegenden Korpus lassen sich folgende Methoden beschreiben (s. Abb 5): Ein "Wort" kann durch schwer dysarthrische Lautsprache realisiert werden, mit Hilfe des Sprachcomputers geäußert, als Symbol auf der Symboltafel indiziert, als geschriebenes Wort auf der Worttafel gezeigt oder mit Hilfe einer Alphabettafel buchstabiert werden. Dabei muß im Bereich der Nutzung eines Sprachcomputers zwischen dem Einsatz einer Kodierungsstrategie (vgl. Kp. 5.4.3) und der Verwendung der Buchstabiermethode unterschieden werden. Darüber hinaus besteht die Möglichkeit, daß die Kommunikationspartnerin im Rahmen der Kokonstruktionshandlungen ein vom nichtsprechenden Interaktanten mit der Buchstabiermethode begonnenes Wort vollendet oder aus dem Zusammenhang heraus voraussagt. Bei Ko-Konstruktionen durch Voraussage kommt es auch vor, daß die natürlichsprechende Partnerin mehr als ein Wort voraussagt, z.B. indem sie einen begonnenen Satz sinngemäß zu Ende führt.

Als "Wort" für die AAC-Benutzerin sollen hier nur die tatsächlich von ihr vollzogenen oder begonnenen Einheiten gezählt werden, die einzig auf Voraussage der natürlichsprechenden Partnerinnen basierenden "Wörter" werden in diesem Teil der Analyse nicht mitgerechnet.

Abbildung 5: Realisierungsmöglichkeiten der Einheit "Wort" bei Nutzung einer Kommunikationstafel bzw. eines Sprachcomputers

Wort	lautsprachlich realisiert mit Sprachsynthesizer realisiert auf Computerdisplay geschrieben als Symbol indiziert (Symboltafel) als Wort indiziert (Worttafel) buchstabiert (Alphabettafel) durch Partner/in vorausgesagt	} evtl. + }Ko- }Konstruktion

9.2.2.2 Kategorie "körpereigener AAC-Modus bzw. selbständige NVK"

Würde die Turn-Länge jedoch einzig anhand der Anzahl von Wörtern gemessen, so bliebe der für die hier untersuchten Dyaden bedeutsame Bereich der Kommunikation mit körpereigenen AAC-Modi (kAAC-Modi) bzw. selbständiger NVK (sNVK) ausgeklammert.

Für die Zwecke einer Analyse der quantitativen Gesprächsanteile soll daher die Häufigkeit, mit der kAAC-Modi bzw. sNVK eingesetzt werden, gezählt werden. Dabei gilt jede für sich abgeschlossene Handlung (z.B. "schüttelt Kopf", "ahmt Rollstuhlschieben nach", "zuckt Achseln") als eine Zähleinheit. Im Rahmen der Häufigkeitszählungen interessieren darüber hinaus die Gesamtheit intentionaler Mitteilungen, gemessen an der Kategorie "Wörter + kAAC-Modi bzw. sNVK", und die Geschwindigkeit der Kommunikation, gemessen durch "Wörter pro Minute" und "Wörter + kAAC-Modi bzw. sNVK pro Minute".
Eine Detailanalyse des Gesamtbereiches "nonverbale Kommunikation" (vgl. Argyle 1972; Scherer 1972; Ekman/Friesen 1981), insbesondere die Untersuchung des unter 2.3 als "AAC-spezifische NVK" bezeichneten Phänomens, erscheint zwar von großer Relevanz, würde jedoch den Rahmen dieser Arbeit sprengen. Diese Aufgabe muß somit künftigen Studien vorbehalten bleiben.

9.2.2.3 Kategorie "Gesprächsakt"

Eine Analyse der quantitativen Gesprächsanteile beider Partnerinnen in einer 1:1-Interaktion greift zu kurz, wenn sie sich auf die unter 9.2.2.1 und 9.2.2.2 beschriebenen Kategorien beschränkt. Ausgehend von der Beobachtung, daß AAC-Benutzerinnen häufig um der Effektivität willen eine telegrammartigen Stil verwenden, stellt sich die Frage, aus wie vielen sprachlichen Handlungen sich die einzelnen Turns zusammensetzen.

Zur Untersuchung dieser Frage bietet sich eine von Henne/Rehbock (1979, 181ff) eingeführte Kategorie an, die die kleinste handlungsmäßige Einheit innerhalb eines Gesprächs beschreibt - der Gesprächsakt (GA).

> " (...) Gesprächsakte sind sprachliche und gestisch-mimische minimal-kommunikative Gesprächseinheiten, die innerhalb eines Gesprächs einen handlungsplanmäßigen, auf jeden Fall spezifischen Stellenwert haben. (...) Minimal-kommunikativ sind Gesprächsakte insofern, als sie selbst nicht in kleinere Gesprächseinheiten zerlegbar sind, die als solche einen angebbaren Beitrag zu einer Gesprächshandlung leisten. Mit der Kategorie Gesprächsakt (...) kommen die sinngebenden und handlungsplanmäßigen Leistungen der Gesprächsteilnehmer in ihrer Sprecher- und Hörerrolle in den Blick. Damit aber ist offensichtlich, daß die Kategorie Gesprächsakt (...) aus der Sicht der Gesprächspartner interpretierende und aus der Sicht des analysierenden Wissenschaftlers interpretierte Kategorien sind, die als solche auch mehrfunktional sein können."
> (Henne/Rehbock 1979, 182)

Henne/Rehbock (a.a.O., 182ff) unterscheiden zwischen strukturierenden Gesprächsakten, deren Funktion in der Gliederung der Gesprächschritte liegt, und thematischen Gesprächsakten, die die kleinsten thematischen Handlungseinheiten bilden (s. Beispiel 3):

Beispiel 3: Je4, T3 ("Well" zählt als strukturierender GA, "it is really good for journalism" und "but I'm having second thoughts" als jeweils ein thematischer GA)

```
         >       :T3
Je       VK    : (laut.)  (laut) Well  (9 sec) it is . . . really
         NVK1:-Co-----------------------------------------------
         NVK2: o-kod.-----------------------------------------------
         NVK3:


         >      :
uP       VK   :
         NVK1:-Co-----o%Je-o-Co----------------------------------
         NVK2:
         NVK3:                     o-lehnt s. n. li. und liest
```

```
         >      :
Je       VK   : (lacht) (5sec) good . for . journalism . Well, it is
         NVK1:-----------------------------------------------------
         NVK2:-----------------------------------------------------
         NVK3:


         >      :
uP       VK   :                                          Mhm.
         NVK1:-------------------------------------%nickt------
         NVK2:
         NVK3: Co.display-----------------------------------------
```

```
        >    :
Je     VK   : really good for journalism (.) but I'm........
        NVK1:-------------------------------------------------
        NVK2:-------------------------------------------------
        NVK3:


        >    :
uP     VK   :
        NVK1:-------------------------------------------------
        NVK2:
        NVK3:-------------------------------------------------
```

```
        >    :
Je     VK   : having (.) first (7 sec) second . thought . s . but I'm
        NVK1:-----------------%schü. Ko---------------------------
        NVK2:---------------------------------------------o
        NVK3:


        >    :                           Mhm
uP     VK   :
        NVK1:----------------------%schü.Ko %nickt u. lächelt----
        NVK2:
        NVK3:-------------------------------------------------
```

```
        >    :              (1.04min)
Je     VK   : having second thoughts.              (laut.)
        NVK1:----------o-uP----------------------------%nickt-
        NVK2:
        NVK3:


        >    :
uP     VK   :                        About journalism?
        NVK1:-----------------------------o-Je----------------
        NVK2:
        NVK3:--------------------------------o
```

Für die vorliegende Fragestellung wird zunächst untersucht, aus wie vielen Gesprächsakten sich die Turns der Interaktanten insgesamt und im Durchschnitt zusammensetzten. Eine hohe Anzahl von GA kann jedoch keinerlei Hinweise auf die Qualität der GA geben, sondern ist u.U. auf eine Folge von Turns aus minimalen GA ("Ja", "Nein" oder "Weiß nicht") zurückzuführen. Aus diesem Grund sollen in einem zweiten Analyseschritt alle Turns, die nur aus einem minimalen GA bestehen, ausgeklammert bleiben. Für die Bewertung der Effektivität einer Kommunikationshilfe erscheint dieser zweite Wert besonders aussagekräftig.

9.3 Analysekriterien zu Arbeitshypothese 2: Gesprächssteuerung

Als zweiter Komplex interessiert bei der Analyse computergestützter versus tafelgestützter Kommunikation die Frage der Gesprächssteuerung. Unter Gesprächssteuerung ist die Art und Weise zu verstehen, in der die Beteiligten einer 1:1-Interaktion fordernd, lenkend und regulierend auf den Gesprächsverlauf und die sprachlichen Handlungen der Partnerin Einfluß nehmen.
Steuerungsprozessen in zwischenmenschlichen Interaktionen wurde besonders im Bereich der soziologischen und psychologischen Forschung bereits Aufmerksamkeit zuteil (vgl. u.a. Borgatta 1962, 1963 und 1964; Tausch 1962; Bales 1967; Watzlawick et. a. 1967). In dieser Studie stehen jedoch nicht psychologische und soziologische Gesichtspunkte im Mittelpunkt, sondern es soll versucht werden, Aspekte der Gesprächssteuerung mit linguistischen Kategorien zu fassen (vgl. Schwitalla 1979, 22-26). Zwei Ebenen der Analyse werden dabei unterschieden:

- die Struktur des Sprecherwechsels,
- die sequenziellen Implikationen eines Turns.

9.3.1 Struktur des Sprecherwechsels

Der Begriff "Struktur des Sprecherwechsels" bezieht sich auf die spezifischen Charakteristika der Turn-Folge in zwischenmenschlicher Kommunikation. Im Zusammenhang mit der Frage der Gesprächssteuerung interessiert insbesondere, wie die einzelnen Sprecherinnen ihre Turns erlangen, d.h. ob reguläre Turn-Wechsel oder gegenseitige Unterbrechungen vorliegen, ob Turn-Versuche durchgesetzt oder unterdrückt und ob Turn-Möglichkeiten wahrgenommen werden.

Für das Verständnis der hier eingesetzten Analysekriterien erscheint eine Abklärung des Konzepts einer übergaberelevanten Stelle (transition relevance place) unverzichtbar. Die Darstellung dieses Konzepts erfordert einen Exkurs auf verschiedene Modelle des Sprecherwechsels.

Zunächst wird das sequenzielle Modell von Sacks, Schegloff und Jefferson (1974) skizziert, anschließend die für unsere Fragestellung entscheidenden Elemente aus dem Signalmodell von Duncan (1972) und Duncan/Fiske (1977) vorgestellt, um schließlich das hier eingesetzte Konvergenzmodell von Wilson, Wiemann und Zimmerman (1984) zu erläutern.

9.3.1.1 Das sequenzielle Modell des Sprecherwechsels nach Sacks, Schegloff und Jefferson

Nach der von Sacks, Schegloff und Jefferson (1974) vorgeschlagenen "einfachsten Systematik" bestimmen zwei Komponenten und zwei Regeln die

Organisation des Sprecherwechsels (Übersetzung der Fachtermini in Anlehnung an Streeck 1983):

(1) Die Turnkonstruktions-Komponente
Ein Turn besteht demnach aus verschiedenen Konstruktionstypen (unit-types), z.B. Sätzen, Nebensätzen, Phrasen und lexikalischen Konstruktionen bzw. einzelnen Wörtern. Die Konstruktionstypen erlauben den Kommunikationspartnerinnen schon zu Beginn der Einheit, die Art des jeweiligen Typus zu hypothetisieren und seinen weiteren Verlauf sowie möglichen Abschluß vorauszuahnen. Jede Sprecherin besitzt zunächst nur das Rederecht für eine derartige Konstruktionseinheit - mit ihrem Abschluß entsteht eine übergaberelevante Stelle, an der ein regulärer Sprecherwechsel möglich wird.

(2) Die Turnzuweisungs-Komponente

Bei der Turnzuweisungs-Komponente wird unterschieden in
(a) Wahl der nächsten Sprecherin durch die gegenwärtige Sprecherin und
(b) Selbstwahl der nächsten Sprecherin.

Die Regeln, die Turnkonstruktion, Turnzuweisung und Koordination der Sprecherwechsel mit minimalen Pausen und Überlappungen bestimmen, lauten wie folgt:

Regel 1: Für die erste übergaberelevante Stelle bei Abschluß einer ersten Konstruktionseinheit (vgl. die Fußnote in Streeck 1983, 72) gilt:
(a) Wurde die Turnzuweisungstechnik 2a angewendet, d.h. hat die gegenwärtige Sprecherin die nächste Sprecherin ausgewählt, dann hat nur die so Ausgewählte das Recht und die Pflicht, den nächsten Turn zu übernehmen.
(b) Wurde die Turnzuweisungstechnik 2a nicht angewendet, besteht die Möglichkeit zur Selbstwahl. Das Rederecht erhält, wer als erste beginnt.
(c) Liegt weder eine Sprecherwahl gemäß der Zuweisungtechnik 2a noch eine Selbstwahl der nächsten Sprecherin vor, so kann die gegenwärtige Sprecherin ihren Turn fortsetzen.

Regel 2: Setzt die gegenwärtige Sprecherin wie unter Regel 1c beschrieben ihren Turn fort, so tritt an der nächsten übergaberelevanten Stelle (und im weiteren Verlauf an allen folgenden) das Regelsystem 1a-c erneut in Kraft.

Das von Sacks et al. entwickelte Modell des Sprecherwechsels betont in hohem Maße den interaktiven Charakter der Turn-Konstruktion: So liegt z.B. die Länge eines Redebeitrages nicht allein im Ermessen der gegenwärtigen Sprecherin, sondern wird entscheidend von der Frage mitbestimmt, ob potentielle nächste Sprecherinnen die übergaberelevanten Stellen nutzen (vgl. Streeck 1983, 78). Wichtig erscheint auch, daß leichte Überlappungen (Sacks et al. 1974, 706-707) nicht als regelwidriges Gesprächsverhalten gewertet werden, sondern dem System inhärent sind:

> *"Since the end of unit-types are easily projectable, potential "next speakers" can legitimately interject themselves into the conversation by anticipating the completion of a unit-type and moving with precise timing. If the timing is not quite precise enough, then a system-induced overlap results (...)"*
> *(Wiemann 1985, 92)*

Für die hier interessierende Fragestellung bietet das sequenzielle Modell des Sprecherwechsels in seinen Grundannahmen zwar eine solide Ausgangsbasis der Analyse, gleichzeitig erscheinen jedoch Modifikationen bzw. Erweiterungen dringend geboten. Problematisch im Zusammenhang mit der Frage der Gesprächssteuerung erscheint insbesondere, daß die von Sacks et al. vorgeschlagene Systematik bei der Bestimmung der Konstruktionstypen in ihrer Beziehung zu übergaberelevanten Stellen zu unpräzise bleibt und es infolgedessen im Einzelfall z.B. nur schwer möglich wird, eine Unterbrechung als solche zu lokalisieren (vgl. Wilson et al. 1984, 173; Wiemann 1985, 93).

9.3.1.2 Signalmodell nach Duncan und Duncan/Fiske

Hilfreiche Hinweise, wie das Ende eines Turns von der Sprecherin indiziert wird, liefert das Signalmodell von Duncan (1972) und Duncan/Fiske (1977). Nach diesem Ansatz wird der Sprecherwechsel in einer 1:1-Kommunikation durch spezifische Sprecher- und Hörersignale reguliert, von denen hier insbesondere die Turn-Übergabe-Signale (speaker turn signals) und die Gestikulationssignale (speaker gesticulation signals) von Interesse sind. In dem von Duncan und Duncan/Fiske analysierten Datenmaterial verdeutlicht die den Turn innehabende Sprecherin ihre Bereitschaft zum Sprecherwechsel durch eines oder mehrere der folgenden Turn-Übergabe-Signale:

> *"1. Intonation marked clause*
> *2. Sociocentric sequence*
> *3. Grammatical completeness*
> *4. Paralinguistic drawl*
> *5. Decrease in paralinguistic pitch and - or loudness on sociocentric sequence*
> *6. end of gesticulation"*
> *(Duncan/Fiske 1977, 184)*

Unwirksam werden Turn-Übergabe-Signale gemäß Duncan/Fiske (a.a.O.), wenn gleichzeitig ein Gestikulationssignal, das in ihrem Material aus "gesticulation" und/oder "tensed hand position" (a.a.O.) besteht, eingesetzt wird.
Zeigt die gegenwärtige Sprecherin ein Turn-Übergabe-Signal, ohne gleichzeitig ein Gestikulationssignal zu aktivieren, so hat die Kommunikationspartnerin das Recht, allerdings nicht die Pflicht, einen Turn zu beginnen. Beansprucht eine Partnerin jedoch den Turn, ohne daß die gegenwärtige Sprecherin ein Überga-

be-Signal aktiviert hat, so liegt eine Verletzung des Regelsystems vor (Duncan/Fiske 1977, 235).

Interessant am Signalmodell erscheint hier nicht so sehr die wohl zu negierende Frage, ob die von Ducan/Fiske beschriebenen Verhaltensweisen das vollständige und korrekte Repertoire aller möglichen Sprecherwechsel-Signale wiedergeben, sondern vielmehr der Hinweis darauf, daß derartige Signale existieren und beobachtbar sind. Die Verwendung des Terminus "Signale" soll dabei nicht suggerieren, daß es sich in jedem Fall um explizite und bewußte Verhaltensweisen handelt (vgl. Henne/Rehbock 1979, 179f); implizite und unbewußte bzw. vorbewußte Verhaltensweisen werden hier ebenfalls unter diesen Oberbegriff gefaßt.

9.3.1.3 Konvergenzmodell nach Wilson, Wiemannn und Zimmerman

Ein brauchbares Konvergenzmodell, das die Stärken der sequenziellen Systematik und des Signalansatzes vereint, schlagen Wilson, Wiemann und Zimmerman (1984) und Wiemann (1985) vor. Demnach wird das Konzept der sequenziellen Organisation entsprechend der Systematik von Sacks et al. (1974) aufrechterhalten und um eine modifizierte Signalkomponente erweitert. Nicht diskreten, genau bestimmbaren Verhaltensweisen innerhalb einer 1:1-Kommunikation kommt nach diesem Ansatz Signalcharakter zu, sondern jedes verbale und nonverbale "Ereignis" ("event") hat das Potential, als Sprecherwechsel-Signal zu wirken.

> *"An important advantage of viewing conversational events as resources rather than as predefined cues or signals is that resources do not have built-in demand characteristics, whereas signals tend to have at least implied injunctions for or against behaviour connected with them. Conversationalists, then, have discretionary use of resources and need not interpret the same event consistently every time it is exhibited."*
> (Wilson u.a. 1984, 174)

Ob ein spezifisches Verhalten als Sprecherwechsel-Signal interpretiert werden kann, wird zum einen durch seine Position innerhalb der Kommunikationssequenz, aber gleichzeitig auch von dem sozialen Kontext der Interaktion und der Beziehungsgeschichte der Interaktanten bestimmt (a.a.O., 175).

Für die analytische Arbeit bedeutet das skizzierte Modell einen erheblichen Arbeitsaufwand: Es gilt, für jeden Einzelfall zu hypothetisieren, welche verbalen und nonverbalen Mittel in einem spezifischen Interaktionskontext lokal als Turn-Übergabe-Signale fungieren und übergaberelevante Stellen schaffen.

Die Präzision einer Transkription, die den Nachweis aller potentiellen Turn-Übergabe-Signale bei jedem Sprecherwechsel erlauben würde, kann in dieser Studie nicht geleistet werden. Da unter der Fragestellung der Gesprächssteuerung in erster Linie interessiert, ob jeweils ein regulärer Sprecherwechsel oder eine Unterbrechung vorliegt, erscheint es ausreichend, für die Bestimmung einer übergaberelevanten Stelle zumindest ein deutliches Turn-Übergabe-Signal durch die gegenwärtige Sprecherin beschreiben zu können.

Es bleibt somit festzuhalten: Für die Organisation des Sprecherwechsels wird hier das sequenzielle Modell von Sacks et al. (1974) zugrundegelegt und in Anlehnung an Wilson et al. (1984) um eine modifizierte Signalkomponente nach Duncan (1972) erweitert. Eine übergaberelevante Stelle wird demnach erreicht, wenn die gegenwärtige Sprecherin zumindest ein Turn-Übergabe-Signal zeigt. Turn-Übergabe-Signale lassen sich nicht als a priori definierte Kategorien beschreiben, sondern werden im interaktiven Prozeß ausgehandelt und neu bestimmt.

Bei der Analyse der atypischen Kommunikationssituationen zwischen AAC-Benutzerinnen und natürlichen Sprecherinnen wird folglich die Frage interessant, ob es den Partnerinnen gelingt, von beiden Seiten verstandene sprecherwechselregulierende Signale zu entwickeln.

9.3.2 Kategorie "Unterbrechung"

Als Unterbrechung gilt, wenn eine Partnerin ihren Turn beginnt, ohne daß eine übergaberelevante Stelle vorliegt (s. Beispiel 4). Kokonstruktionsleistungen oder leichte Überlappungen (Sacks et al. 1974, 707; Henne/Rehbock 1979, 193) werden nicht als Unterbrechungen kodiert.

<u>Beispiel 4:</u> Je3, T13-14 (Unterbrechung durch Einnahme der Kodierungsposition)

```
        >:
Je      VK   :
        NVK1:-Bk------------------------------------------------
        NVK2:
        NVK3:

        >    : T13
uP      VK   : U:hm (.) You see this little one? (.) Once when I was
        NVK1:-Bk------------------------------------------------
        NVK2:       o- zeigt auf Bk---------------------------------o
        NVK3:
```

```
Je   VK    :      >     :
     NVK1  :-o-uP------------------------------------------
     NVK2  :
     NVK3  :
           >     :                                        !
uP   VK    : (.) working at another school (.) we took our kids on a
     NVK1  :----------o-Je--------------------------------
     NVK2  :
     NVK3  :
```

```
Je   VK    :      >     :      (laut.)
     NVK1  :-----------------------------o-Kt-------------
     NVK2  :                             o-nimmt Kod. pos. ein--------
     NVK3  :
                                         ⇑
           >     :
uP   VK    : plane-ride. (.)      Yeah! You know the planes where there
     NVK1  :----------%lächelt----------------------------
     NVK2  :
     NVK3  :
```

```
Je   VK    :      >     :            ....T14
     NVK1  :------------------o%uP-o-Kt-------------------
     NVK2  :-------------------------o-kod.---------------
     NVK3  :
           >     :
uP   VK    : aren't (getting)/   . You're going to talk to me ( ) Ko[-
     NVK1  :o-Kt------------------------------------------
     NVK2  :
     NVK3  :
```

Unterbrechungen stellen Verletzungen des Sprecherwechselsystems dar (Sacks et al. 1974, 724) und werden hier als Indikator für das Ausüben von Gesprächssteuerung gewertet (vgl. Bedrosian 1985, 237).

Zu bedenken gilt bei dieser Bewertung jedoch, daß nicht jede Unterbrechung per se einen regelverletzenden Akt darstellt. Schwitalla (1979) führt beispielhaft Situationen auf, in denen der aktuelle Sprecher legitimerweise unterbrochen werden darf:

- "um ihm mitzuteilen, daß man schon weiß, wovon er spricht;
- um ihm zu sagen, daß man schon das Ergebnis der Aktion kennt, die er sich anschickt zu tun;
- um ihn über ein Mißverständnis aufzuklären, dem er erlegen ist;

- *wenn der aktuelle Sprecher im Begriff ist, etwas zu tun, was nach Meinung des Hörers unnötig oder unhöflich ist oder Konversationsmaximen verletzt;*
- *wenn einem Sprecher ein sinnentstellender Versprecher unterlaufen ist und er ihn nicht korrigiert;*
- *wenn ein Sprecher in Gefahr gerät, von einem explizit vereinbarten Großthema einer Interaktion (z.B. Beratung) abzuweichen;*
- *wenn ein Angesprochener merkt, daß er nicht der kompetente Adressat"*
  - *(Schwitalla 1979, 76-77)*

Darüber hinaus weist Wiemannn (1985, 91) darauf hin, daß gegenseitige Unterbrechungen nicht unbedingt als ein Ringen um das Ausüben von Gesprächssteuerung gelten müssen, sondern durchaus auch auf gegenseitiges Interesse bzw. auf Interesse am Redegegenstand hinweisen können (vgl. auch Henne/Rehbock 1979; Kennedy/Camden 1982).

Da in der vorliegenden Studie zudem atypische Gesprächssituationen mit spezifischen Besonderheiten untersucht werden, erscheint es unverzichtbar, an die Stelle einer reinen Distributionsanalyse eine handlungssemantisch orientierte Untersuchung des Phänomens zu setzen. Die notwendige Subkategorisierung erfolgt im Rahmen der Darstellung und Analyse der Ergebnisse in Kapitel 10.

9.3.3 Kategorie "Turn-Möglichkeit"

Die Berechnung der wahrgenommenen Turn-Möglichkeiten als Maß für die aktive bzw. passive Rolle der Interaktanten in einer 1:1-Kommunikation wurde von Light (1985, 46) vorgeschlagen. Unter dem Aspekt der Gesprächssteuerung erscheint die Analyse der Turn-Möglichkeiten zwar von hohem Interesse, doch bleibt Lights Operationalisierung der Kategorie fragwürdig. Light definiert "Turn-Möglichkeit" (turn opportunity) in Anlehnung an Rocissano/Yatchmink (1983) als

> *"absence of a communicative turn where one was reasonably expected to occur. The criterion 'reasonable expectation' was established by the conversational and turn-taking context, that is, the presence of a prior communicative turn by the partner followed by a pause of a second or more (...)"*
> *(Light 1985, 48)*

Da diese Definition nicht weiter präzisiert, wodurch das Ende des vorangehenden Turns gekennzeichnet wird, besteht die Gefahr, daß auch Sprechpausen innerhalb eines Gesprächsaktes als vermeintliche Turn-Möglichkeiten gezählt werden. Hilfreich erscheint hier das bereits skizzierte Konzept der übergaberelevanten Stelle: Das Vorhandensein von zumindest einem Turn-Übergabesignal von seiten der aktuellen Sprecherin soll demnach als ein Indiz für die Bestimmung von Turn-Möglichkeiten gelten.

Auch das zweite von Light für die Definition von Turn-Möglichkeit aufgestellte Kriterium - eine Pause von > 1 sec - überzeugt nur sehr bedingt. So konnte Light (a.a.O.) zwar in ihrer eigenen Studie nachweisen, daß die von ihr untersuchten 8 Dyaden den Sprecherwechsel in durchschnittlich < 1 sec vollziehen, doch bleibt mit Garvey und Berninger (1981) festzuhalten, daß ein 1-sec-Kriterium zwar als grobe Richtschnur für eine Pause mit Relevanz für den Sprecherwechsel gelten kann, jedoch kein verallgemeinerbares Kriterium darstellt:

> *"Thus a > 1.0 utterance criterion (which would ideally be adjusted for each particular dyad) receives some empirical support as differentiating between encoding or hesitation pauses and pauses that may have interactional significance for turn-taking. Whether the pause does have significance for turn-taking depends on the prior message and message context."*
> *(Garvey/Berninger 1981, 54)*

Die Festlegung einer kontextunabhängigen Definition von Turn-Möglichkeit erweist sich daher als problematisch. Es gilt stattdessen, mit Hilfe der Kriterien "übergaberelevante Stelle" und "Pause von < 1 sec" in jedem Einzelfall zu analysieren, ob von einer Turn-Möglichkeit gesprochen werden kann (s. Beispiel 5).

Beispiel 5: Ro2, T32-34 (Turn-Möglichkeit für Ro nach dem zweiten Gesprächsakt in T34: vP beendet einen thematischen Gesprächsakt, macht zwei Sekunden Pause und blickt auf den Computer)

```
       >      :                              T33
Ro     VK     :                              No! (laut.)
       NVK1:-vP------------------------------------------------------
       NVK2:                           %akt. Co
       NVK3:
       >      : T32                          T34
vP     VK     : You don't like them either?  Oh oh! You're
       NVK1:-Co---o-Ro-%schü. Ko-------------------------------------
       NVK2:
       NVK3:
```

```
Ro      >       :
        VK      :
        NVK1:------------------o-i.R. Co---o%vP-oi.R. Co----------------
        NVK2:
        NVK3:
                                    ⇩
        >       :                                                     !
vP      VK      : in big trouble the:n!    • •        (lacht) When did this
        NVK1:--------------------------o-i.R. Co------o%Ro-o-i.R. Co-------
        NVK2:
        NVK3:
```

```
        >       :
Ro      VK      :
        NVK1: ---------
        NVK2:
        NVK3:
        >       :
vP      VK      : start?
        NVK1: ---------
        NVK2:
        NVK3:
```

9.3.4 Kategorie " Turn-Beanspruchung"

In der Folge einer übergaberelevanten Stelle oder einer Unterbrechung kann es zu einer Turn-Beanspruchung kommen (s. Beispiel 6). In diesem Fall versucht die Kommunikationspartnerin in der Hörerinnenposition, einen Turn zu beginnen und wird von der gegenwärtigen Sprecherin zurückgewiesen (vgl. Henne/Rehbock 1979, 180f).

<u>Beispiel 6:</u> Je4, T30-31 (Turn-Beanspruchung von uP durch Unterbrechung)

```
        >       :
Je      >       :
        VK      :   (laut.)
        NVK1:-n.u.--o-Co-----o-uP------------------------o-i.R. Co---------
        NVK2:
        NVK3:
        >       :T30         < < < < < < < < <
uP      VK:     :---If uhm . Oh, how long did it/was it before you got
        NVK1: -Co------------------------------------------------------------
        NVK2: %stützt Ko i.li. Hd.                          o-stützt
        NVK3:
```

```
          >    :                                          T31
Je       VK    :                                         (laut.)
         NVK1:------------o-i.R.----------------------------%schü. Ko-
         NVK2:
         NVK3:
          >    :           <<<
uP       VK    : yours? (.) About three or five years?...
         NVK1:-----------o-Je------------------------------------o-Co----
         NVK2: Ko i. li. Hd.-----------------------------------------------
         NVK3:
```

```
          >    :
Je       VK    :
         NVK1:o-Co---------------------------------------------------
         NVK2:okod.---------------------------------------------------
         NVK3:    ⇓
          >    :                          <<<<< <<< <<<
uP       VK    : That's not the question I wanna know. Listen! Sorry
         NVK1:----------o-Je----------------------------------o-Co-
         NVK2:----o-gestik.--------------------------------------------
         NVK3:
```

```
          >    :                                          (laut)
Je       VK    :              It was . so . . . . long . . ago (.) it
         NVK1:------------------------------------------------------
         NVK2:------------------------------------------------------
         NVK3:
          >    : <<<< <<<<<<< <<
uP       VK    : to/ What I wanna know was/
         NVK1:------------------------------------------------------
         NVK2:------------------------------o stützt Ko i.li.Hd.------
         NVK3:
```

```
          >    :
Je       VK    : was so long ago.
         NVK1:----------------------
         NVK2: ---------------------o
         NVK3:
          >    :
uP       VK:
         NVK1:----------------------
         NVK2:----------------------
         NVK3:
```

Da bei den hier einbezogenen AAC-Benutzerinnen aufgrund ihrer motorischen Beeinträchtigungen die Vorbereitung des Kodierungsvorganges beträchtliche Zeit beanspruchen kann, soll über die oben für Turn gegebene Definition hinaus auch die Einnahme der Kodierungsposition als Turn-Beanspruchung gelten (vgl. Buzolich/Wiemann 1989). Die Unterdrückung einer Turn-Beanspruchung soll hier als Anzeichen für das Ausüben von Gesprächssteuerung gewertet werden.

9.3.5 Sequenzielle Implikationen eines Turns

Die Analyse der Gesprächssteuerung in einer 1:1-Kommunikation kann sich jedoch nicht auf die Struktur des Sprecherwechsels allein beschränken, sondern erfordert darüber hinaus eine genauere Untersuchung der Beziehung der Turns zueinander. Im Mittelpunkt sollen in diesem Teil der Studie die thematische Verknüpfung, also der Bezug eines Turns zum vorangehenden Gesprächsschritt ("backward links" n. Light, 1985), und die Determinationskraft eines Turns für den folgenden Redebeitrag ("forward links" n. Light, 1985) stehen.

9.3.5.1 Thematische Verknüpfung (backward links)

Die "backward links" (Light 1985, 48) beziehen sich auf die thematische Verknüpfung eines Turns, auf die Frage also, ob der von der Partnerin im vorangehenden Turn thematisierte Redegegenstand (Topic) geteilt oder ein neuer Redegegenstand etabliert wird.

Die Analyse der Topics lehnt sich an die Arbeit von Keenan/Schieffelin (1976) an. Der Terminus Topic bzw. Redegegenstand bezeichnet demnach "the proposition (or set of propositions) about which the speaker is either providing or requesting new information" (a.a.O., 338).

Keenan/Schieffelin (a.a.O.) unterscheiden zwischen themenerhaltenden Turns (continuous discourse), in denen ein Redegegenstand beibehalten oder erweitert wird, und themeneinführenden Turns (discontinuous discourse), in denen ein Wechsel des Redegegenstandes stattfindet.

Im Bereich des themenerhaltenden Turns bezeichnet der Terminus "übereinstimmender Redegegenstand" (collaborating discourse topic) einen Gesprächsschritt, der dem Redegegenstand des vorangehenden Turns thematisch entspricht (s. Beispiel 7). Werden Teile - "a claim and/or presupposition" (a.a.O., 341) - aus dem Redegegenstand des vorangehenden Turns integriert und ausgeweitet, so sprechen Keenan/Schieffelin von einem "incorporating discourse topic (hier mit "erweiternder Redegegenstand" übersetzt, s. Beispiel 8). Eine ähnliche Unterscheidung trifft Corsaro (1979, 376ff) mit den Termini "topic relevant response" und "topic relevant act".

Beispiel 7: Jo4, T21-22 (übereinstimmender Redegegenstand in T 22)

```
       >    :
Jo     VK   :
       NVK1: o-Co----------------------------------------------------------
       NVK2:
       NVK3:

       >    : T21
uP     VK   : How would you like to travel (.) By boat, by plane (.)
       NVK1:-Jo--------------------------------------------------------
       NVK2:
       NVK3:
```

                                    ⇩
```
       >    :
Jo     VK   :                                  T22
       NVK1:------------------------------------------------------------
       NVK2:              o-vers. Kod.----------------o-kod--------
       NVK3:

       >    :                                       !
uP     VK   : by the train . . . . by a car? . By a bus.
       NVK1:----------o-Co------o-uP---------o-Co----------%Jo-o-Co-
       NVK2:
       NVK3:
```

```
       >    :
Jo     VK   : (14 sec)         car
       NVK1:-------------------------o-uP-------------------------
       NVK2: ------------------o
       NVK3:

       >    :                    T23
uP     VK   :                    That's very good!--------
       NVK1:-----------------------------o-Jo--------------------------
       NVK2:
       NVK3:
```

Beispiel 8: Ja1, T21-22 (erweiternder Redegegenstand in T22)

```
       >     :
Ja     VK    :
       NVK1 :-Kt---------------------------%schü. Ko---------------
       NVK2:
       NVK3:

       >     : T21
vP     VK    : You don't like (.) you don't like Nintendo? Doncha? I
       NVK1 :o-Ja---------------------%schü. Ko--------------------o--
       NVK2:
       NVK3:
```

```
       >     :
Ja     VK:                                        (laut.----------
       NVK1 :-----------------------------------------------o-vP%schü.
       NVK2:
       NVK3:

       >     :
vP     VK    : haven't played it that much so I don't know anything
       NVK1 : i.R. Kt-----------------------------------------------
       NVK2:       %zuckt Schultern
       NVK3:
```

⇓

```
       >     :                          T22
Ja     VK    : -----)
       NVK1 : Ko-----------------------------o-Kt----------------
       NVK2:                                 o-kod.---------------
       NVK3:

       >     :   ! !
vP     VK    : about it. You don't care for it, hoh? (8 sec) Ko[T .
       NVK1 : o-Ja------------%schü. Ko-------------o-Kt----------
       NVK2:
       NVK3:
```

```
Ja    >      :
      VK     :
      NVK1:----------------------------------o-iR-o-vP -o-Kt--------------------
      NVK2:----------------------------------o          o-kod.------------------
      NVK3:

vP    >      :
      VK     : too .. much ... B  (7 sec)  too much  . . U . T .    BUT .
      NVK1:-----------------------------------------------------%Ja-o-Kt
      NVK2:
      NVK3:
```

```
Ja    >      :
      VK     :
      NVK1:---------------------------------o-iR--------------------------o-vP u.
      NVK2:--------------------------------o-Geb. "drücken"-o
      NVK3:

vP    >      :
      VK     :.  T .. E  . .      BUTTE (.) N (.) Buttons! Too many buttons
      NVK1:---------o-vP-o-Kt----------------o-Ja--------------------------o
      NVK2:
      NVK3:
```

```
Ja    >      :
      VK     :
      NVK1:nickt-o-vP--------
      NVK2:
      NVK3:

vP    >      :
      VK     :to do for ya]Ko
      NVK1:nickt--------------
      NVK2:
      NVK3:
```

Die von Keenan/Schieffelin (1976) vorgeschlagene Systematik soll im Bereich des themenerhaltenden Turns um ein Element erweitert werden: In Anlehnung an das von Wanska/Bedrosian (1985, 581) als "shading" beschriebene Phänomen wird als dritte Analyseeinheit das Kriterium "schwerpunktverlagernder Redegegenstand" eingeführt. Dabei handelt es sich um die Erscheinung, daß aus dem Thema des vorangehenden Turns ein bis dahin nur nebensächlicher Teilaspekt herausgegriffen und zum zentralen Topic gemacht wird (vgl. die Definition von "teilresponsiv" bei Schwitalla 1979, 135 u. Kp. 3.2.2). Dem "schwerpunktverlagernden Redegegenstand" (s. Beispiel 9) kommt somit neben eindeutig themenerhaltenden Eigenschaften auch ein themeninitiierender Charakter zu (Wanska/Bedrosian a.a.O.).

<u>Beispiel 9:</u> Ja2, T13- T14 (schwerpunktverlagernder Redegegenstand in T 14)

```
        >     : T13
Ja     VK    :           My s:ter like country and hard rock.
       NVK1:-Co-------------------------------------------------
       NVK2: -kod.--------o
       NVK3:

        >     :
vP     VK    :
       NVK1:-i.R. Co----------------------------------------------
       NVK2:
       NVK3:
```

```
        >     :
Ja     VK    :
       NVK1:----------------------------------o-i.R. vP-%nickt-o-i R---
       NVK2:
       NVK3:

        >     :                              !
vP     VK    : Ko [Your sister likes country and hard rock? Both?] Ko
       NVK1:---------------------------------o-Ja--------------%nickt----
       NVK2:
       NVK3: o-beugt s. vor--o
```

```
        >     :
Ja     VK    :           ( laut. )
       NVK1:----------------o-lächelt---------------o---------------
       NVK2:
       NVK3:
                                        ⇩
        >     : T14
vP     VK    : Does she? That's neat, that's neat (.) Becky is what?
       NVK1: --------------o-i.R. Co-------------------------------
       NVK2:
       NVK3:
```

```
Ja    >      :              T15
      VK     :
      NVK1:--o-Co------------------------------
      NVK2:              o-kod--------------------
      NVK3:

vP    >      :
      VK     : Fifteen? Sixteen?
      NVK1:--o-Ja---------o-Co-----------------------
      NVK2:
      NVK3:---------------------------o-beugt s. vor---
```

Im Bereich des themeneinführenden Turns greift die Sprecherin beim "wiedereinführenden Redegegenstand" (reintroducing discourse topic) auf ein Topic bzw. Teile eines Topics zurück, das/die im Verlauf des Gesprächs bereits angesprochen, im direkt vorangehenden Turn jedoch nicht thematisiert wurde/n. Beim "einführenden Redegegenstand" (introducing discourse topic) schließlich wird ein neues Thema eingeführt, das keinen direkten Bezug zum vorangehenden Turn hat und noch an keiner Stelle des Gesprächs angesprochen wurde.

Als weiteres Element, das über die Systematik von Keenan/Schieffelin (a.a.O.) hinausgeht, soll hier das "Off-topic-act" nach Corsaro (1979, 377) eingeführt werden. Bei Off-topic-acts handelt es sich in der Regel um Reaktionen auf plötzlich auftretende Ereignisse, die keinen direkten Bezug zum aktuellen kommunikativen Geschehen besitzen. Beim vorliegenden Korpus beziehen sich die Off-topic-acts häufig auf äußere Umstände des Kodierungsvorganges, z.B. kommentiert uP in T26 aus Je3 die geringer werdende Kraft von Jes Zeigelampe, während sie sich in der Kodierungshandlung befindet (s. Beispiel 10):

Beispiel 10: Je3, T26

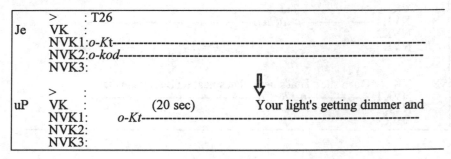

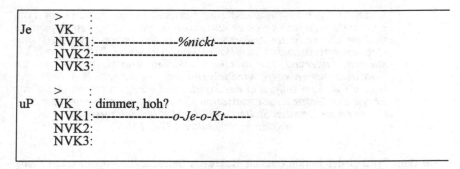

Off-topic-acts werden als solche gekennzeichnet und getrennt analysiert.

Bezüglich des Konzepts "Gesprächssteuerung" lassen sich im Analysebereich der thematischen Verknüpfung folgende Zusammenhänge vermuten: Themeneinführende Turns haben eine leitende Funktion im Gespräch (vgl. Brandt 1980; McKirdy/Blank 1982), üben folglich eine größere Gesprächssteuerung aus als themenerhaltende Turns. Innerhalb der themenerhaltenden Turns wiederum steigt das Ausmaß an Gesprächssteuerung vom übereinstimmenden über den erweiternden zum schwerpunktverlagernden Redegegenstand an (vgl. Corsaro 1979, 376ff).

Außer reinen themenerhaltenden bzw. themeneinführenden Turns treten selbstverständlich häufig Mischformen auf (z.B. erster Teil des Turns themenerhaltend mit übereinstimmendem Redegegenstand, zweiter Teil themeneinführend mit einführendem Redegegenstand). Die Bewertung der Gesprächssteuerung erfolgt nach dem Teil des Turns, der den höchsten Grad an Gesprächssteuerung ausübt.

9.3.5.2 Determinationskraft der Turns (forward links)

Eine umfassende Analyse der Determinationskraft eines Turns auf der Handlungsebene, der thematisch-inhaltlichen Ebene und der Beziehungsebene (Henne/Rehbock 1979, 205) ist im Rahmen dieser Arbeit nicht leistbar - hier steht die Frage im Mittelpunkt, welche Handlungsimplikationen ein Turn für den/die folgenden Gesprächsschritt/e innehat. Der Oberbegriff, mit dessen Hilfe das Phänomen beleuchtet werden soll, ist die konditionelle Relevanz:

> *"Damit ist gemeint, daß auf eine Handlung eines bestimmten Typs eine andere Handlung eines korrespondierenden Typs zu folgen hat und an dieser Stelle erwartbar ist. (...) Äußerungsaktivitäten sind stets zu interpretieren als Paare von "slot" und "filler": eine bestimmte Äußerung, die in einem anderen Kontext einen anderen Charakter haben kann, wird folgend auf eine Frage als Antwort gehört u.s.w. Erst aufgrund der konditionellen Relevanz wird auf der Ebene der Gesprächsorganisation die Abwesenheit bestimmter Elemente an bestimmten Stellen auffällig und bedeutungsvoll (...)."*
> (Kallmeyer/Schütze 1976, 15)

Auf dem Prinzip der konditionellen Relevanz beruhen die sogenannten Paarsequenzen (adjacency pairs), wie z.B. Gruß-Gegengruß, Bitte-Erfüllung, Frage-Antwort, Angebot-Akzeptierung (vgl. Schegloff 1968; Schegloff/Sacks 1973; Wunderlich 1976), die hier die Basiseinheiten der Analyse bilden.

Der Interaktant, der den ersten Teil einer Paarsequenz aktiviert, übt eine Form von Gesprächssteuerung aus, da es für die Partnerin gemäß den Gesprächsregeln obligatorisch ist, den zweiten Teil der Sequenz zu realisieren. Dabei kann innerhalb des Turns, in dem der zweite Teil einer Paarsequenz vollzogen wird, ebenfalls eine neue Paarsequenz initiiert werden (vgl. "arching" bei Mishler 1975).

Unter dem Aspekt der Gesprächssteuerung soll hier daher unterschieden werden in:

- Turns, die den ersten Teil einer Paarsequenz beginnen (P1),
- Turns, die den zweiten Teil einer Paarsequenz vollziehen (P2),
- Turns, die den zweiten Teil einer Paarsequenz realisieren und ihrerseits eine neue Paarsequenz beginnen (P2 + P1),
- Turns, die nicht Teil einer Paarsequenz sind (k.Ps.).

Für die Analyse der Gesprächssteuerung gilt dabei zu beachten: Das Ausmaß der tatsächlich ausgeübten Gesprächssteuerung wird entscheidend vom Antwortverhalten der Partnerin mitbestimmt:

> *"Der Antwortende besitzt nicht nur die Freiheit, unter den determinierenden Erwiderungsalternativen entsprechend seinen Interessen zu wählen, sondern vermag sich ihnen überhaupt oder teilweise zu entziehen - unter Umständen jedoch mit negativen Auswirkungen auf den Gesprächsverlauf."*
> (Henne/Rehbock 1979, 211)

In Anlehnung an Schwitalla (1979, 135) wird daher das Antwortverhalten in die drei Kategorien unterteilt:

- responsiv, wenn der Intention und dem Inhalt des ersten Teils einer Paarsequenz entsprochen wird,
- teilresponsiv, wenn ein Teil des Inhaltes isoliert betrachtet wird,
- nonresponsiv, wenn weder auf den Inhalt noch auf die Intention des initiierenden Sequenzteils eingegangen wird.

9.4 Analysekriterien zu Arbeitshypothese 3: Kokonstruktionen

Die Erläuterung der Analyseeinheit Kokonstruktion erfolgte bereits unter 6.3. In dieser Arbeit stehen im Bereich der Kokonstruktionen die Anzahl der von Kokonstruktionen gestützten Turns sowie die Art und Häufigkeit verschiedener Kokonstruktionstypen im Vordergrund.

9.5 Analysekriterien zu Arbeitshypothese 4: AAC-spezifische Verstehenskrisen

Eine AAC-spezifische Verstehenskrise liegt vor, wenn die sprachlichen Handlungen oder Teile der sprachlichen Handlungen einer Partnerin aus Gründen technischer Art nicht verstanden oder mißinterpretiert werden, d.h. wenn die Ursachen für Störungen des kommunikativen Handlungsgeschehens in der AAC-Methode zu finden sind (s. Beispiel 11). Abzugrenzen sind AAC-spezifische Verstehenskrisen von solchen inhaltlicher Art, bei denen die Proposition der sprachlichen Handlung(en) durch die Partnerin in ihrer Bedeutung nicht nachvollzogen werden kann.

Beispiel 11: Ja4, T2 (Verstehenskrise verursacht durch die Ungewohntheit einer synthetischen Stimme)

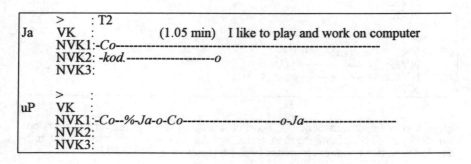

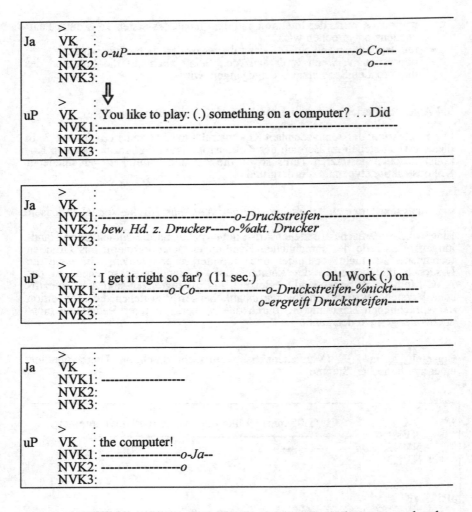

Eine Verstehenskrisen-Sequenz beginnt mit der die Krise verursachenden sprachlichen (Teil-)Handlung und endet mit der Lösung der Störung oder mit der Aufgabe des Lösungsversuches (vgl. Marriner et al. 1985, 307).

Die Analyse der AAC-spezifischen Verstehenskrisen in dieser Arbeit bezieht sich auf die Anzahl derartiger Phänomene, die Ursachen der Krisen und die Art der Lösungsversuche.

10. Untersuchungsergebnisse

Vor der Darstellung der Untersuchungsergebnisse sei noch einmal ausdrücklich betont, daß die vorliegenden quantitativen Aussagen sich auf die geringe Grundgesamtheit von sechs nichtsprechenden Probanden mit sechs vertrauten und sechs unvertrauten Partnern/Partnerinnen beziehen und daher kein Anspruch auf Verallgemeinerbarkeit erhoben werden kann. Auf die Verwendung entscheidungsstatistischer Verfahren wurde daher verzichtet, denn die Einbeziehung nur eines zusätzlichen nichtsprechenden Probanden in die Untersuchung könnte derartige Angaben bedeutsam verändern.

Dennoch erscheint neben der Beschreibung qualitativer Besonderheiten der Computer- bzw. Kommunikationstafelbenutzung auch die Analyse der quantitativen Kommunikationsanteile sinnvoll und notwendig, lassen sich doch zumindest Tendenzen aufzeigen, die in späteren, stärker quantitativ ausgerichteten Arbeiten zu überprüfen sein werden.

10.1 Einige Zahlenwerte zur Asymmetrie zwischen natürlichen Sprecherinnen und AAC-Benutzerinnen

Zunächst einmal gilt festzuhalten, daß die in der Literatur bereits mehrfach beschriebene Asymmetrie der Kommunikation zwischen AAC-Benutzerinnen und ihren natürlichsprechenden Partnerinnen (vgl. Kp. 6.1) auch durch das vorliegende Korpus eindrucksvoll bestätigt wird. Bei der Bewertung der Ergebnisse gilt jedoch zu bedenken, daß bei allen Paarkonstellationen dieser Untersuchung der Statusunterschied der Probanden eine Asymmetrie der Kommunikation mitbedingt: Bei den nichtsprechenden Menschen handelt es sich ausnahmslos um Schüler/innen im Alter zwischen 13 und 18 Jahren, bei den natürlichsprechenden Partnern/Partnerinnen um Erwachsene, die sich durch beruflichen Status (z.T. Lehrer/innen, Therapeuten/innen) und Alter in einer sozial überlegenen Position befinden.

Um nur einige Durchschnittswerte (d = durchschnittliche Differenz) zu nennen: Die Anzahl der "Wörter", die von den natürlichsprechenden Probanden in der untersuchten 10-Minuten-Einheit geäußert werden, liegt im Vergleich mit den AAC-Benutzerinnen um d = 391,6 höher. Zählt man die Gesamtheit intentionaler Mitteilungen, faßt also die strenggenommen nicht gleichwertigen Einheiten "Wörter" und "selbständige NVK" zusammen, so ergibt sich für die natürlichsprechenden Interaktanten immerhin noch ein um d = 375,4 höherer Durchschnittswert.

Für die Anzahl der sprachlichen Handlungen, die anhand der Kategorie "Gesprächsakt" (GA) gemessen werden, lassen sich folgende Werte beschreiben: Durchschnittlich vollziehen die natürlichsprechenden Gesprächspartnerinnen des vorliegenden Korpus 48,2 GA mehr als die nichtsprechenden Probanden.

Die genannten Zahlenangaben gewinnen ein besonderes Gewicht in Anbetracht des geringen temporalen Anteils der natürlichsprechenden Interaktanten am Gespräch: Mit Ausnahme der Paarkonstellation Ma/uP liegt der Anteil der natürlichsprechenden Partnerinnen an der 10-Minuten-Einheit in allen Fällen um durchschnittlich 274,9 Sekunden niedriger als der temporale Anteil der AAC-Benutzerinnen.

Interessant erscheint auch der Vergleich der Werte "Wörter pro Minute" (W/min) bzw. "Wörter + selbständige NVK pro Minute" (W+sNVK/min): Während die natürlichsprechenden Interaktanten durchschnittlich 218,2 W/min äußern, kommen die nichtsprechenden Teilnehmerinnen der vorliegenden Untersuchung auf 6,8 W/min. Die durchschnittliche Differenz beträgt 211,4 W/min.

Da selbständige NVK von den natürlichen Sprecherinnen unseres Korpus kaum eingesetzt wird, liegt der Durchschnittswert für W+sNVK/min kaum verändert bei 218,3. Bei AAC-Benutzerinnen dagegen nehmen sNVK bzw. körpereigene AAC-Modi eine bedeutsame Stellung ein; die Anzahl von Wörtern + sNVK/min beträgt durchschnittlich 10,7. Die Differenz verringert sich, erreicht aber immer noch den hohen Wert von $d = 207,6$.

Diese Zahlenangaben sollen genügen, die Asymmetrie der Kommunikation zwischen natürlichen Sprecherinnen und AAC-Benutzerinnen erneut zu belegen. Im folgenden steht die eigentliche Fragestellung dieser Studie, nämlich die hypothetisierten Unterschiede zwischen der Benutzung von Sprachcomputern und Kommunikationstafeln, im Mittelpunkt.

10.2 Arbeitshypothese 1 - Quantitative Kommunikationsanteile

Arbeitshypothese 1 läßt sich für das hier untersuchte Korpus nicht aufrechterhalten.
Die Darstellung der Einzelergebnisse erfolgt zunächst für die Paare "AAC-Benutzerinnen - vertraute Partnerinnen" und dann für die Paare "AAC-Benutzerinnen - unvertraute Partnerinnen". Die Gesamtwerte für alle Paare sind in den Abbildungen 6a und 6b aufgeführt.

10.2.1 Quantitative Kommunikationsanteile der AAC-Benutzerinnen am Gespräch mit vertrauten Partnerinnen

In der Kommunikation mit vertrauten Partnerinnen (vP) muß für die Mehrzahl der hier untersuchten Fälle in quantitativer Hinsicht eine Überlegenheit der Kommunikation mit Kommunikationstafel festgestellt werden.

In 5 von 6 Fällen ist eine geringere Anzahl der Basiseinheit "Wort" zu zählen, wenn der Computer eingesetzt wird (s. Abbildung 7). Die durchschnittliche Differenz (d) beträgt 20,6 "Wörter" weniger.

Abbildung 6 a: Quantitative Anteile der Partner/-innen am Gespräch (Gesamtwerte)

	Anzahl "Wörter"	Häufigkeit "sNVK"	Anzahl "GA"	Turns aus min.GA	temp. Anteil (sec)	Anzahl Turns
Ja1/vP	43/287	13/2	23/ 50	5/-	482/ 74	16/16
Ja2/vP	26/752	29/1	39/141	23/-	315/211	36/35
Ja3/uP	25/427	21/-	33/ 79	17/-	369/141	30/30
Ja4/uP	41/275	4/-	19/ 40	9/-	440/ 77	17/17
Je1/vP	96/479	10/-	34/104	-/-	354/185	25/25
Je2/vP	95/347	5/-	23/ 55	2/-	428/115	12/13
Je3/uP	56/457	4/1	26/ 88	7/-	426/122	22/22
Je4/uP	107/271	7/-	31/ 51	7/-	464/ 77	29/19
Sa1/vP	47/714	54/1	73/130	27/-	359/175	57/57
Sa2/vP	30/399	24/-	39/ 66	8/-	373/106	27/28
Sa3/uP	29/571	24/-	37/ 90	20/-	324/138	36/36
Sa4/uP	51/484	24/-	45/ 85	16/-	371/111	39/38
Ma1/vP	20/608	30/-	35/117	22/-	294/180	31/32
Ma2/vP	24/614	13/-	20/127	12/-	273/182	20/21
Ma3/uP	-/894	42/-	41/159	38/-	69/360	40/40
Ma4/uP	40/390	9/-	34/ 95	27/-	257/154	32/33
Jo1/vP	48/410	4/-	18/ 56	3/-	400/108	18/19
Jo2/vP	33/165	1/-	9/ 20	1/-	474/ 42	7/ 7
Jo3/uP	31/385	14/-	28/ 66	13/-	415/111	27/28
Jo4/uP	32/237	8/-	17/ 41	9/-	456/ 75	16/16
Ro1/vP	84/325	18/1	45/ 60	10/-	430/ 61	35/35
Ro2/vP	31/309	14/-	27/ 55	7/-	433/ 65	26/26
Ro3/uP	39/381	9/-	21/ 63	4/-	403/103	19/18
Ro4/uP	29/275	15/-	24/ 59	13/-	463/ 67	22/21

<u>Abbildung 6b:</u> Quantitative Anteile der Partner/-innen am Gespräch
(Durchschnittswerte)

	"Wörter" pro Min.	"Wörter + sNVK" pro Min.
Ja1/vP	5,4/232,7	7,0/234,3
Ja2/vP	5,0/213,8	10,5/214,1
Ja3/uP	4,1/181,7	7,5/181,7
Ja4/uP	5,6/214,3	6,4/214,3
Je1/vP	16,3/155,4	18,0/155,4
Je2/vP	13,3/181,0	14,0/181,0
Je3/uP	7,9/224,8	8,5/225,3
Je4/uP	13,8/211,2	14,7/211,2
Sa1/vP	7,9/244,8	16,9/245,1
Sa2/vP	4,8/225,9	8,7/225,9
Sa3/uP	5,4/248,3	9,8/248,3
Sa4/uP	8,3/261,6	12,1/261,6
Ma1/vP	4,1/202,7	10,2/202,7
Ma2/vP	5,3/202,4	8,1/202,4
Ma3/uP	−/149,0	36,5/149,0
Ma4/uP	9,3/152,0	11,4/152,0
Jo1/vP	7,2/227,8	7,8/227,8
Jo2/vP	4,2/235,7	4,3/235,7
Jo3/uP	4,5/208,1	6,5/208,1
Jo4/uP	4,2/189,6	5,3/189,6
Ro1/vP	11,7/319,7	14,2/320,7
Ro2/vP	4,3/285,2	6,2/285,2
Ro3/uP	5,8/221,9	7,2/221,9
Ro4/uP	3,8/246,3	5,7/246,3

Bei dem einzigen Ausnahmefall (Ma), in dem der nichtsprechende Proband 4 "Wörter" mehr auf dem Computer äußert, handelt es sich um einen jungen Mann, dessen Selektion auf der Kommunikationstafel durch Blickrichtung + Fragenscanning der Partnerin erfolgt. Aufgrund von Reflexaktivitäten und unzureichender Kopfkontrolle bleiben seine Blickbewegungen jedoch ungenau, wodurch die Nutzung der Kommunikationstafel auch bei der vertrauten Partnerin durch zahlreiche Verstehenskrisen (vgl. Kp. 10.5) gekennzeichnet und somit stark beeinträchtigt ist. Die Ursache für die leicht geringere Anzahl in der Kategorie "Wörter" bei Einsatz der Kommunikationstafel ist in dieser Paarkonstellation zudem durch die Tatsache zu erklären, daß die vertraute Partnerin exzellente Fähigkeiten besitzt, kAAC-Modi und sNVK des nichtsprechenden Partners zu entschlüsseln. Ein großer Teil der Kommunikation erfolgt in dieser Gesprächseinheit somit ohne Hilfe der Kommunikationstafel.

Interessanterweise reduziert sich die Häufigkeit von kAAC-Modi bzw. sNVK in diesem und in vier anderen Fällen mit einer durchschnittlichen Differenz von d = 11,8, wenn der Computer als Kommunikationshilfe genutzt wird. In der Paarkonstellation Ma2/vP hat die Reduktion von kAAC-Modi und sNVK zur Folge, daß trotz einer höheren Anzahl in der Kategorie "Anzahl von Wörtern" die Gesamtheit intentionaler Mitteilungen bei Einsatz des Sprachcomputers geringer ausfällt als bei Einsatz der Kommunikationstafel. Der einzige Fall in den Paarkonstellationen mit vertrauten Partnerinnen, in dem keine Reduktion von kAAC-Modi bzw. sNVK bei Einsatz des Sprachcomputers zu verzeichnen ist (Ja2/vP), erweist sich bei näherer Betrachtung als untypisch: Hier wird der Sprachcomputer ähnlich wie eine Kommunikationstafel benutzt, d.h. die vertraute Partnerin erbringt häufig Kokonstruktionsleistungen durch Voraussage, Ausweitung oder Ergänzung (zur Analyse s. Kp. 9.2.3).

Zählt man alle intentionalen Mitteilungen zusammen, bildet also eine Gesamtheit aus den Grundeinheiten "Wörter" und "sNVK", so zeigt sich ein eindeutiges Bild: Mit einem Durchschnittswert von 23,67 werden bei der Computerbenutzung mit vertrauten Gesprächspartner/innen von allen AAC-Benutzer/innen weniger "Wörter + sNVK" geäußert als bei der Nutzung einer Kommunikationstafel (s. Abbildung 8).

Die Anzahl der vollzogenen Gesprächsakte liegt in 5 von 6 Fällen (Ausnahme Ja2/vP) niedriger, wenn ein Computer als Kommunikationshilfe eingesetzt wird. Auch hier wird das Ergebnis durch einen weiteren Analyseschritt noch deutlicher: Bleiben alle Turns, die nur aus minimalen GA ("ja", "nein", "weiß nicht") bestehen, ausgeklammert, so sind in allen Fällen mit d = 9,5 weniger GA zu verzeichnen, wenn ein Sprachcomputer als Kommunikationshilfe eingesetzt wird (s. Abbildung 9).

Abbildung 7: Anzahl an Wörtern bei Einsatz der Kommunikationstafel bzw. des Sprachcomputers in der 1 : 1-Interaktion mit vertrauten Partnerinnen

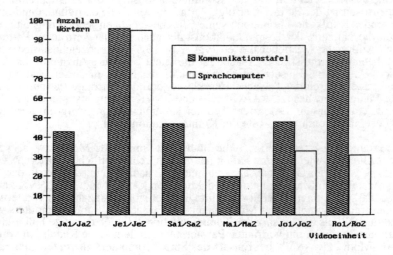

Abbildung 8: "Wörter + sNVK" bei Einsatz der Kommunikationstafel bzw. des Sprachcomputers in der 1 : 1-Interaktion mit vertrauten Partnerinnen

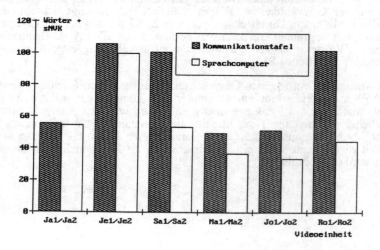

Abbildung 9: Anzahl an "GA - min. GA" bei der Kommunkationstafel bzw. des Sprachcomputers in der 1 : 1-Interaktion mit vertrauten Partnerinnen

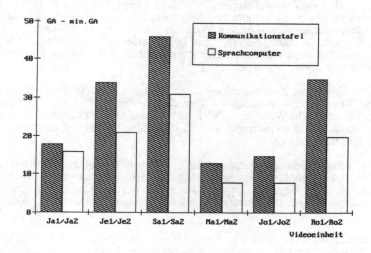

Abbildung 10: "Wörter + sNVK/min." bei Einsatz der Kommunikationstafel bzw. des Sprachcomputers in der 1 : 1-Interaktion mit vertrauten Partnerinnen

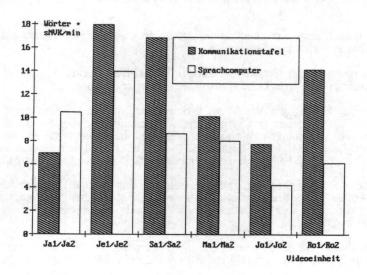

Der temporale Anteil der AAC-Benutzerinnen an der 10-Minuten-Einheit liegt in 4 von 6 Fällen mit d = 41,25 Sekunden bei Einsatz des Sprachcomputers höher, bei den Paarkonstellationen Je/vP und Ma/vP mit jeweils 167 bzw. 21 Sekunden niedriger. In keinem der erstgenannten Fälle ergeben sich aus dem höheren temporalen Anteil höhere Werte in den Kategorien "Wörter", "Wörter + sNVK" oder "Anzahl von GA". Ein hoher temporaler Anteil von AAC-Benutzerinnen an einem Gespräch kann somit nicht als Indiz für hohe quantitative Gesamtanteile gewertet werden.

Deutlich wird dieser Zusammenhang auch durch die Analyse der Geschwindigkeit der Kommunikation durch die Berechnung der Anzahl von Wörtern pro Minute (W/min) und Wörtern + sNVK pro Minute (W+sNVK/min). In 5 von 6 Fällen (Ausn. Ma2) werden mit d = 3,37 weniger W/min geäußert, wenn der Computer im Einsatz ist.

Gleiches gilt mit der Ausnahme Ja2 für die Gesamtheit intentionaler Mitteilungen der AAC-Benutzerinnen gemessen an den Basiseinheiten "Wörter + sNVK/min". Hier liegt der Durchschnittswert bei der Computernutzung um 5,14 niedriger als bei der Benutzung einer Kommunikationstafel (s. Abbildung 10).

Die Tendenz im vorliegenden Korpus läßt sich somit wie folgt beschreiben: In der Kommunikation mit vertrauten Partnerinnen erscheint die Kommunikationstafel in quantitativer Hinsicht dem Sprachcomputer überlegen zu sein. Bei Einsatz der Tafel gelingt es der Mehrzahl der hier untersuchten nichtsprechenden Probanden, mehr intentionale Mitteilungen in kürzerer Zeit zu äußern als beim Einsatz des Sprachcomputers. Eine Analyse des Befundes erfolgt unter 10.2.3.

10.2.2 Quantitative Kommunikationsanteile der AAC-Benutzerinnen am Gespräch mit unvertrauten Partnerinnen

Die Betrachtung der Paarkonstellationen "AAC-Benutzerinnen - unvertraute Partnerinnen (uP)" zeigt keine eindeutigen Gesamtergebnisse.

Bei der Berechnung der Anzahl an "Wörtern" ist in 5 von 6 Fällen mit d = 26 zwar eine Überlegenheit des Sprachcomputers festzustellen, bei der Gesamtheit intentionaler Mitteilungen (Wörter + sNVK) sind die Zahlenwerte jedoch relativ ausgeglichen, d.h. in 3 Fällen mit d = 27,7 bei der Sprachcomputerbenutzung höher und in 3 Fällen mit d = 3,3 niedriger (s. Abbildungen 11 und 12).

Auch bei der Häufigkeit von sNVK lassen sich nur geringe Unterschiede beschreiben: In drei Fällen wird mit d = 18 weniger sNVK bei der Computerbenutzung vollzogen, in zwei Fällen mit d = 4,5 mehr und in einem Fall besteht kein Unterschied.

Die Anzahl der Gesprächsakte liegt in drei Fällen mit d = 10,6 bei Einsatz des Sprachcomputers niedriger, in drei Fällen mit d = 5,3 höher. Auch nach Abzug

der Turns, die nur aus minimalen GA bestehen, bleibt das Verhältnis fast ausgeglichen: In drei Fällen werden mit d = 7 mehr"GA - min. GA" vollzogen, wenn der Sprachcomputer im Einsatz ist, in drei Fällen mit d = 6 weniger (s. Abbildung 13).
Der für die Paarkonstellationen "AAC-Benutzerinnen - vP" beschriebene Trend, daß der temporale Anteil der nichtsprechenden Probanden an der 10-Minuten-Einheit bei Einsatz des Sprachcomputers steigt, bestätigt sich für die Paare AAC-Benutzerin - uP: Hier liegt der temporale Anteil in allen Fällen mit d = 74,2 Sekunden höher.

Die für die Effektivität einer Kommunikationshilfe wichtigen Werte zur Geschwindigkeit der Kommunikation, also W/min bzw. Wörter + sNVK/min, sind nicht eindeutig: So lassen sich zwar in vier von sechs Fällen mit d = 4,9 mehr Wörter pro Minute bei der Computerbenutzung verzeichnen, doch die Gesamtheit intentionaler Mitteilungen (W + sNVK/min) liegt in vier von sechs Fällen mit d = 7,3 niedriger (s. Abbildung 14).

Der letztgenannte Wert muß jedoch relativiert werden, da der geringe temporale Anteil bei gleichzeitig hohen sNVK-Werten für Ma in Ma3/uP auf die ungewöhnlich große Anzahl von Ja/Nein-Fragen durch die unvertraute Partnerin zurückzuführen ist (zur genaueren Analyse des Paares Ma/uP vgl. Kp. 10.6). Bleibt die Paarkonstellation Ma/uP ausgeklammert, so ergibt sich beim vorliegenden Korpus immer noch ein - wenn auch geringer - Vorteil für die Kommunikationstafel: In drei von fünf Fällen mit d = 1,3 liegt die Anzahl von "Wörtern + sNVK/min" bei der Computernutzung niedriger, in zwei von fünf Fällen mit d = 4,3 höher.

Insgesamt bleibt festzuhalten: In der Kommunikation mit unvertrauten Partnerinnen ist bei drei Paarkonstellationen (Je/uP, Sa/uP, Ma/uP) eine Tendenz zur Überlegenheit des Sprachcomputers zu beschreiben und in drei Paarkonstellationen (Ja/uP, Jo/uP, Ro/uP) eine leichte Tendenz zur Überlegenheit der Kommunikationstafel.

10.2.3 Arbeitshypothese 1: Analyse der Ergebnisse

10.2.3.1 Bedeutung der Kokonstruktionen

Für die Überlegenheit der Kommunikationstafel im Gespräch mit den vertrauten Partnerinnen und die uneinheitlichen Ergebnisse im Gespräch mit den unvertrauten Partnerinnen in den für A1 gemessenen Kategorien bietet sich folgende Erklärung an:

Die Effektivität einer Kommunikationstafel ist in hohem Maße abhängig von den Kokonstruktionsfähigkeiten der Partnerin. Vertraute Partnerinnen, die schon vielfältige Erfahrungen mit Kokonstruktionshandlungen gesammelt haben, können durch Voraussagen und Erweiterungen bzw. durch Interpretation telegrammstilartiger Mitteilungen den Umfang und die Geschwindigkeit der

Abbildung 11: Anzahl an "Wörtern" bei Einsatz der Kommunikationstafel bzw. des Sprachcomputers in der 1 : 1-Interaktion mit unvertrauten Partnerinnen

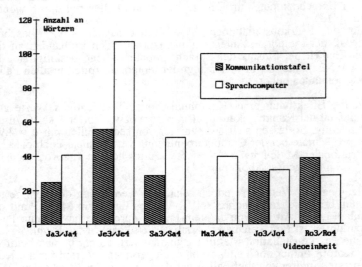

Abbildung 12: "Wörter + sNVK" bei Einsatz der Kommunikationstafel bzw. des Sprachcomputers in der 1 : 1-Interaktion mit unvertrauten Partnerinnen

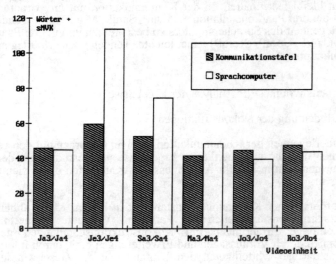

Abbildung 13: Anzahl an "GA - min. GA" bei Einsatz der Kommunikationstafel bzw. des Sprachcomputers in der 1 : 1-Interaktion mit unvertrauten Partnerinnen

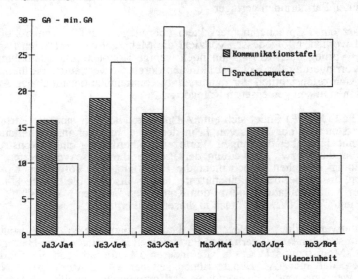

Abbildung 14: "Wörter + sNVK/min." bei Einsatz der Kommunikationstafel bzw. des Sprachcomputers in der 1 : 1-Interaktion mit unvertrauten Partnerinnen

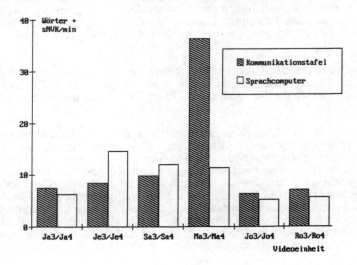

Kommunikation mit einer Kommunikationstafel erhöhen. Zudem ist die Wahrscheinlichkeit von Verstehenskrisen während der Kokonstruktionshandlungen bei vertrauten Partnerinnen geringer.

Bei Einsatz eines Sprachcomputers kann überwiegend auf Kokonstruktionen verzichtet werden, infolgedessen vollzieht die Mehrzahl der vertrauten Partnerinnen des vorliegenden Korpus nur noch wenige Kokonstruktionshandlungen. Mit der Verringerung der Kokonstruktionen durch die vertrauten Partnerinnen reduziert sich offensichtlich der quantitative Kommunikationsanteil der AAC-Benutzerinnen in den gemessenen Kategorien.

In einem Fall (Ja2/vP) findet sich eine Ausnahme: Hier hält sich die Partnerin zwar im ersten Teil der Turns von Ja in der Regel mit Kokonstruktionen zurück, scheint dann aber der langen Wartezeiten überdrüssig und kokonstruiert durch Vollendung bzw. Ausweitung der Proposition. Diese verzögerten Kokonstruktionen erreichen jedoch nicht die Effektivität der sofortigen Kokonstruktionen, die vP bei der Tafelbenutzung leistet. Insofern bleibt eine Überlegenheit der Kommunikationstafel in den Kategorien "Wörter + sNVK", "GA - min. GA" und "W+sNVK/min" auch in diesem Fall erhalten.

Interessanterweise bildet das Paar Ja/vP darüber hinaus die einzige Ausnahme der Paarkonstellationen mit vertrauten Partnerinnen in Bezug auf die Häufigkeit von kAAC-Modi bzw. sNVK. Für alle anderen 5 Paare läßt sich die Tendenz beschreiben, daß die AAC-Benutzerinnen seltener kAAC-Modi bzw. sNVK einsetzen, wenn sie den Sprachcomputer als Kommunikationshilfe benutzen. Es läßt sich hypothetisieren, daß dieser Trend durch die Konzentration beider Partnerinnen auf das technische Hilfsmittel zu erklären ist und daß die infolge der Kokonstruktionshandlungen geringere Konzentration auf das technische Hilfsmittel in der Paarkonstellation Ja/vP dieser Erscheinung entgegenwirkt. Die Ergebnisse aus den Paarkonstellationen "AAC-Benutzerinnen - uP" sind allerdings zu wenig eindeutig, um diese Hypothese zu stützen bzw. zu schwächen.

Die zentrale Bedeutung der Kokonstruktionsfähigkeiten der Partnerinnen für die Effektivität der Kommunikationstafel in den unter A1 gemessenen Kategorien dagegen wird auch durch die Analyse der Paare "AAC-Benutzerinnen - uP" bestätigt:

Der Sprachcomputer ist als Kommunikationshilfe in den drei Fällen überlegen, in denen die Kokonstruktionshandlungen der unvertrauten Partnerinnen Besonderheiten bzw. schwerwiegende Mängel aufweisen. In der Paarkonstellation Je3/uP verzichtet uP überwiegend auf Kokonstruktionen und liest die Kodierungen Je's schweigend mit. Es resultieren lange Kodierungszeiten und zahlreiche Verstehenskrisen. Bei Ma3/uP zeigt uP sich völlig überfordert, die notwendigen Kokonstruktionen zu leisten, wodurch das Gespräch kollabiert und nur durch künstliche Bemühungen von Seiten uPs über die geforderten 10 Minuten aufrechterhalten wird (vgl. Kp. 10.6). In der Konstellation Sa3/uP wiederum vollzieht uP kaum Kokonstruktionshandlungen durch Voraussage, sondern läßt Sa die Wörter ganz buchstabieren. Darüber hinaus nutzt sie das Gespräch zu einem sicher wohlmeinenden, der Situation jedoch nicht angemessenen Rechtschreibunterricht (s. Beispiel 12).

Beispiel 12: Sa3, T28-29

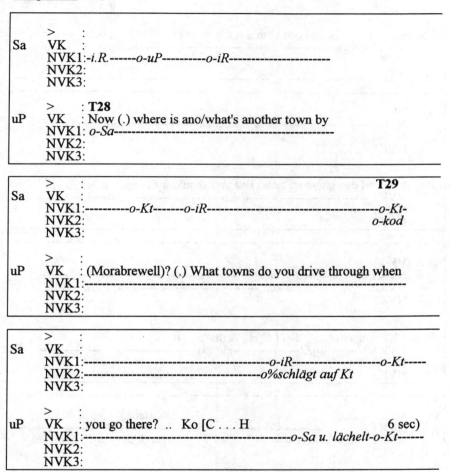

```
Sa   >    :
     VK   : (stöhnt)
     NVK1: o-iR----------------------------------------------%nickt------
     NVK2:
     NVK3:
                                                                    ⇩
     >    :
uP   VK   :              Is this one with a really long name?] Ko . I bet
     NVK1:-o-Sa-------------------------------------------%lächelt----
     NVK2:
     NVK3:
```

```
Sa   >    :
     VK   :
     NVK1:---------------------o-uP-%lächelt-------------------------
     NVK2:
     NVK3:

     >    :
uP   VK   : I can guess it (lacht) But you should try to spell it
     NVK1:---------------------------o-Kt----------------------o-Sa-------
     NVK2:
     NVK3:
```

```
Sa   >    :
     VK   :
     NVK1:-----------o-Kt-%nickt----------------------------------------
     NVK2:                o-kod.-----------------------------o-%Geb.:"weiß
     NVK3:

     >    :
uP   VK   : maybe ..   Ko [ C H . A that's . . R . . .
     NVK1:-----------o-Kt---------------%nickt------------------------------
     NVK2:
     NVK3:                                      o-beugt s. vor------------
```

```
Sa   >    :
     VK   : ( laut.)                            (laut.)
     NVK1:------------------------------------%nickt--------------------------
     NVK2: nicht" o-kod--------o            %schlägt auf Kt o-wischt
     NVK3:
---
     >    :
uP   VK   :            CHA was right!           (8 sec)
     NVK1:---o-Sa-------%nickt--------------------------------o-Kt-%läch.-
     NVK2:
     NVK3:------------------------------------------------------------------
```

```
Sa   >    :
     VK   :
     NVK1:----------------------------------------%nickt-o-iR-----
     NVK2: s. Md----------------------------------------------------
     NVK3:

uP   >    :
     VK   : Are you trying to say Chamberlain?] Ko
     NVK1: o-Sa------------------------------------%lächelt-------------
     NVK2:
     NVK3:
```

Die Bedeutung effektiver Kokonstruktionshandlungen für die Überlegenheit der Kommunikationstafel in den beschriebenen Kategorien wird auch durch das Paar Ro/uP bestätigt: Zwar zeigt sich auch hier die Unerfahrenheit uP's in Kokonstruktionen durch etliche Verstehenskrisen, doch gelingen uP sowohl zahlreiche Kokonstruktionen ohne Verstehenskrisen als auch Kokonstruktionen durch Voraussage. Für Ro stellt die Kommunikationstafel in den untersuchten Gesprächssituationen mit beiden Partnerinnen das in quantitativer Hinsicht effektivere Kommunikationsmedium dar.

Interessant in diesem Zusammenhang erscheint zudem die Betrachtung der Paarkonstellationen Jo/vP und Jo/uP. Auch für Jo ist überwiegend die Kommunikationstafel in den gemessenen Kategorien überlegen, obwohl er selbst in Jo2, T14 die Ansicht vertritt, mit dem Sprachcomputer besser kommunizieren zu können: "I can talk more to people more faster."

Die Ursache für die quantitative Überlegenheit der Kommunikationstafel ist wiederum offensichtlich in der Beschleunigung der Kommmunikation durch die Kokonstruktionsleistungen der Partnerinnen zu finden.

Auch die Analyse des Paares Ja/uP verweist, wenn auch eher indirekt, auf die Bedeutung der Kokonstruktionen: Bei Nutzung des Sprachcomputers vollzieht Ja hier mehr sprachliche Handlungen, die aus grammatisch vollständigen bzw. fast vollständigen Sätzen bestehen (z.B. "I like to play and work on computer", "You have a trail to get to Oreon", "You are snake and you are eating food"). Er äußert somit zwar mehr Wörter, kommt insgesamt jedoch aufgrund der langen Kodierungszeiten auf eine geringere Anzahl an sprachlichen Handlungen insgesamt, gemessen an der Kategorie GA. Bei Einsatz der Kommunikationstafel und gleichzeitigen Kokonstruktionen der Partnerin vollzieht er mehr telegrammstilartige Turns (z.B. "race", "on track") oder beginnt einen Satz, den die Partnerin durch Voraussage beendet. Somit werden zwar insgesamt weniger "Wörter" von Ja geäußert, jedoch - dank der Kokonstruktionsleistungen von uP - mehr sprachliche Handlungen in der 10-Minuten-Einheit vollzogen.

Für das vorliegende Korpus läßt sich folglich zusammenfassend festhalten: Es scheint ein Zusammenhang zwischen der Kokonstruktionsfähigkeit der natürlichsprechenden Partnerinnen und der Effektivität der Kommunikationshilfen in den unter A1 gemessenen Kategorien zu geben. Gelingen der natürlichsprechenden Partnerin Kokonstruktionen durch Voraussage, Erweiterung und Interpretation telegrammstilartiger Mitteilungen mit einer geringen Anzahl an Verstehenskrisen, so stellt die Kommunikationstafel das in den vorgegebenen Kategorien überlegene Kommunikationsmedium dar. Der Sprachcomputer dagegen erweist sich in den Fällen als überlegen, in denen Kokonstruktionen unterbleiben bzw. mißlingen.

10.2.3.2 Einsatz von Kodierungsstrategien

Es stellt sich nun die Frage, ob und inwiefern Kodierungsstrategien bei Einsatz des Sprachcomputers Einfluß auf die quantitativen Kommunikationsanteile der AAC-Benutzerinnen ausüben können. Wie bereits ausgeführt (vgl. Kp. 5.4.3) liegt ein theoretisches Potential der Sprachcomputer in ihrer hohen Speicherkapazität, deren Nutzung durch Kodierungsstrategien dem nichtsprechenden Menschen den Zugriff auf ein großes Vokabular unter geringer motorischer Anstrengung ermöglichen könnte. Bei der vorliegenden Untersuchung benutzen drei nichtsprechende Teilnehmerinnen Geräte, die auf die Kodierungsstrategie LOLEC ausgerichtet sind, und drei AAC-Benutzerinnen setzen Sprachcomputer mit MINSPEAK ein (vgl. Kp. 5.4.3).

Überraschenderweise nutzen alle drei nichtsprechenden Probanden mit LOLEC-Strategie mit der Ausnahme eines Turns (Sa3, T7) die Kodierungsmöglichkeiten nicht, sondern setzen das elektronische Hilfsmittel einzig als sprechende Schreibmaschine ein. Die unter 10.2.1 und 10.2.2 referierten Ergebnisse können somit für diese drei AAC-Benutzerinnen kaum überraschen: Daß das Buchstabieren von Wörtern auf einer "sprechenden Schreibmaschine" in der Regel langsamer und infolgedessen unter quantitativen Gesichtspunkten weniger effektiv erfolgt als die kokonstruktionsgestützte 1:1-Kommunikation mit einer Symbol/Wort/Buchstabentafel, erscheint offensichtlich. Einzig bei fehlenden oder mißlingenden Kokonstruktionen durch die Partnerinnen (vgl. Kp. 10.2.3.1) kann eine "sprechende Schreibmaschine" in quantitativer Hinsicht überlegen sein.

Ein anderes Bild ergibt sich zunächst bei den drei MINSPEAK-Benutzerinnen: Sowohl Je als auch Jo greifen auf die MINSPEAK-Software "Words Strategy" zurück, die es ihnen ermöglicht, eingespeicherte Wörter und Phrasen mit 2-3 Tastaturberührungen abzurufen. Ma dagegen nutzt die Satz-Strategie (vgl. Braun 1990, 83), d.h. er ruft bei gegebenem Anlaß Sätze ab, die unter individuellen MINSPEAK-Kodes eingespeichert wurden.

Ein Blick auf die unter A1 erhobenen Vergleichsdaten zwischen Kommunikationstafel und Sprachcomputer zeigt jedoch, daß in den hier untersuchten Fällen auch bei Einsatz der Kodierungsstrategie MINSPEAK der bereits beschriebene Zusammenhang zu den Kokonstruktionsleistungen der natürlichsprechenden Partnerinnen erhalten bleibt: Für Jo/vP, Jo/uP, Ma/vP und Je/vP ist eine Tendenz zur quantitativen Überlegenheit der Kommunikation mit Kommunikationstafel zu verzeichnen, nur bei Je/uP (uP liest schweigend die Kodierungen mit) und Ma/uP (uP versteht die Kodierungstechnik nicht) zeigt sich ein Trend zu größeren Kommunikationsanteilen der AAC-Benutzerinnen bei Einsatz des Sprachcomputers.

Besonders überraschend erscheint dieses Ergebnis für die AAC-Benutzerin Je, die die Kodierungsstrategie MINSPEAK sicher und gezielt einsetzt, über hervorragende Kommunikationsfähigkeiten verfügt und den Sprachcomputer mit beeindruckender Schnelligkeit bedient. So erreicht sie in der Kommunikation mit der vertrauten Partnerin bei Einsatz des Sprachcomputers z.B. die für AAC-Benutzerinnen ungewöhnlich hohe Anzahl von 14,02 Wörtern pro Minute, bei Gebrauch der Kommunikationstafel mit derselben Partnerin liegt dieser Wert mit 17,97 W/min jedoch noch höher.

Die überragende Bedeutung der Kokonstruktionsleistungen durch die natürlichsprechenden Partnerinnen für die quantitativen Kommunikationsanteile von AAC-Benutzerinnen wird somit auch durch diese Analyse bestätigt.

Über die Frage, warum LOLEC von den Probanden dieser Untersuchung nicht genutzt, die Kodierungsstrategie MINSPEAK aber durchaus eingesetzt wird, lassen sich hier nur Vermutungen anstellen. Individuelle Voraussetzungen - z.B. die Art und Weise, in der die Kodierungstechniken erlernt wurden - können ebenso eine Rolle spielen wie die besonderen Eigenarten der Strategien selbst. So argumentieren MINSPEAK-Verfechterinnen u.a., daß Buchstaben/Zahlenkodes bei einem großen Vokabular nicht mehr logisch von den kodierten Wörtern abgeleitet werden könnten und daher zu große Anforderungen an das Erinnerungsvermögen der Benutzerinnen gestellt würden. MINSPEAK dagegen beruhe auf individuellen Assoziationen und könne daher leichter erinnert werden (Baker 1982, 1986a). Bisher liegen nur wenige und zudem widersprüchliche wissenschaftliche Erkenntnisse zu den Kodierungsstrategien vor (vgl. Kp.5.4.3) weitere Studien in dieser für den Einsatz technischer Kommunikationshilfen wichtigen Fragestellung erscheinen dringend geboten.

10.3 Arbeitshypothese 2: Gesprächssteuerung

Im Rahmen der Arbeitshypothese 2 werden die Wahrnehmung von Turn-Möglichkeiten, die Anzahl der Unterbrechungen, die Anzahl der erfolglosen Turn-Beanspruchungen sowie die sequenziellen Implikationen der Turns untersucht. Bei der Darstellung und Analyse der Ergebnisse bleibt im folgenden die Paarkonstellation Ma3/uP weitgehend ausgeklammert, da hier ein totaler Zusammenbruch der Kommunikation vorliegt, der einer getrennten Analyse bedarf (s. Kp. 10.6).

Abbildung 15: Anzahl nicht wahrgenommener Turn-Möglichkeiten

Paar	Anzahl TM
Ja1/vP	3/1
Ja2/vP	6/1
Ja3/uP	5/-
Ja4/uP	5/-
Je1/vP	2/-
Je2/vP	-/-
Je3/uP	-/-
Je4/uP	-/-
Sa1/vP	6/-
Sa2/vP	3/-
Sa3/uP	7/-
Sa4/uP	7/-

Paar	Anzahl TM
Ma1/vP	9/-
Ma2/vP	9/-
Ma3/uP	(Einzelanalyse)
Ma4/uP	3/-
Jo1/vP	-/-
Jo2/vP	1/1
Jo3/uP	2/-
Jo4/uP	3/-
Ro1/vP	-/-
Ro2/vP	4/-
Ro3/uP	4/-
Ro4/uP	2/-

10.3.1 Wahrnehmung von Turn-Möglichkeiten: Ergebnisse

Die Wahrnehmung von Turn-Möglichkeiten durch die nichtsprechenden Probanden wird nach dem vorliegenden Korpus nicht davon beeinflußt, ob das Hilfsmittel "Sprachcomputer" oder das Hilfsmittel "Kommunikationstafel" eingesetzt werden. In beiden Fällen läßt sich ein leichtes Ungleichgewicht zugunsten der natürlichsprechenden Partnerinnen verzeichnen: Während die natürlichsprechenden Probanden der vorliegenden Studie mit nur drei Ausnahmen alle Turn-Möglichkeiten (TM), die sich ihnen bieten, wahrnehmen, läßt die Mehrzahl der AAC-Benutzer/innen einen Teil ihrer TM ungenutzt verstreichen (s. Abbildung 15).

Die Ergebnisse von Lights Untersuchung (1985, 56f), nach der die 4-6jährigen nichtsprechenden Probanden nur etwa die Hälfte ihrer TM nutzen, lassen sich durch die hier vorgefundenen Werte jedoch nicht bestätigen. So nehmen in 5 Paarkonstellationen (Je2, Je3, Je4, Jo1 und Ro1) auch die nichtsprechenden Partner/innen alle TM wahr, und in den 18 übrigen Paarkonstellationen - unter Ausklammerung des Sonderfalls Ma3 liegt der Prozentsatz ungenutzter TM bei durchschnittlich nur 14,66%.

Die Differenzen zu Lights Ergebnissen sind teilweise sicher durch die verschiedenen Altersgruppen der nichtsprechenden Untersuchungsteilnehmerinnen (Vorschulkinder bei Light, Teenager bei Braun) sowie durch die unterschiedlichen Aufnahmesituationen (Spielsituationen bei Light, reine Gesprächssituationen bei Braun) zu erklären. So erscheint es als wahrscheinlich, daß ins Spiel vertiefte Vorschulkinder weniger geneigt sind, sich an einem Gespräch zu beteiligen und Turn-Möglichkeiten wahrzunehmen, als Teenager in einer ausdrücklichen Gesprächssituation.

Gleichzeitig jedoch zeigt der vorliegende Korpus deutlich, wie wenig die von Light (1985, 48) aufgestellte Definition von Turn-Möglichkeit dem untersuchten Phänomen gerecht wird (vgl. Kp. 9.4.3). So stellen zahlreiche Transkriptstellen trotz Vorhandensein der Kriterien "presence of a prior communicative turn by the partner followed by a pause of a second or more" (a.a.O.) keine tatsächliche TM für die nichtsprechenden Probanden dar, weil,

    a.) die natürlichsprechenden Partnerinnen nicht die für Kokonstruktionshandlungen notwendige ungeteilte Aufmerksamkeit zeigen (z.B. Je3, T23);

    b.) die AAC-Benutzerinnen selbst gerade in eine Aktion verstrickt sind, die eine Kodierungshandlung schwierig macht (z.B. Sa1, T15);

    c.) die AAC-Benutzerinnen durch plötzliche Reflexaktivitäten ihres Körpers an der Aufnahme der Kodierungshandlung gehindert werden (z.B. Ro, T44);

d.) die AAC-Benutzerinnen vor Beginn der Kodierungshandlung noch die korrekte Orthographie eines Wortes oder die Kodes für eine eingespeicherte Aussage erinnern müssen (z.B. Jo2, T8);

e.) die motorische Behinderung der AAC-Benutzerinnen so groß ist, daß schon allein die Einnahme der Kodierungsposition häufig mehr als eine Sekunde Zeit beansprucht (z.B. Jo1, T6; Ma2, T10).

Es läßt sich somit vermuten, daß die in der vorliegenden Untersuchung gezählte geringere Anzahl an ungenutzten TM durch AAC-Benutzerinnen auch darauf zurückzuführen ist, daß die Einordnung einer Transkriptstelle in diese Kategorie hier stärker kontextbezogen und jeden Einzelfall analysierend erfolgt als bei Light. Dabei ist keineswegs ausgeschlossen, daß selbst bei dieser vorsichtigen Interpretation einer Transkriptstelle als TM die erzielten Ergebnisse noch zu hoch liegen.

Eine endgültige Klärung der Unterschiede zwischen den Ergebnissen bei Light und Braun würde einen direkten Vergleich der entsprechenden Transkriptstellen erfordern, der hier jedoch nicht geleistet werden kann, da Lights Transkriptionen nicht veröffentlicht sind.

10.3.2 Wahrnehmung von Turn-Möglichkeiten: Analyse der Ergebnisse

Die Frage, ob Turn-Möglichkeiten durch AAC-Benutzerinnen genutzt werden, scheint nach dem vorliegenden Korpus in 1:1-Situationen nicht so sehr von der Art des Hilfsmittels abhängig zu sein, sondern eher von dem Kommunikationsverhalten der Partnerinnen.

Wie oben aufgezeigt wurde, können Pausen von mehr als 1 Sekunde nach einer übergaberelevanten Stelle keineswegs in jedem Fall als tatsächliche Turn-Möglichkeiten für AAC-Benutzerinnen gelten. Ein Beispiel aus dem Korpus zeigt jedoch deutlich, wie schwer es den natürlichsprechenden Partnerinnen u.U. fällt, dieses aus ihrer täglichen Gesprächserfahrung bekannte - wenn auch in der Regel nicht bewußte - Kriterium zu relativieren (s. Beispiel 13).

Beispiel 13: Ma2, T9

```
       >    :
Ma     VK   :
       NVK1 :-Bk-------------------------------------o-Bk u. Ko n. unten--
       NVK2 :
       NVK3 :

       >    : T9
vP     VK   : Alright! Well, we don't wanna (.) block your/ (.) There!
       NVK1 :-iR------------------------o-i.Ri.Ca---o-iR--------------------
       NVK2 :--legt Bk auf Rollstuhltablett-----------------------------------
       NVK3 : o-beugt s. vor---------------------------------------------------
```

```
      >      :
Ma    VK     :                                              (kichert)
      NVK1:------------------------------------------------------------
      NVK2:
      NVK3:
                                    ⇓
      >      :
vP    VK     : We'll leave it right there. . Aha! (.) Well, not much
      NVK1:--------------------------------o-Ma-%lächelt----o-schü. Ko-
      NVK2:----------------o                         o-schlägt---
      NVK3:----------------------o
```

```
      >      :
Ma    VK     :
      NVK1:----------------------------------------------------o-i.Ri.
      NVK2:
      NVK3:

      >      :
vP    VK     : conversation here! You just look at the picture. (lacht)
      NVK1:----------------------o--------------------------------
      NVK2: Hd zusammen---o
      NVK3:
```

```
      >      :                                               T10
Ma    VK     :
      NVK1: vP---------------------o-n.u.----------------------o-Co-------
      NVK2:                                              o-kod----
      NVK3:
                                    ⇓
      >      :
vP    VK     : No, I'm just kidding. . So, you start! (5 sec)
      NVK1:------------------------------------------------o-lächelt--------
      NVK2:
      NVK3:
```

Für Ma ist es, wie das gesamte Transkript verdeutlicht, nicht möglich, innerhalb von 1 Sekunde die Kodierungsposition einzunehmen und einen Turn zu beginnen. Obwohl seine vertraute Partnerin die spezifischen Besonderheiten seines Gesprächsverhaltens gut kennt und in der Regel sensibel darauf einzugehen weiß, scheint sie hier die beiden Pausen von 1 bzw. 2 Sekunden als ausreichenden Zeitraum für die Turn-Übernahme zu bewerten. Nach der ersten Pause "beschwert" sie sich bei Ma ("Well, not much conversation here!"), nach der zweiten Pause fordert sie ihn ausdrücklich auf, einen Turn zu beginnen ("So, you start!").

Gelingt es den Partnerinnen, ihr übliches Gesprächsverhalten zu modifizieren und z.T. ungewöhnlich lange Pausenzeiten zuzulassen, so zeigen sich positive Auswirkungen auf die Gesprächschancen der AAC-Benutzerinnen (vgl. Light 1985, 111f). Der tatsächliche Turn-Wechsel im obenstehenden Beispiel kann diesen Zusammenhang verdeutlichen: Hier wartet die vertraute Partnerin 5 Sekunden, bis Ma die Kodierungshandlung aufnimmt.

Die Geduld der natürlichsprechenden Partnerinnen wird mitunter noch stärker beansprucht: In einigen Fällen dauert es acht (z.B. Ja4, T7; Sa3, T39; Ro3, T32), zehn (z.B. Ja4, T9; Ro3, T33) oder sogar elf Sekunden (z.B. Ja4, T11), bis die AAC-Benutzerinnen einen Turn beginnen.

Entscheidend für die Gesprächschancen der AAC-Benutzerinnen wirkt zudem, ob ihnen die natürlichsprechenden Partnerinnen genügend Zeit einräumen, nach Vollzug einer sprachlichen Handlung den Turn fortzusetzen. Das folgende Beispiel zeigt, wie eine Pausenzeit von sechs Sekunden in die Turn-Fortsetzung des AAC-Benutzers mündet (s. Beispiel 14):

<u>Beispiel 14:</u> Ja1, T2 (der lange Kokonstruktionsprozeß für den ersten GA wird nur in seiner Endphase dargestellt)

```
         >     : T2
Ja       VK    :
         NVK1:-vP----------------------------------------%nickt-----------
         NVK2:
         NVK3:

         >     :                                          <<  <<<
vP       VK    : Ko [------- It's fun to watch a play? . You mean . . .
         NVK1:-Kt--------o-Ja-----------------------------------------
         NVK2:
         NVK3:
```

```
         >     :
Ja       VK    :
         NVK1: %nickt------------------------------------------%nickt---
         NVK2:
         NVK3:
         >     :                        !
vP       VK    : during the game (.) a play during the game.] Ko
         NVK1: %nickt-----%nickt-%nickt---------------------%lächelt-
         NVK2:N
         NVK3:
```

```
Ja    >    :
      VK   :                    (laut.)
      NVK1:----------o-iR-%lächelt-o-Kt-------------------------%schü.Ko--
      NVK2:                              o-kod.-------------------------------
      NVK3:                        ⇓                                    J

vP    >    :
      VK   :    (6 sec)                           Ko [ (5 sec) My  .  I (5 sec)
      NVK1: %Kt-o-Ja----------------------o-Kt-------------------------
      NVK2:
      NVK3:
```

```
Ja    >    :
      VK   :
      NVK1:-----------------------------------------------------
      NVK2:-----------------------------------------
      NVK3:

vP    >    :
      VK   : H (.) A . .  V have . I have . . . . a (13 sec)
      NVK1:-----------------------------------------------------
      NVK2:
      NVK3:
```

```
Ja    >    :
      VK   :
      NVK1:---------------------------------------------------%nickt--
      NVK2:--------------------------------o
      NVK3:

vP    >    :
      VK   : game (13 sec)    electric? (.) football game?] Ko
      NVK1:-----------------------------------------------------o-Ja
      NVK2:
      NVK3:
```

Die Leistung der Partnerinnen, lange Pausenzeiten auszuhalten, kann nicht hoch genug gewürdigt werden, gilt es doch zu bedenken, daß in Gesprächen natürlicher Sprecherinnen Pausen von mehr als 3 Sekunden als aversiv erlebt werden (vgl. McLaughlin/Cody 1982, 299).

Theoretisch bietet ein Sprachcomputer den AAC-Benutzerinnen zwar die Chance, auch unabhängig von Pausenzeiten einen Turn durchzusetzen, also auch dann, wenn die Partnerinnen gleichzeitig einen Turn beginnen oder sich bereits mitten in einem Turn befinden, doch werden diese - z.T. regelverletzenden - Möglichkeiten von den nichtsprechenden Probanden nur wenig genutzt (vgl. Kp. 10.3.3 u. 10.3.4).

10.3.3 Unterbrechungen: Ergebnisse

Die Arbeitshypothese 2 muß auch in Bezug auf die Kategorie "Unterbrechung" zurückgewiesen werden: Im gesamten Korpus sind nur zwei Unterbrechungen durch AAC-Benutzerinnen zu verzeichnen, von denen eine bei Einsatz der Kommunikationstafel (Je3, T13/14) und die andere bei Gebrauch des Sprachcomputers (Sa2, T11/12) erfolgt.
Die Möglichkeiten des Sprachcomputers zur Ausübung von Gesprächssteuerung durch Unterbrechungen werden somit nur ein einziges Mal genutzt: Sa beginnt parallel zu einem Turn von vP mit der Kodierungshandlung und unterbricht durch Aktivierung der Sprachausgabe (s. Beispiel 15).

<u>Beispiel 15:</u> Sa2, T11/12

```
           >      :
Sa    VK        :
      NVK1:-vP--------------------------------------------------o-Co-
      NVK2:-
      NVK3:

           >      :  T11 < <<
vP    VK        : D'you have uhm/Do you like to write more stories that
      NVK1:-Sa----------o-iR------------------------------------
      NVK2:
      NVK3:
```

```
           >      :                        T12
Sa    VK        :
      NVK1:------------------------------------------------------------
      NVK2:              o-wischt s. Md----------o-kod.--------------
      NVK3:
           >      :              !
vP    VK        : people tell you about (.) like when they were little on
      NVK1: o-Sa---------------------------------o-Co---------------
      NVK2:
      NVK3:
```

```
Sa   VK   :              Yes!
     NVK1:---------------------------------o-iR------------o-Co u. nickt
     NVK2:-------------o
     NVK3:
     >    :
vP   VK   : the reservation or/ (.) Ko [That kinda thing] Ko
     NVK1:-------------------------o-Sa u. nickt--------------------------
     NVK2:
     NVK3:
```

Die Unterbrechung durch Je stellt einen AAC-spezifischen Sonderfall dar: Je kann ihren Partner nur unterbrechen, da er ihre sNVK korrekt als Unterbrechungsversuch deutet und kooperiert, indem er sich selbst unterbricht (s. Beispiel 4).

Die Besonderheiten der atypischen Gesprächssituation zwischen natürlichen Sprecherinnen und AAC-Benutzerinnen zeigen sich überaus deutlich bei der Untersuchung der Unterbrechungen durch die vertrauten und unvertrauten Partnerinnen. So finden sich zwar im gesamten Korpus 57 Phänomene, die nach der hier verwendeten Definition als "Unterbrechungen" kodiert werden könnten, doch zeigt die genauere Analyse, daß es sich in der überwiegenden Mehrzahl der Fälle nicht um Unterbrechungen im üblichen Sinne (d.h. eine Partnerin spricht, die andere "fällt ins Wort") handelt, sondern daß AAC-spezifische Erscheinungen vorliegen.

Die Analyse und Subkategorisierung dieser Phänomene erfordert die nähere Betrachtung der Art und Weise, in der AAC-Benutzerinnen, die mit einer Kommunikationshilfe kommunizieren, ihren Turn beginnen. Der Beginn eines Turns ist bei der Nutzung einer Kommunikationshilfe durch drei Schritte gekennzeichnet:

Schritt 1: Einnahme der Kodierungsposition
(z.B. AAC-Benutzerin beugt sich über die
Kommunikationstafel und bewegt ihre Hand zu
einer bestimmten Stelle),

Schritt 2: Beginn der Kodierungshandlung
(z.B. AAC-Benutzerin zeigt auf ein
Symbol/einen Buchstaben o.ä.),

Schritt 3: Vollzug der ersten sprachlichen (Teil)Handlung
(z.B. AAC-Benutzerin kokonstruiert gemeinsam
mit der Partnerin einen Buchstaben/ein Wort).

Der eigentliche Vollzug einer sprachlichen (Teil)Handlung, der üblicherweise den Beginn eines Turns markiert, erfolgt somit mit einer unter Umständen erheblichen zeitlichen Verzögerung, da sowohl die Einnahme der Kodierungsposition als auch die Kodierungshandlung selbst zeitaufwendig sein können. Bei Einsatz eines Sprachcomputers kodieren AAC-Benutzerinnen z.B. häufig einen ganzen Satz bzw. ein Satzfragment, bevor sie durch Aktivierung der Sprachausgabe die sprachliche Handlung nach außen vollziehen. In einem Fall aus dem Korpus beträgt die zeitliche Verzögerung zwischen Einnahme der Kodierungsposition und Aktivierung der Sprachausgabe sogar 2 Minuten und 39 Sekunden (Ro4, T1).

Das vorliegende Datenmaterial deutet nun darauf hin, daß die Einnahme der Kodierungsposition und der Beginn der Kodierungshandlung von den natürlichsprechenden Partnerinnen nicht unbedingt als Zeichen gewertet werden, daß die AAC-Benutzerinnen bereits einen Turn übernommen haben. Da die AAC-Benutzerinnen mit dem oben beschriebenen Schritt 2 noch keine eigentliche sprachliche Handlung vollzogen haben, scheinen die natürlichsprechenden Partnerinnen eine Unterbrechung zu diesem Zeitpunkt nicht als regelwidrig zu empfinden.

Dieser Zusammenhang wurde bereits von Buzolich/Wiemann (1988, 14) unter Bezugnahme auf Duncans Signalmodell und Sacks et al.'s sequenzielles Modell des Sprecherwechsels (vgl. Kp.9.3.1) beschrieben:

> *"It appears that the delay between speaker state signal displayed by aided communicators and initiation of message delivery was perceived by unaided speakers as an opportunity to reclaim the speaking turn. In fact, following the logic of Sacks et al.'s (1974) model of turn taking, the unaided communicators could see themselves as having the right to select themselves as next speaker after sufficient time had passed for their partner to self-select."*

Im Unterschied zu den Ergebnissen bei Buzolich/Wiemann (a.a.O.) resultiert im vorliegenden Korpus aus diesen "Unterbrechungen" jedoch nicht zwangsläufig ein Sprecherwechsel (s. unten).

Im einzelnen lassen sich hier folgende Phänomene unterscheiden:

a.) Verzögerung der Kodierungshandlung
Eine Verzögerung der Kodierungshandlung kann nur bei kokonstruktionsabhängiger Kommunikation (hier also bei Nutzung der Kommunikationstafel) vorkommen. Sie liegt vor, wenn die AAC-Benutzerin die Kodierungsposition eingenommen und mit der Kodierungshandlung begonnen hat, die natürlichsprechende Partnerin jedoch nicht mit der Kokonstruktion anfängt, sondern nach einer Pause ihren eigenen Turn wieder aufnimmt. Von einer "Verzögerung" soll gesprochen werden, wenn die Wiederaufnahme des Turns durch die natürliche Sprecherin den Turnbeginn bzw. die Turnfortsetzung der nichtsprechenden Partnerin zwar zeitlich verzögert, aber keine Änderung des Sprecherplans erforderlich macht (s. Beispiel 16).

Verzögerungen der Kodierungshandlung lassen sich im vorliegenden Korpus in acht Fällen beschreiben.

Beispiel 16: Je 1, T19-22 (bei T22 ist nur der Turnbeginn in das Beispiel aufgenommen)

```
         >     :
Je    VK     : (laut--------------------------)
      NVK1: o-iR-------------------------------o-vP u. nickt--------o-vP----
      NVK2:
      NVK3:

         >     : T19
vP    VK     : . How many things did she spill? Or did she have a ( )
      NVK1: o-Je-----------------------------------------------
      NVK2:.                                                              o--
      NVK3:
```

```
         >     : T20
Je    VK     : (laut.-)                        (laut.--------------)
      NVK1:---o-nickt----o-Kt-----------------------------------
      NVK2:            o-kod---------------------------------
      NVK3:
                    ⇩
         >     : T21
vP    VK     : ( )? Yeah (lacht) yeah. I'm familiar with that.
      NVK1:-------%nickt--------o-Kt-----------------------------
      NVK2: -gest.-o
      NVK3:
```

```
         >     : T22
Je    VK     :          (%laut.)              (laut.)
      NVK1:-----------------------------------------------------------
      NVK2:-----------------------------------------------------------
      NVK3:

         >     :
vP    VK     : Ko [ Mhm . My . da:d (.) uh huh . . must (.) have . t
      NVK1:-----------------------------------------------------------
      NVK2:
      NVK3:
```

```
       >    :
Je    VK   :                  (atmet tief)                    (laut.)
       NVK1:-------------------%nickt------------------------------
       NVK2:-------------------------------------------------
       NVK3:


       >    :
vP    VK   : . Was that TA? . K uh huh taken (.) uh huh (.) her ---
       NVK1: %blinzelt--------------%nickt-----------------------
       NVK2:
       NVK3:
```

b.) Unterbrechung der Kodierungshandlung
Bei einer Unterbrechung der Kodierungshandlung erfordert die Wiederaufnahme des Turns durch die natürliche Sprecherin eine Änderung des Sprecherplans der AAC-Benutzerin (s. Beispiel 17).

<u>Beispiel 17:</u> Ma4, T37-38 ("i:yes" steht für "idiosynkratisch:yes" und bezeichnet Ma's individuelles Zeichen für "yes")

```
       >    :
Ma    VK   :              (laut.)
       NVK1:- uP----------------%-i:yes-----------------------
       NVK2:
       NVK3:


       >    : T37
uP    VK   : You have a jo:b? O:h! Manny, what do you do on your
       NVK1:-Ma-----------------o-iR--o-Ma-----------------------
       NVK2:                    %legt Bk weg
       NVK3:
```

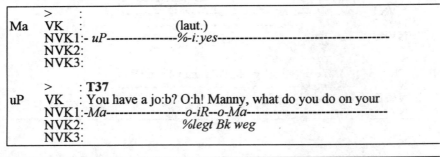

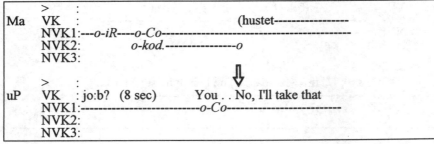

```
       >    :                    T38
Ma    VK   :----)                              (atmet röchelnd)
      NVK1:-------------------------------------------------------
      NVK2:                   o-kod.--------------------o
      NVK3:

       >    :              !
uP    VK   : back. Where do you work? . . At school?
      NVK1:---------o-Ma--------------------------------------------
      NVK2:
      NVK3:
```

```
       >    :
Ma    VK   : No!
      NVK1: ----o-uP--
      NVK2:
      NVK3:

       >    :
uP    VK   :
      NVK1: -----------
      NVK2:
      NVK3:
```

Unterbrechungen der Kodierungshandlung liegen in unserem Material zehnmal vor. Nur eine dieser Unterbrechungen erfolgt nach dem oben beschriebenen Schritt 3, allerdings liegt hier eine längere Verstehenskrise vor, so daß die Partnerin wahrscheinlich unbeabsichtigt unterbricht.

c.) kurzfristige Unterbrechungen durch off-topic-acts
In diesen Fällen unterbricht die natürlichsprechende Partnerin die Kodierungshandlung, indem sie ein - in der Regel plötzlich auftretendes - Ereignis kommentiert, das keinen Bezug zum aktuellen kommunikativen Geschehen besitzt (s. Beispiel 18).

Beispiel 18: Jo4, 15
```
       >    : T16
Jo    VK   :        (12 sec)   My (11 sec)  mother (8 sec)
      NVK1: -Co------------------------------------------------------
      NVK2: o-kod.---------------------------------------------------
      NVK3:

       >    :                                              >>>
uP    VK   :                                              your
      NVK1:-Co---------------------------------o-Jo----o-Co-----
      NVK2:
      NVK3:
```

```
      >    :
Jo    VK   :              in  (11 sec)   and   (12 sec)  father
      NVK1:-------------------------------------------------
      NVK2:-------------------------------------------------
      NVK3:

      >    : >>>>>
uP    VK   : mother
      NVK1:--------------%Jo-o-Co-----------------------------
      NVK2:
      NVK3:
```

```
      >    :
Jo    VK   :                                          My mother
      NVK1:-%gähnt-------------------------------------o-uP-------
      NVK2: ----------o                      o-kod.-----o
      NVK3:
                        ⇩
      >    :
uP    VK   :   You're getting tired, John! (lacht)
      NVK1:--o-Jo-------------------------------o-Co------o-Jo---------
      NVK2:
      NVK3:
```

```
      >    :
Jo    VK   : and father.
      NVK1:-----------------------------------------
      NVK2:
      NVK3:

      >    :                       T17
uP    VK   :                    Very nice! ----
      NVK1:-----------------------------------------
      NVK2:
      NVK3:
```

Im vorliegenden Korpus lassen sich sechs kurzfristige Unterbrechungen durch off-topic-acts nachweisen.

d.) parallele Turns
Parallele Turns stellen nach dem vorliegenden Korpus eine relativ häufig beobachtbare Besonderheit der Computerbenutzung dar. In diesen Fällen nutzen die natürlichsprechenden Partnerinnen die Kodierungszeiten zwar zur Wiederaufnahme ihres Turns, doch lassen die AAC-Benutzerinnen keine Unterbrechung zu, sondern reagieren nicht oder nur durch kurze sNVK, während sie die Kodierungshandlung fortsetzen.

Ein besonders eindrucksvolles Beispiel mit insgesamt sieben parallelen Turns während eines einzigen Kodierungsvorganges bietet Ro4, T1 (s. Beispiel 19).

Beispiel 19: Ro4, T1 (T1 beansprucht insgesamt 2.53 min!):

```
        >     : T1
Ro   VK    :
     NVK1: o-Co-------------------------------------------------------
     NVK2: o-kod.-----------------------------------------------------
     NVK3:
                 ⇩                              ⇩
        >     :
uP   VK    :. Alright, what TV-shows?  (6 sec)   And I suppose
     NVK1: o-Ro---------------------------o-i.R. Co-------------------
     NVK2:
     NVK3:
```

```
        >     :
Ro   VK    :
     NVK1:-------------------------------------------------------------
     NVK2:-------------------------------------------------------------
     NVK3:
                                                ⇩
        >     :
uP   VK    : you watch a lot, hoh?   (13 sec.)   Oh, it looks
     NVK1: o-i.R. Ro---------------%lächelt-o-Co---------------------
     NVK2:
     NVK3:
```

```
        >     :
Ro   VK    :                                              (laut.)
     NVK1:-------------------------------------------------------------
     NVK2:-------------------------------------------------------------
     NVK3:

        >     :
uP   VK    : like it's a lo:ng title, hoh?   (12 sec.)
     NVK1:-----------------------------------------------------o-Ro
     NVK2:-------------------------------------------------------------
     NVK3:              o-beugt s. vor------------------------
```

```
Ro    VK   :                                                    (laut.)
      NVK1:------------------------------------------------------------
      NVK2:---------------------------%Ro's Arm stößt an uP's-----
      NVK3:
                    ⇓
uP    VK   : (lacht) You're getting there?   (11 sec)    (lacht)
      NVK1:--------o-Co---------------------o-iR--o-Co---o-Ro------
      NVK2:
      NVK3:-----------------------------o %weicht Ro's Arm aus-o
```

```
Ro    VK   :
      NVK1: ------------------------------------------------------------
      NVK2: Gesicht-----------------------------------------------------
      NVK3:
              ⇓
uP    VK   : It's a lon:g one, you have lon:g question for me, hoh?
      NVK1: o-Co--------------------o-Ro--------------------------------
      NVK2:
      NVK3: beugt s. vor----o
```

```
Ro    VK   :                                                    (laut.)
      NVK1:------------------------------------------------------------
      NVK2:------------------------------------------------------------
      NVK3:

uP    VK   :   (30 sec.)
      NVK1:o-Co-------------------------%-Ro-o-Co----------.----
      NVK2:
      NVK3: o-beugt s. vor----%reckt OK-o-beugt s. vor-----------------
```

```
Ro    VK   : .. (laut.)    (laut.)
      NVK1:------------------------------------------------------------
      NVK2:------------------------------------------------------------
      NVK3:
                    ⇓                            ⇓
uP    VK   :       (lacht) (.) It's been a while, hoh? ... You
      NVK1:-------o-Ro--------o-Co-------------------------------------
      NVK2:
      NVK3:------------------------------------------------------------
```

| Ro | > :
VK :
NVK1:--
NVK2:--
NVK3: |
|---|---|
| uP | > :
VK : have to think of some shorter questions to ask me.
NVK1: ---o-Ro-----
NVK2:
NVK3: o-richtet OK auf-------------------------------------o-beugt s. |

| Ro | > :
VK : (laut.)
NVK1:--
NVK2:---o
NVK3: |
|---|---|
| uP | > :
VK : (1.04 min)
NVK1:o-Co---------------------------------------o-Ro-o-Co-----
NVK2:
NVK3:vor--- |

| Ro | > :
VK : Don't you hate it when they cut the dirty stuff out?
NVK1:--
NVK2:   o-bew. Hd. z. Drucker------------------o
NVK3: |
|---|---|
| uP | > :
VK :
NVK1:----o-iR-------o-Co---------------------------------
NVK2:
NVK3:-- |

| Ro | > :
VK :
NVK1:--
NVK2: %akt. Drucker
NVK3: |
|---|---|
| uP | > :
VK : . . . Oh, you get a print-out for me . . . . Ko [Don't
NVK1:---o-liest Aus-
NVK2:   %ergreift
NVK3: o-richtet Ok auf-o-beugt s vor-------------------------- |

```
         >    :
Ro    VK    :
      NVK1:-------------------------------------------------------
      NVK2:
      NVK3:

         >    :
uP    VK    : you hate it when they . cut the dirty stuff out] Ko
      NVK1:druck----------------------------------------lachend-o-Ro
      NVK2: Druckstreifen
      NVK3:-------------------------------------------------------
```

Ein interessantes Phänomen sind die durch sNVK beachteten parallelen Turns: Hier unterbrechen die AAC-Benutzerinnen die Kodierungshandlung zwar nicht, reagieren jedoch durch sNVK auf einen parallelen Turn der Partnerinnen (. s. Beispiel 20)

<u>Beispiel 20:</u> Je 2, T24-25

```
         >    : T24
Je    VK    : . I . . try (.) to . I G N O R E . . . them  . . I try
      NVK1:o-Co---------------------------------------%vP-o-Co-o-vP
      NVK2:o-kod.----------------------------------o       o-kod.-----
      NVK3:

         >    :
vP    VK    :
      NVK1: o-Co--o-Je------o-Co-%nickt%Je-o-Co---%nickt-o-Je-
      NVK2:
      NVK3:
```

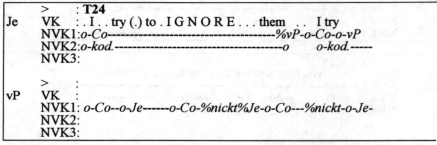

```
Je    >    :      ⇓
      VK   :                                but ... sometimes . I .
      NVK1:--------%nickt-----------------------------------------
      NVK2:-----------------------------------------------------
      NVK3:


vP    >    :
      VK   : right? It's usually the best way.
      NVK1: -%nickt-o-iR--------------------------------------
      NVK2:
      NVK3:
```

```
Je    >    :
      VK   : get ... upset.
      NVK1: -----------------o-vP
      NVK2: -----------------o
      NVK3:   .


vP    >    :
      VK   :
      NVK1: ------------------
      NVK2:
      NVK3:
```

Im vorliegenden Korpus finden sich 33 parallele Turns.

10.3.4 Unterbrechungen: Analyse der Ergebnisse

Der erste Blick auf das Zahlenmaterial zur Kategorie "Unterbrechung" suggeriert ein höheres Ausmaß an Gesprächssteuerung durch die natürlichsprechenden Partnerinnen mit z.T. mehrfachen Unterbrechungen von ihrer Seite und kaum Unterbrechungen durch die AAC-Benutzerinnen. Die genauere Betrachtung relativiert jedoch die Ergebnisse und macht deutlich, daß hier AAC-spezifische Besonderheiten vorliegen, die eine qualitative Analyse erfordern. Die meisten "Unterbrechungen" sind demnach vermutlich nicht als solche intendiert, sondern lassen sich auf den atypischen Turnbeginn durch die AAC-Benutzerinnen zurückführen.

Die Unterschiede zwischen der Nutzung einer Kommunikationstafel und dem Einsatz eines Sprachcomputers erweisen sich hier in erster Linie als qualitativer Natur: Stellt eine Kommunikationtafel das externe Hilfsmittel dar, so findet sich das Phänomen der "Verzögerung der Kodierungshandlung", "parallele Turns" bilden ein Spezifikum der Sprachcomputerbenutzung, und "Unterbrechungen der Kodierungshandlung" lassen sich bei Einsatz beider Hilfsmittel feststellen.
Ein bemerkenswertes Phänomen beim Sprachcomputereinsatz, das in der Literatur bisher noch nicht beschrieben worden ist, bilden die parallelen Turns. Hier zeigt sich zum einen deutlich, wie schwierig es für die natürlichsprechenden

Partnerinnen einer AAC-Benutzerin sein kann, die teilweise sehr langen Wartezeiten bis zur Aktivierung der Sprachausgabe zu ertragen. Wird eine Kommunikationstafel eingesetzt, so stellt sich dieses Problem nicht in gleichem Ausmaß, da hier die Partnerinnen aktiv am Kokonstruktionsprozeß beteiligt sind (vgl. Buzolich/Wiemann 1988,14). Zum anderen zeigt die Erscheinung der parallelen Turns aber auch auf, daß AAC-Benutzerinnen durchaus in der Lage sind, ihre Turns zu behaupten: In 33 Fällen lassen sie sich im vorliegenden Korpus nicht durch parallele Turns im Kodierungsprozeß beirren, sondern setzen die Kodierungshandlung z.T. unter Mißachtung von Antwortobligationen fort.

Festzuhalten bleibt somit, daß im Hinblick auf die Kategorie "Gesprächssteuerung" qualitative Besonderheiten bei der Kommunikationstafel- bzw. Sprachcomputernutzung zu beschreiben sind, die für sonderpädagogische Interventionen bedeutsam werden (vgl. Kp. 11).

10.3.5 Turn-Beanspruchungen: Ergebnisse

Im vorliegenden Korpus finden sich insgesamt 51 erfolglose Turn-Beanspruchungen (TB) durch AAC-Benutzerinnen, während die natürlichsprechenden Partnerinnen nur viermal erfolglos versuchen, einen Turn zu bekommen. Die Mehrzahl der erfolglosen TB durch AAC-Benutzerinnen liegt an übergaberelevanten Stellen (n = 43), insgesamt achtmal handelt es sich um Unterbrechungsversuche. 13 der 43 erfolglosen TB an übergaberelevanten Stellen sind Versuche, einen bereits begonnenen Turn fortzusetzen (s. Abbildung 16).

Bei der Anzahl der erfolglosen Turn-Beanspruchungen zeigt der vorliegende Korpus eine leichte Tendenz zur Überlegenheit des Sprachcomputers über die Kommunikationstafel: In 9 von 12 Paarkonstellationen liegen mehr erfolglose Turn-Beanspruchungen durch die AAC-Benutzerinnen vor, wenn sie eine Kommunikationstafel einsetzen. Die Unterschiede sind allerdings in drei Fällen mit n = 1 oder 2 gering, in anderen Fällen mit n = 3 (zweimal), 4, 5 oder 7 zunehmend aussagekräftiger.

Eindeutig für die Überlegenheit des Sprachcomputers spricht die Paarkonstellation Ma/uP, in der Ma sich nach etlichen erfolglosen TB resigniert in eine völlig passive Rolle begibt (Einzelanalyse in Kp. 10.6).

Bei den Paaren Ma/vP und Jo/vP finden sich keine erfolglosen Turn-Beanspruchungen durch eine/n Partner/in, in der Konstellation Jo/vP läßt sich für Jo eine erfolglose TB mehr beschreiben, wenn der Sprachcomputer im Einsatz ist.

Die Ergebnisse von Buzolich/Wiemann (1988, 13), nach denen die AAC-Benutzer ihrer Studie nur in 50% der Fälle erfolgreich Turns durchsetzen konnten, werden durch die vorliegende Studie nicht bestätigt. Der höchste Prozentsatz an erfolglosen TB liegt in unserem Korpus bei 26,47% (Je mit 25 erfolgreichen und 9 erfolglosen TB).

Abbildung 16: Anzahl der vergeblichen Turn-Beanspruchungen durch die AAC-Benutzer/-innen

	TB d. U.	TB a.ü.St	TB z. Tf.
Ja1	1	–	1
Ja2	–	1	2
Ja3	–	–	2
Ja4	–	–	–
Je1	3	1	5
Je2	–	1	1
Je3	–	1	6
Je4	1	2	1
Sa1	1	1	–
Sa2	–	1	–
Sa3	1	2	1
Sa4	–	–	–
Ma1	–	–	–
Ma2	–	–	–
Ma3	(Einzel	analyse)	
Ma4	–	–	2
Jo1	–	–	–
Jo2	–	–	–
Jo3	–	1	5
Jo4	–	–	1
Ro1	–	2	–
Ro2	–	–	1
Ro3	1	–	2
Ro4	–	–	–
insges.	8	13	30

(TB d.U. = Turn-Beanspruchung durch Unterbrechung
TB a.ü.St. = Turn-Beanspruchung an übergaberelevanter Stelle
TB z.Tf. = Turn-Beanspruchung zur Turn-Fortsetzung)

Interessant erscheint die Betrachtung der nichtsprechenden Partnerinnen: Wie in der Studie von Buzolich/Wiemann (a.a.O.) sind sie auch hier überaus erfolgreich in der Durchsetzung ihrer Turns. Einzig die Paarkonstellation Je/uP bildet eine Ausnahme, denn uP beansprucht in Je3 einmal und in Je4 dreimal erfolglos einen Turn.

Bei der erfolglosen TB durch uP in Je3 handelt es sich um eine TB zur Turn-Fortsetzung, die gleichzeitig zu einer TB durch Je vollzogen wird. Hier zeigt sich erneut, daß bei Einsatz einer Kommunikationstafel die Kooperationsbereitschaft der natürlichsprechenden Partnerinnen entscheidend wirkt: Je kann die Turn-Beanspruchung nur durchsetzen, da uP sich selbst unterbricht und den Blick auf die Kommunikationstafel richtet (s. Beispiel 21).

Beispiel 21: Je3, T17-19 (Beachte: der propositionale Gehalt von T 18 läßt sich für den Beobachter/die Beobachterin nicht bestimmen, da uP die Kodierung nicht in Lautsprache umsetzt.)

```
        >    :
Je      VK   :
        NVK1 :-uP------------------------------------------------
        NVK2 :
        NVK3 :

        >    : T17                                    !
uP      VK   : It's a school for (.) kids with lots of behavioral
        NVK1 : -iR-----------------%Bk--%iR---o-Je u. nickt------
        NVK2 :
        NVK3 :
```

⇓

```
        >    :            T18
Je      VK   :          (laut.)
        NVK1 : ---%nickt---o-Kt-----o-uP-------------------------
        NVK2 :            o-kod----o
        NVK3 :
        >    :            T19
uP      VK   : problems. (.) A:nd/ (.) Okay! (.) Uh And what we did
        NVK1 :--------o-Je-------o-Kt--%nickt----%Bk-------------
        NVK2 :
        NVK3 :
```

```
Je      >      :
        VK     :
        NVK1: ----------------------------------%nickt--------------------
        NVK2:
        NVK3:

        >      :
uP      VK     : was we went to the Greenbrier. (.) You know what----
        NVK1: -------------o-Je---------------------------------------------
        NVK2:
        NVK3:
```

Alle drei erfolglosen TB durch uP in Je4 sind als Unterbrechungsversuche zu charakterisieren. Je kann ihren Turn jeweils nur deswegen behaupten, weil der Sprachcomputer eine vom Partner unabhängige Kodierungshandlung ermöglicht. Wie eindrucksvoll und selbstbewußt Je das Potential des Sprachcomputers zur Gesprächssteuerung nutzt, zeigt ihre Zurückweisung von zwei expliziten Unterbrechungsversuche von uP in T25 und T31 (vgl. Beispiel 22).

Beispiel 22: Je4, T30-31 (T30 wird vom 3. GA an dargestellt)

```
Je      >      :
        VK     :         (laut.)
        NVK1: -nu----o-Co-----o-uP----------------------o-i.R. Co-------
        NVK2:
        NVK3:

        >      : T30
uP      VK     : ---If uhm . Oh, how long did it/ was it before you got
        NVK1: -Co----------------------------------------------------------
        NVK2:                                                    %stützt
        NVK3:
```

```
        >      :                                  T31
Je      VK     :
        NVK1: --------o-iR-------------------------------schü.Ko-o-Co-
        NVK2:                                                    o-kod.--
        NVK3:

        >      :              <<
uP      VK     : yours? (.) About three or five years? (3 sec)   That's
        NVK1: ---------o-Je-----------------------------o-Co---------------
        NVK2: Ko i. li Hd                                        o-gest.
        NVK3:
```

```
Je   >    :
     VK   :
     NVK1:-----------------------------------------------------------------
     NVK2:-----------------------------------------------------------------
     NVK3:
     >    :
uP   VK   : not the question I wanna know. Listen! Sorry to/ What I
     NVK1: o-Je---------------------------------------o-Co---------------
     NVK2:-----------------------------------------------------------------
     NVK3:
```

```
Je   >    :
     VK   :          It was . so . . . . long . . ago (.) It was so
     NVK1:-----------------------------------------------------------
     NVK2:-----------------------------------------------------------
     NVK3:

     >    :
uP   VK   : wanna know was/
     NVK1:-----------------------------------------------------------
     NVK2:---------------o-stützt Ko i. li Hd------------------------
     NVK3:
```

```
Je   >    :
     VK   : long ago.
     NVK1: --------------
     NVK2: -----------o
     NVK3:

     >    :
uP   VK   :
     NVK1: --------------
     NVK2: --------------
     NVK3:
```

10.3.6 Turn-Beanspruchungen: Analyse der Ergebnisse

Unter den im Rahmen der Arbeitshypothese 2 untersuchten Kategorien zur Struktur des Sprecherwechsels bildet die Anzahl der erfolglosen Turn-Beanspruchungen den einzigen Bereich, in dem sich leichte quantitative Unterschiede zwischen der Nutzung einer Kommunikationstafel und dem Gebrauch eines Sprachcomputers verzeichnen lassen.

Die vorliegenden Tendenzwerte geben Anlaß zu der Vermutung, daß eine Kommunikationshilfe, die unabhängig von der Partnerin bedient werden kann, die Durchsetzung eines Turns erleichtert (vgl. Buzolich 1983). Gleichzeitig bietet die Paarkonstellation Je/uP ein überzeugendes Beispiel dafür, wie mit Hilfe eines Sprachcomputers regelwidrige Turn-Beanspruchungen durch die Partnerin zurückgewiesen werden können.

Deutlich wird jedoch auch, daß das tatsächliche Potential der Sprachcomputer zur Durchsetzung interaktiver Möglichkeiten von den nichtsprechenden Probanden dieser Studie nur in Ansätzen genutzt wird. Ein Erklärungsversuch für die eher passive Rolle der AAC-Benutzerinnen im Gespräch mit natürlichsprechenden Partnerinnen findet sich in Kapitel 10.3.7.2.

10.3.7 Sequenzielle Implikationen der Turns

Die sequenziellen Implikationen der Gesprächsschritte, also die Determinationskraft eines Turns auf den folgenden Turn und seine thematische Verknüpfung mit dem vorangehenden Gesprächsschritt, wurden unter 9.3.5 als mögliche Indizien für das Ausmaß der Gesprächssteuerung durch die Partnerinnen beschrieben. In den hier gemessenen Kategorien zeichnet das vorliegende Korpus ein eindeutiges Bild der Überlegenheit durch die natürlichsprechenden Partnerinnen.

10.3.7.1 Determinationskraft der Turns (forward-links): Ergebnisse

Auf Seiten der natürlichsprechenden Partnerinnen determinieren durchschnittlich 87,3 % der Turns den folgenden Gesprächsschritt der AAC-Benutzerinnen, während bei den nichtsprechenden Probanden durchschnittlich 97,2% der Turns keine direkte Determinationskraft auf den folgenden Turn besitzen (s. Abbildungen 17a und 17b).

Von wenigen Ausnahmen abgesehen erfolgt die Determinierung des folgenden Turns durch die Aktivierung des ersten Teils einer Frage-Antwort-Sequenz, wobei überwiegend explizite Fragesätze und nur in 5,6 % der Fälle Tag-Fragen gestellt werden. Tag-Fragen, die im englischen Sprachraum häufig eingesetzt werden, wirken nicht in allen Fällen zu einer Antwort verpflichtend, sondern können, wie die Partikel "ne?", "gell?", "nicht wahr?" u.ä. im Deutschen, auch das Kennzeichen eines individuellen Sprachstils darstellen. Tag-Fragen werden daher nur dann in die hier vorgenommene Bewertung einbezogen, wenn sie von den Probanden als Frage verstanden werden. Die Mißachtung einer Tag-Frage wird dementsprechend nicht als Antwortverweigerung behandelt.
Neben den Frage-Antwort-Sequenzen liegt insgesamt neunmal eine Paarsequenz aus Aufforderung - Erfüllen der Aufforderung vor.

<u>Abbildung 17a:</u> Determinationskraft der Turns in Prozent (Gesamtübersicht); 100 % ist die jeweilige Anzahl an Turns in der 10-Minuten-Einheit

	P1	P1: tag	P2+P1	P2	k.Ps
Ja1/vP	− /75,0	− /12,5	− / −	75,0/ −	25,0/12,5
Ja2/vP	5,5/77,2	− / 2,9	− / 5,7	83,4/ −	11,1/14,3
Ja3/uP	10,0/80,0	− / 3,3	− /10,0	86,7/ −	3,3/ 6,7
Ja4/uP	5,9/76,5	− / −	− /11,8	88,2/ −	5,9/11,8
Je1/vP	8,0/56,0	− /4,0	− / 8,0	72,0/ −	20,0/32,0
Je2/vP	− /41,7	− /25,0	− / −	66,7/ −	33,3/33,3
Je3/uP	4,5/81,8	− / −	− / 4,5	77,2/ −	18,2/13,6
Je4/uP	− /89,5	− / −	− / −	80,0/ −	20,0/10,5
Sa1/vP	− /83,9	− / −	− / −	83,9/ −	16,1/16,1
Sa2/vP	− /89,3	− / −	− / −	88,9/ −	11,1/10,7
Sa3/uP	2,8/80,6	− / −	− / 2,8	83,3/ −	13,9/16,7
Sa4/uP	− /84,2	− / 7,9	− / −	89,7/ −	10,3/ 7,9
Ma1/vP	− /84,4	− /15,6	− / −	100 / −	− / −
Ma2/vP	− /85,7	− / 4,8	− / −	85,0/ −	15,0/ 9,5
Ma3/uP	− /90,0	− / 5,0	− / −	95,0/ −	5,0/ 5,0
Ma4/uP	− /84,8	− /12,1	3,1/ −	93,8/ 3,0	3,1/ −
Jo1/vP	− /89,5	− / 5,3	− / −	94,4/ −	5,6/ 5,3
Jo2/vP	− /85,7	− / −	− / −	85,7/ −	14,3/14,3
Jo3/uP	(7,4)/75	− /14,3	− / −	85,2/ 3,6	7,4/ 7,1
Jo4/uP	− /93,8	− / −	− / −	93,8/ −	6,3/ 6,3
Ro1/vP	− /91,4	− / 2,9	− / −	88,6/ −	11,4/ 5,7
Ro2/vP	− /76,9	− / −	− / −	76,9/ −	23,1/23,1
Ro3/uP	10,5/77,8	− / 5,6	− / −	73,7/ 5,6	15,8/11,1
Ro4/uP	9,1/61,9	− /14,3	− / 4,8	68,2/ −	22,7/19,0

P1= erster Teil einer Paarsequenz (hier: Frage oder Aufforderung)
P1: tag= erster Teil einer Paarsequenz durch tag-Frage
P2+P1= zweiter Teil einer Paarsequenz, gefolgt vom ersten Teil einer Paarsequenz
P2= zweiter Teil einer Paarsequenz (hier: Antwort oder Erfüllen einer Aufforderung)
k.Ps.= Turns nicht Teil einer Paarsequenz

Abbildung 17b: Determinationskraft der Turns in Prozent (Zusammenfassung); 100 % ist die jeweilige Anzahl an Turns in der 10-Minuten-Einheit

	Turns mit Antwort-obligation	Turns ohne Antwort-obligation
Ja1/vP	– / 87,5	100 / 12,5
Ja2/vP	5,5 / 85,8	94,5 / 14,3
Ja3/uP	10,0 / 93,3	90,0 / 6,7
Ja4/uP	5,9 / 88,3	94,1 / 11,8
Je1/vP	8,0 / 68,0	92,0 / 32,0
Je2/vP	– / 66,7	100 / 33,3
Je3/uP	4,5 / 86,3	95,4 / 13,6
Je4/uP	– / 89,5	100 / 10,5
Sa1/vP	– / 83,9	100 / 16,1
Sa2/vP	– / 89,3	100 / 10,7
Sa3/uP	2,8 / 83,4	97,2 / 16,7
Sa4/uP	– / 92,1	100 / 7,9
Ma1/vP	– /100	100 / –
Ma2/vP	– / 90,5	100 / 9,5
Ma3/uP	– / 95,0	100 / 5,0
Ma4/uP	3,1 / 96,9	96,9 / 3,0
Jo1/vP	– / 94,8	100 / 5,3
Jo2/vP	– / 85,7	100 / 14,3
Jo3/uP	(7,4) / 89,3	92,6 / 10,7
Jo4/uP	– / 93,8	100 / 6,3
Ro1/vP	– / 94,3	100 / 5,7
Ro2/vP	– / 76,9	100 / 23,1
Ro3/uP	10,5 / 83,4	89,5 / 16,7
Ro4/uP	9,1 / 81,0	90,9 / 19,0

(beachte: Die Zahlen der Tabellen sind gerundet, daher können die Ergebnisse 100 % knapp übersteigen bzw. unter 100 % liegen.)

Die natürlichsprechenden Probanden wenden häufig die von Mishler (1975) beschriebene Fragestrategie des "chaining" an. Zur Analyse des "chaining" geht Mishler von 3-Turn-Einheiten aus, die er als "Frage", "Antwort" und "Bestätigung" bezeichnet. "Chaining" liegt vor, wenn der Bestätigungsturn eine Frage beinhaltet, d.h. wenn die die vorangehende Frage initiierende Sprecherin eine weitere Frage stellt (s. Beispiel 23).

Beispiel 23: Ro 1, T2-7

```
         >    :                          T3
Ro   VK   :
     NVK1:-Kt------------------------------------------------
     NVK2:                    o-kod.----------------------------
     NVK3:

         >    : T2
vP   VK   : You're going to camp when? Ko [ (5 sec)   In August?
     NVK1: -Kt-------------o-Ro---------------o-Kt--------------------o-Ro-
     NVK2:
     NVK3:                                              %steht auf u. beugt
```

```
         >    :
Ro   VK   :
     NVK1: %schü. Ko--------------------------------------o-vP-----
     NVK2: ----------------------------------------------o
     NVK3:

         >    :
vP   VK   : (.) July! (.) July. Whoops! . . . Somethin:g . July
     NVK1: --------------o-Kt-------------------------------o-Ro--
     NVK2:
     NVK3: s. über Kt, setzt s. hin
```

```
         >    :                                              T5
Ro   VK   :
     NVK1: %lächelt,nickt-o-Kt-%nickt---------------------------%schü.
     NVK2:                     o-kod------------o           o------
     NVK3:
                                      ⇩
         >:                   T4
vP   VK   : something (.) Yeah?]Ko . Is this uhm (.) JC-camp? . No?
     NVK1: ------------------------o-Kt-------------------------%Ro-o-
     NVK2: o-gestik---o
     NVK3:
```

```
Ro    >      :
      VK     :
      NVK1:  Ko----------------------------------------------------------
      NVK2:  kod.----------------------o
      NVK3:
                                                              ⇓
      >      :                                                T6  <<  <
vP    VK     : Ko [ . C . O (.) U . coura:ge camp!] Ko Is this the
      NVK1:  Kt-------------------------o-Ro--------------------------
      NVK2:
      NVK3:  o-beugt s. vor----------o
```

```
      >      :                              T7
Ro    VK     :                                    (Yeah!)
      NVK1:  -----------------------     --------%nickt---------------
      NVK2:                                                    o-kod.
      NVK3:

      >      : <<  <<  <    <<  <  !  !
vP    VK     : same one you went to last year?  (.)        O:h!
      NVK1:  --------------------------------------------------------o-Kt--------
      NVK2:
      NVK3:
```

Durch "chaining", das nach Mishlers Studie (a.a.O.) in hohem Prozentsatz von Erwachsenen in der Interaktion mit Kindern eingesetzt wird, übt eine Kommunikationspartnerin ein hohes Maß an Gesprächssteuerung aus, da sie auf diese Weise die Kontrolle über mehrere Turn-Einheiten aufrechterhält.

Im gesamten Korpus lassen sich nur 15 erfolgreiche Initiierungen einer Frage-Antwort-Sequenz durch die AAC-Benutzerinnen verzeichnen (d = 2,5 % der Turns); zweimal mündet der Frageversuch eines nichtsprechenden Probanden in eine ungelöste Verstehenskrise (Jo3, T36 u. 38). Die Initiierungen der nichtsprechenden Probanden erfolgen zudem in drei Fällen (Ja3, T19; Ja4, T28; Ma4, T54) nicht spontan, sondern gehen auf die ausdrückliche Aufforderung der natürlichsprechenden Partnerinnen zurück (s. Beispiel 24).

Beispiel 24: Ma4, T53-54

```
       >          :
Ma     VK         :         (hustet)
       NVK1:  -Co-----o-uP--o-iR--------------------o-Co--------------------
       NVK2:
       NVK3:

       >          : T53                          << <
uP     VK         : Uh huh! . Good! (.) uhm, let's see . U:h uh I can't
       NVK1:  -Co--o-Ma% nickt-o-iR--------------o-i.R. Co--%schü. Ko-
       NVK2:
       NVK3:
```

```
       >          :
Ma     VK         :
       NVK1: ----------------------------------------------------------
       NVK2:
       NVK3:

       >          :                              ⇩
uP     VK         : really think of anything to ask you! Can you ask me
       NVK1: ----------------------------------------------------------
       NVK2:
       NVK3:
```

```
       >          :       T54
Ma     VK         :                     (12 sec) (hustet)  What did
       NVK1: --------------%nickt--------------------------o-uP--o-iR
       NVK2:         --     o-kod.--------------------o
       NVK3:

       >          :
uP     VK         : something?                            No?
       NVK1: -----------------%Ma-o-Co--------------%Ma%Co-o-Ma-----
       NVK2:
       NVK3:
```

172

```
       >    :
Ma   VK   : you do last night?
       NVK1: ----------------------
       NVK2:
       NVK3:


       >    :
uP   VK   :
       NVK1: ----------------------
       NVK2:
       NVK3:
```

Antwortverhalten der nichtsprechenden Probanden ist fast ausschließlich responsiv, in zwei Fällen (Ro1, T23; Jo4, T6) teilresponsiv.

Auch das Antwortverhalten der natürlichsprechenden Partnerinnen ist responsiv, allerdings gewinnen sie die Gesprächssteuerung in 12 von 15 Antwortturns sofort zurück, indem sie die wiederum von Mishler (a.a.O.) beschriebene Strategie des "arching" anwenden. Von "arching" spricht Mishler, wenn der Antwortturn eine Frage enthält und somit die Sprecherin, die sich ursprünglich in der Rolle der Antwortenden befindet, eine initiierende Rolle einnimmt (s. Beispiel 25).

Beispiel 25: Je1, T2-3

```
       >    : T2
Je   VK   :                                              (laut.)
       NVK1: -Kt----------------------------------------%lächelt----------------
       NVK2: -kod.---------------------------------------------------------------
       NVK3:


       >    :                                         <  <  <  <<  <
vP   VK   : Ko [Uh huh You am uhm . do you  . .  W do you want t'?
       NVK1: -Kt-----------------------------------------------------------------
       NVK2:
       NVK3:
```

```
     >    :
Je   VK   :
     NVK1: %schü. Ko----------------------------------------------
     NVK2: ----------------------------------------------
     NVK3:


     >    :      <<<
vP   VK   : . No! T W A (.) T . Do I watch . . the . S (.) H O] Ko
     NVK1: ----------------------------------------------
     NVK2:
     NVK3:
```

```
     >    :
Je   VK   :
     NVK1: ----o-Bk----------------------------------o-Kt------
     NVK2: --o                                   o-kod.----
     NVK3:

     >    : T3  ⇓              !                       << < <<
vP   VK     No:! What is he on? He looks so familiar, but I can't
     NVK1: %schü. Ko, o-Bk---------------------------o-Kt-------
     NVK2:              %hält Bk vor ihre Augen
     NVK3:
```

```
     >    :
Je   VK   :
     NVK1:---------------------------------------
     NVK2:---------------------------------------
     NVK3:


     >    : <<  < <<< << < <
vP   VK   : think of whether I've seen him.
     NVK1:---------------------------------------
     NVK2:
     NVK3:
```

"Arching" ist nach Mishler (a.a.O., 106) als Akt der Gegensteuerung (countercontrol) zu werten, da auf diese Weise die Gesprächssteuerung wiedererlangt wird.

Turns, die nicht Teil einer Paarsequenz bilden, sind mit d = 12,7 % für die AAC-Benutzerinnen und d = 11,4 % für die natürlichsprechenden Probanden eher selten.
Die unter A2 hypothetisierten Unterschiede zwischen der Kommunikationstafelnutzung und dem Sprachcomputereinsatz lassen sich in Bezug auf die Determinationskraft der Turns nicht bestätigen. Der Einsatz des Sprachcomputers

kann somit nach dem hier vorliegenden Korpus nicht dazu beitragen, im Bereich dieser Kategorie den Anteil der AAC-Benutzerinnen an der Gesprächssteuerung zu erhöhen.

10.3.7.2 Thematische Verknüpfung (backward links): Ergebnisse

Für die Kategorie "Thematische Verknüpfung" lassen sich die oben beschriebenen Ergebnisse bestätigen, wenn auch nicht mit gleicher Eindeutigkeit (s. Abbildung 18).

Während die AAC-Benutzerinnen durch eine hohe Anzahl an Turns mit übereinstimmendem Redegegenstand (d = 70,3 % der Turns) häufig keine Ausweitung des Gesprächsthemas vornehmen, sind derartige Gesprächsbeiträge durch die natürlichsprechenden Partnerinnen sehr selten (d = 2,7 % der Turns). Die überwiegende Mehrzahl ihrer Turns (d = 82,6 %) zeichnet sich durch ein erweiterndes Redethema aus, d.h. das Gesprächsthema wird zwar beibehalten, aber um neue Aspekte bereichert. Auch eine Schwerpunktverschiebung des Themas sowie die Einführung oder Wiedereinführung eines Topics werden häufiger von den natürlichsprechenden Partnerinnen vorgenommen: Bei den AAC-Benutzerinnen sind durchschnittlich 5,3 % ihrer Turns einer dieser drei Kategorien zuzuordnen, bei den natürlichsprechenden Probanden durchschnittlich 14,1 %.

Individuelle Unterschiede dürfen durch die genannten Durchschnittswerte jedoch nicht verdeckt werden: So liegt z.B. bei der sehr kompetenten AAC-Benutzerin Je in beiden Gesprächen mit der vertrauten Partnerin der Anteil an Turns mit erweiterndem Redegegenstand höher als der Anteil an Turns mit übereinstimmendem Topic. Gleiches gilt für Ja1 und Sa2 (s. Abbildung 17).

Im Bereich der schwerpunktverschiebenden, einführenden und wiedereinführenden Redethemen lassen sich bei Sa2 und Ro1 sogar geringfügig höhere Werte bei den AAC-Benutzerinnen verzeichnen, bei Ja1, Je2, Ro2 und Ro4 ist das Verhältnis in diesen Kategorien zwischen den Partnerinnen ausgeglichen.

Die hypothetisierten Unterschiede zwischen der Nutzung einer Kommunikationstafel und einem Sprachcomputer kann die Betrachtung der Ergebnisse auch für die thematische Verknüpfung nicht eindeutig bestätigen. Allenfalls eine leichte Tendenz läßt sich beschreiben: In 8 von 12 Fällen werden von den AAC-Benutzerinnen mit d = 13,5 % weniger Turns mit kollaborierendem Redegegenstand geäußert, wenn der Sprachcomputer im Einsatz ist. Gleichzeitig sind bei der Nutzung der elektronischen Kommunikationshilfe in 9 von 12 Fällen mit d = 12,2 % mehr Turns mit inkorporierendem Redethema zu verzeichnen.
Die Unterschiede im Bereich der Turns mit schwerpunktverschiebendem, einführendem und wiedereinführendem Redethema sind selbst für Tendenzaussagen zu geringfügig.

Abbildung 18: Thematische Verknüpfung der Turns in Prozent; 100 % ist die jeweilige Anzahl der Turns in der 10-Minuten-Einheit

	koll. Redeg.	inkorp. Redeg.	schwerp. Redeg.	einf. Redeg.	w.einf. Redeg.
Ja1/vP	37,5/ −	43,8/81,3	6,3/ 6,3	12,5/12,5	− / −
Ja2/vP	86,1/ 2,8	8,3/77,8	− / 8,6	2,8/ 5,7	2,8/ 2,9
Ja3/uP	83,3/ −	13,3/83,3	− / 3,3	− /10,0	3,3/ 3,3
Ja4/uP	64,7/ 5,9	29,4/82,4	− / −	5,9/ −	− / 5,9
Je1/vP	40,0/ −	56,0/76,0	− /12,0	4,0/ 8,0	− / 4,0
Je2/vP	25,0/ 8,3	66,7/91,6	8,3/ −	− / 8,3	− / −
Je3/uP	68,2/ −	27,3/72,7	4,5/ −	− /22,7	− / 4,5
Je4/uP	60,0/10,5	35,0/78,9	− / −	5,0/10,5	− / −
Sa1/vP	75,0/ −	19,6/87,5	− / 5,4	5,4/ 3,6	− / 3,6
Sa2/vP	44,4/ −	48,1/96,4	− / −	3,7/ −	3,7/ −
Sa3/uP	83,3/ −	11,1/83,3	− /11,1	2,8/ 2,8	2,8/ 2,8
Sa4/uP	84,6/ 7,9	12,8/84,2	− / 5,3	2,6/ 2,6	− / −
Ma1/vP	87,1/ 2,6	9,7/90,6	− / −	3,2/ 6,3	− / −
Ma2/vP	80,0/ 4,8	20,0/71,4	− / 9,5	− / 4,8	− / 9,5
Ma3/uP	97,5/ 2,5	2,5/55,0	− / −	− /40,0	− / 2,5
Ma4/uP	87,5/ 3,0	6,3/84,8	− / −	3,1/12,1	3,1/ −
Jo1/vP	83,3/ −	5,6/89,5	5,6/ −	5,6/ 5,3	− / 5,3
Jo2/vP	71,4/ −	28,6/85,7	− / −	− /14,3	− / −
Jo3/uP	81,5/ 3,6	11,1/82,1	− / −	(7,4)/7,1	− / 3,6
Jo4/uP	75,0/ −	18,8/81,3	6,3/ −	− /18,8	− / −
Ro1/vP	65,7/ −	28,6/97,1	2,9/2,9	2,9/ −	− / −
Ro2/vP	69,2/ 3,8	26,9/92,3	− / −	3,8/ 3,8	− / −
Ro3/uP	63,2/ −	26,3/72,2	− / 5,6	10,5/11,1	− / 5,6
Ro4/uP	72,7/ 9,5	22,7/85,7	− / −	4,5/4,8	− / −

(die Zahlen in Klammern bei Jo3 verweisen auf vergebliche Versuche, einen Redegegenstand einzuführen)

10.3.8 Sequenzielle Implikationen: Analyse der Ergebnisse

Als mögliche Antwort auf die Fragen, warum in den gemessenen Kategorien ein eindeutig höheres Ausmaß an Gesprächssteuerung durch die natürlich-sprechenden Partnerinnen ausgeübt wird und warum der Einsatz eines modernen Sprachcomputers hier offensichtlich keinen Ausgleich schaffen kann, bietet sich folgender Erklärungsversuch an:
In Kapitel 3 dieser Arbeit wurde aufgezeigt, unter welchen erschwerten Bedingungen die kommunikative Entwicklung schwer dysarthrischer Menschen verläuft. Die nichtsprechenden Probanden der vorliegenden Untersuchung stellen zwar insofern eine für die heutigen Verhältnisse privilegierte Gruppe dar, als sie durchweg schon über mehrere Jahre eine Förderung durch AAC-Spezialistinnen erfahren haben und infolgedessen über differenzierte Kommunikationssysteme aus körpereigenen und externen Modi verfügen. Dennoch mußten auch sie mit großer Wahrscheinlichkeit in den besonders kritischen Jahren der Kommunikationsentwicklung Erfahrungen machen, die begünstigend auf eine Ausbildung eher passiver kommunikativer Muster wirken (vgl. Kp. 3).
In der frühen Kindheit etablierte und durch spätere Erlebnisse möglicherweise verfestigte Verhaltensweisen aber lassen sich im Teenager- und Erwachsenenalter nur schwer modifizieren. Die Bereitstellung einer Kommunikationshilfe, die das Potential zu einer unabhängigen Kommunikation bietet und somit theoretisch die Möglichkeit eröffnet, ein höheres Ausmaß an Gesprächssteuerung auszuüben, kann folglich kein Garant dafür sein, daß dieses Potential tatsächlich genutzt wird. Sonderpädagogische bzw. sprachtherapeutische Interventionen zur systematischen Übung aktiver kommunikativer Verhaltensmuster stellen eine unerläßliche Notwendigkeit dar; dennoch bleibt es selbst bei intensiver Betreuung fraglich, inwieweit erlernte und jahrelang praktizierte passive Verhaltensmuster überwunden werden können.

Hinzu kommt, daß die besonderen Charakteristika der Kommunikation mit AAC-Modi (vgl. Kp. 6) eine aktive Gesprächsrolle der AAC-Benutzerinnen erschweren. So wurde u.a. bereits darauf hingewiesen, daß AAC-Benutzerinnen aufgrund ihrer langen Kodierungszeiten und der Ungeduld ihrer Partnerinnen nur selten mehr als eine sprachliche Handlung pro Turn vollziehen können (vgl. Kp. 6.1). Einmal in der Rolle der Antwortenden, beispielsweise mit einer natürlichsprechenden Partnerin, die die Fragestrategie des "chaining" anwendet, erweist es sich für AAC-Benutzerinnen als schwierig, in eine aktive Kommunikationsposition zu gelangen, denn eine Gegensteuerung z.B. durch "arching" erfordert den Vollzug von zumindest zwei sprachlichen Handlungen pro Turn.

Auf die erschwerten Bedingungen beim Sprecherwechsel wurde bereits hingewiesen.

Bedenkenswert erscheint in diesem Zusammenhang auch die Frage, was die natürlichen Sprecherinnen eigentlich veranlaßt, einen Großteil der vorliegenden Gesprächseinheiten durch sukzessive Fragestellungen zu dominieren. Auch hier können nur Vermutungen geäußert werden: Zunächst einmal ist es möglich, daß der ungleiche soziale Status der Untersuchungsteilnehmerinnen (Erwachsene vs. Jugendliche, Personal einer Institution vs. Zöglinge einer Institution, Behinderte vs. Nichtbehinderte) den natürlichen Sprecherinnen ein Gefühl der Verantwortlichkeit für den Gesprächsverlauf nahelegt, das sie durch Gesprächssteuerung zu erfüllen suchen.

Das eher passive Gesprächsverhalten der AAC-Benutzerinnen verstärkt dabei u.U. noch den Anspruch der Partnerinnen an sich selbst, das Gespräch voranzutreiben. Gessprächspausen werden offensichtlich als eigenes Versagen erlebt und daher z.T. krampfhaft zu vermeiden gesucht (vgl. Kp. 10.6).

Auf die unvertrauten Partnerinnen wirkt zudem mit großer Wahrscheinlichkeit die untypische Kommunikationsmethode der AAC-Benutzerinnen verunsichernd. Die Strategie, fortwährend Fragen zu stellen, kann ihnen möglicherweise eine Struktur bieten, die beunruhigende Situation zu meistern.

Es läßt sich auch nicht ausschließen, daß die Aufnahmesituation dazu beiträgt, die natürlichen Sprecherinnen in ihrer Verantwortungsrolle und die AAC-Benutzerinnen in ihren eher passiven Verhaltensweisen zu bestärken.

10.3.9 Zusammenfassung zu Arbeitshypothese 2

Die Analyse der im Rahmen von Arbeitshypothese 2 untersuchten Kategorien macht deutlich, daß der Einsatz eines Sprachcomputers als Kommunikationshilfe nur ganz bedingt dazu beitragen kann, das Ausmaß an Gesprächssteuerung durch die nichtsprechenden Interaktanten zu erhöhen. Eine Vielzahl von Variablen nimmt Einfluß darauf, ob das theoretische Potential eines derartigen Hilfsmittels in der Gesprächssituation praktisch genutzt werden kann.

Das vorliegende Datenmaterial stützt folgende Annahmen:

a.) AAC-Benutzerinnen benötigen u.U. erheblich längere Pausenzeiten für den Sprecherwechsel als natürliche Sprecherinnen. Die Sensibilität und Toleranz der natürlichsprechenden Partnerinnen, auch unübliche Pausenzeiten zuzulassen, wirkt entscheidend auf die Gesprächschancen nichtsprechender Menschen.

b.) Der Beginn eines Turns ist bei AAC-Benutzerinnen mit externen Hilfsmitteln durch eine Verzögerung zwischen der Einnahme der Kodierungsposition und dem Vollzug der ersten sprachlichen (Teil)Handlung gekennzeichnet. Bei Nutzung einer Kommunikationstafel ist diese Verzögerung in der Regel von kurzer Dauer, da die einzelnen sprachlichen (Teil)Handlungen der AAC-Benutzerinnen mit Hilfe der Kokonstruktionen durch die Partnerinnen versprachlicht und damit vollzogen werden. Bei Einsatz eines Sprachcomputers liegen dagegen häufig erhebliche Verzögerungen vor, da manche AAC-Benutzerinnen einen ganzen Satz bzw. ein Satzfragment kodieren, bevor sie durch Aktivierung der Sprachausgabe die eigentliche sprachliche Handlung vollziehen.

Die Analyse der "Unterbrechungen" durch natürlichsprechende Partnerinnen weist darauf hin, daß in der Folge der oben beschriebenen Besonderheiten qualitative Unterschiede zwischen dem Einsatz eines Sprachcomputers bzw. einer Kommunikationstafel festzustellen sind.

c.) Der Einsatz eines Sprachcomputers kann es AAC-Benutzerinnen offensichtlich erleichtern, Turn-Beanspruchungen durchzusetzen und Unterbrechungsversuche der natürlichsprechenden Partnerinnen zurückzuweisen. Diese Möglichkeiten werden von einigen nichtsprechenden Probanden der vorliegenden Untersuchung zumindest ansatzweise genutzt.

d.) Die langen Kodierungszeiten bei der Nutzung externer Hilfsmittel hat zur Folge, daß AAC-Benutzerinnen nur selten mehr als eine sprachliche Handlung pro Turn vollziehen können. Einmal in der Rolle der Antwortenden wird es somit schwierig für sie, in eine aktivere Kommunikationsposition zu gelangen.

e.) Die erschwerte kommunikative Entwicklung nichtsprechender Menschen legt die Ausbildung von eher passiven kommunikativen Verhaltensweisen nahe. Das Potential des Hilfsmittels "Sprachcomputer" kann somit nur dann zumindest teilweise ausgeschöpft werden, wenn es gelingt, erlernte Verhaltensmuster zu modifizieren.

f.) Die natürlichsprechenden Partnerinnen von AAC-Benutzerinnen üben möglicherweise deswegen ein hohes Maß an Gesprächssteuerung aus, weil sie auf diese Weise das Gefühl der Kontrolle über die atypische und u.U. verunsichernde Gesprächssituation erhalten. Soziale Statusunterschiede können hier ebenfalls eine Rolle spielen.

Zusammenfassend bleibt festzuhalten, daß die Errungenschaften der modernen Mikroelektronik zwar nahezu revolutionäre Möglichkeiten für nichtsprechende Menschen bieten, die Umsetzung diese Potentials jedoch in der Regel einer sorgfältigen sonderpädagogischen Intervention bedarf. Das letzte Kapitel dieser Arbeit widmet sich den sonderpädagogischen Implikationen der Untersuchungsergebnisse.

10.4 Arbeitshypothese 3: Kokonstruktionen

10.4.1 Kokonstruktionen: Ergebnisse

In allen hier untersuchten Paarkonstellationen führt der Einsatz eines Sprachcomputers erwartungsgemäß zu einer erheblichen Reduktion der Kokonstruktionshandlungen. Völlig unabhängig von Kokonstruktionen bleiben jedoch nur 4 von 12 Paarkonstellationen (Ja4, Je2, Je4 und Jo4), in allen übrigen Fällen finden sich z.T. mehrere Turns, die auch bei Einsatz des Sprachcomputers Kokonstruktionen erforderlich machen.

Besonders häufig sind bei der Sprachcomputerbenutzung Kokonstruktionen durch Ausweitung telegrammstilartiger Mitteilungen zu beobachten (n = 22) (s. Beispiel 26).

Beispiel 26: Sa2, T23-24

```
        >    :
Sa   VK   :                                          T24
     NVK1: -iR--------------------------------o-Co-%nickt------------------
     NVK2:                                        (3 sec) o-kod---
     NVK3:

        >    : T23
vP   VK   : Are there some differences? Or/
     NVK1: -Sa--------------------------------------------%nickt--o-Co----
     NVK2:
     NVK3:
```

```
        >    :
Sa   VK   : (7 sec) Life
     NVK1: -----------o-iR----------------%nickt----------o-vP-------
     NVK2: -------o
     NVK3:
                                    ⇩
        >    :
vP   VK   :                    Ko [Their lives? The whole (.) where they
     NVK1: --------------------------------------------------------o-Sa-------
     NVK2:                                              o-reibt s.
     NVK3:
```

```
        >    :
Sa   VK   :
     NVK1: ----------o-nickt-----------o-Bk u. nickt--o
     NVK2:
     NVK3:

        >    :
vP   VK   : live is different?] Ko
     NVK1: ---------------------------o-n.u. u. nickt-o
     NVK2: li. Auge----------------o
     NVK3:
```

Darüber hinaus lassen sich Kokonstruktionen durch Hilfestellung bei orthographischen Schwierigkeiten (n = 3) und durch Versprachlichung bzw. Interpretation von sNVK (n = 3) beschreiben.

Eine besondere Aufgabe ergibt sich für die Partnerinnen von Ma: Er greift zweimal (Ma2, T39 und Ma4, T44) auf vorgespeicherte Sätze zurück, die nur indirekt in den kommunikativen Zusammenhang passen, d.h. von den Partnerinnen korrekt interpretiert und eingeordnet werden müssen. Der vertrauten Partnerin gelingt das mühelos (s. Beispiel 27), bei der unvertrauten Partnerin kommt es zu einer Verstehenskrise, die nicht gelöst werden kann.

<u>Beispiel 27</u>: Ma2, T39-40 (die ursprüngliche Frage in T 29, auf die Ma sich bezieht, lautet: "What is the most important thing to you in a girl?")

```
        >    :                        T40
Ma      VK   :
        NVK1: i.R. Co---------o-Co-----------------------------------
        NVK2:                                  o-kod.---------------------
        NVK3:
        >    : T39
vP      VK   : Okay, then ( ) try to say it! You can give me a clou:.
        NVK1: -Ma----------o-iR-o-Ma------------------------------
        NVK2:             o-gest.------o%stützt Ko auf li Hd
        NVK3:
```

```
        >    :
Ma      VK   :            (hustet)
        NVK1: --------------------------o-n.u.-------------o-Co----------------
        NVK2: --------------------------o                      o-kod-
        NVK3:             o-OK n. vorne-o-hebt OK an-o

        >    :
vP      VK   :
        NVK1: --i.R. Co---------------o-Ma------------------------------
        NVK2:            %streichelt Ma's Rücken
        NVK3:
```

```
        >    :
Ma      VK   :            I need love.
        NVK1: ------o-iR---------------------------%nickt------------
        NVK2: ------o
        NVK3:
                                       ⇩
        >    :
vP      VK   :            KO [ Loving. (.) That she'd be
        NVK1: -------------------------------------------------------
        NVK2:                  o-gest.-o
        NVK3:
```

```
Ma    >      :
      VK     :
      NVK1:  ----------------------
      NVK2:
      NVK3:


vP    >      :
      VK     : loving] Ko
      NVK1:  ---------------%nickt
      NVK2:
      NVK3:
```

Eine weitere Besonderheit liegt bei der Paarkonstellation Ja2/vP vor: Die Partnerin wartet in 6 von 9 Turns, in denen der Sprachcomputer eingesetzt wird, nicht auf die Aktivierung der Sprachausgabe, sondern liest die Kodierungen auf dem Display mit und kokonstruiert durch Umsetzung des Gelesenen in Lautsprache, Ausweitung telegrammstilartiger Mitteilungen und Vervollständigung begonnener Sequenzen.

Ein schweigendes Mitlesen der Kodierungen auf dem Display läßt sich bei den Konstellationen Je4/uP und Jo4/uP beobachten, allerdings ohne daß die Partnerinnen lautsprachliche KoKonstruktionshandlungen vollziehen.

10.4.2 Kokonstruktionen: Analyse der Ergebnisse

Während bei der Nutzung einer Kommunikationstafel als externes Hilfsmittel jede sprachliche (Teil)Handlung des nichtsprechenden Menschen von der Kokonstruktionsbereitschaft und -fähigkeit der Partnerin abhängig ist, erlaubt der Einsatz eines Sprachcomputers theoretisch eine von Kokonstruktionen unabhängige Kommunikation. Dieses Potential wird von den nichtsprechenden Probanden der vorliegenden Untersuchung vielfach genutzt, allerdings finden sich nur vier Paarkonstellationen, in denen völlig auf Kokonstruktionen verzichtet wird.

In diesen vier Paarkonstellationen setzen die nichtsprechenden Untersuchungsteilnehmerinnen den Sprachcomputer ein, um grammatikalisch vollständige bzw. fast vollständige Sätze zu äußern, die von den Partnerinnen unmittelbar verstanden werden können. Ein besonders eindrucksvolles Beispiel für die elaborierte Sprache eines "nichtsprechenden" Menschen gibt die Teilnehmerin Je (s. Beispiel 28):

Beispiel 28: Je2, T6-8

```
             >      : T6
Je      VK   :                             My . . friend. that . .
        NVK1: -Co-------------------------------------------------------
        NVK2: o-kod.---------------------------------------------------
        NVK3:


             >      :
vP      VK   : Any possibilities?
        NVK1: -Je----------------%lächelt-o-Co-------%n-u-o-Co----
        NVK2:
        NVK3:
```

```
             >      :
Je      VK   : I was (.) going (.) to . . ask  (8 sec) My friend that I
        NVK1: -----------------------------------------------------------
        NVK2: -------------------------------------------------------o
        NVK3:


             >      :
vP      VK   :
        NVK1: %Je-o-iR Co----------------o-Je--o-Co------------------
        NVK2:
        NVK3:
```

```
             >      :
Je      VK   : was going to ask (.) left. (lacht-------------------)
        NVK1: -------------------------o-vP--------------o-iR-------
        NVK2:
        NVK3:


             >      :                         T7
vP      VK   :                         (.) (lacht) Left!(.) You
        NVK1: o-Je---------------%nickt------------o-iR---------
        NVK2:
        NVK3:
```

```
             >      :                                            T8
Je      VK   :                          (laut.)
        NVK1: o-vP------------------------o-nickt----o-----------o-Co--------
        NVK2:                                                  o-kod.---
        NVK3:

             >      :
vP      VK   : mean/ he hasn't left town? (lacht) O:h my:!
        NVK1: -------------------o-vP-----------------o-n.u.-------------o-Co---
        NVK2:
        NVK3:
```

```
      >    :
Je    VK   : So (lacht) (14 sec) I don't know . . . . I might . .
      NVK1: ----------------------o-vP-------------o-Co-----------------------
      NVK2: --o     o-kod.------o              o-kod.-----------------------
      NVK3:


      >    :
vP    VK   :      (%lacht)
      NVK1: -----%Je-o-Co--------------o-Je-----%nickt-o-Co-%Je-o-Co---
      NVK2:
      NVK3:


      >    :
Je    VK   : ask . someone (6 sec) in (laut.) my . . (laut.) English
      NVK1: ----o-iR----------o-Co----------------------------------o
      NVK2: ----o         o-kod.-----------------------------------o
      NVK3:


      >    :
vP    VK   :
      NVK1: --------------%nickt--------------o-vP--------------o-Co----
      NVK2:
      NVK3:


      >    :
Je    VK   : . (laut.) I might ask someone in my English .. but . the
      NVK1: o-n.u.-----------------------o-Co-----------------------------
      NVK2:                                              o-kod.------
      NVK3:


      >    :
vP    VK   :
      NVK1: o-nickt------------o-----------------------------
      NVK2:
      NVK3:


      >    :
Je    VK   : . . . trouble (.) is . . . . he will . . be . a . ten .
      NVK1: -----------------------------------------------------
      NVK2: -----------------------------------------------------
      NVK3:


      >    :
vP    VK   :
      NVK1: -------------------------------%iR%Je-o-Co-
      NVK2:
      NVK3:
```

```
Je    >    :
      VK   : . . T H . But the trouble is he will be a tenth . G R
      NVK1: -----------------------------------------------------------
      NVK2: --------o                                    o-kod.-
      NVK3:

vP    >    :
      VK   :
      NVK1: ---o-Je-o-Co-----------------------------------------
      NVK2:
      NVK3:
```

```
Je    >:
      VK   : A D E R . . . . trouble is he will be a tenth grader.
      NVK1: ------------o-vP-o-Co-------------------------o-vP----------
      NVK2: ------------o      o-kod.-o
      NVK3:

vP    >    :
      VK   :
      NVK1: -----------%Je%CO%Je-o-iR----------------o-Je----------
      NVK2:
      NVK3:
```

Kokonstruktionen erweisen sich bei der Sprachcomputernutzung in den meisten Fällen deswegen als notwendig, weil die AAC-Benutzerinnen telegrammstilartige sprachliche Handlungen vollziehen. Durch telegrammstilartige sprachliche Handlungen + Kokonstruktionen wird in der Regel eine größere Geschwindigkeit der Kommunikation bei geringerer motorischer Anstrengung der AAC-Benutzerinnen erreicht. Offensichtlich messen die nichtsprechenden Probanden der vorliegenden Studie diesen Vorteilen zeitweise ein größeres Gewicht zu als der unabhängigen Kommunikation in grammatikalisch vollständigen Sätzen.
Zu bedenken gilt zudem, daß einige Probanden leichte orthographische Unsicherheiten haben und vielleicht aus diesem Grund möglichst kurze sprachliche Handlungen vollziehen.
Bei der Diskussion von Kokonstruktionen darf jedoch nicht nur beachtet werden, welche Bedeutung diese Erscheinungen für die AAC-Benutzerin selbst besitzen, sondern es gilt gleichermaßen, die Situation der natürlichsprechenden Partnerin in die Betrachtung einzubeziehen.

Im Rahmen der Darstellung und Analyse der Ergebnisse zu Arbeitshypothese 2 wurde bereits auf das Phänomen der "parallelen Turns" verwiesen. Es wurde deutlich, daß "parallele Turns" ein Indiz dafür sind, wie unangenehm die langen Kodierungszeiten auf dem Computer und die daraus resultierenden Gesprächspausen von manchen natürlichen Sprecherinnen empfunden werden.

Für diese Interpretation spricht auch das Verhalten der vertrauten Partnerin in Ja2: Offensichtlich der Wartezeiten überdrüssig beginnt sie mit Kokonstruktionshandlungen, bevor Ja die Möglichkeit hat, seinen Turn selbständig durch Aktivierung der Sprachausgabe zu beenden.

Einen interessanten Weg zur Verkürzung der Pausenzeiten schlagen die AAC-Benutzer/innen Je und Jo ein: Sie aktivieren die Sprachausgabe nach jedem Wort bzw. jeder Phrase - im Buchstabiermodus sogar nach jedem Buchstaben - und lassen am Ende die gesamte sprachliche Handlung im Zusammenhang von der synthetischen Stimme aussprechen. Allerdings scheinen selbst diese verkürzten Pausenzeiten für die natürlichsprechenden Partnerinnen noch zu lang, denn parallele Turns treten sowohl in Je2 und Je4 als auch in Jo4 auf.

Die Analyse der Kokonstruktionen des vorliegenden Korpus führt somit zu folgendem Resümee: Der Einsatz eines Sprachcomputers verringert tatsächlich die Abhängigkeit der AAC-Benutzerinnen von ihren natürlichsprechenden Partnerinnen, denn es wird möglich, auch ohne die totale Aufmerksamkeit und aktive Beteiligung der Partnerin sprachliche Handlungen zu vollziehen. Die Fähigkeit und Bereitschaft der Partnerin, Kokonstruktionen zu leisten, wird bei der Nutzung eines Sprachcomputers als externes Hilfsmittel weniger bedeutsam.

Diese Unabhängigkeit bedeutet auch, daß AAC-Benutzerinnen mit Hilfe eines Sprachcomputers ihre sprachlichen Fähigkeiten besser entfalten können, da nur noch sie und nicht die kokonstruierende Partnerin die Formulierungen bestimmen.

Gleichzeitig jedoch werden auch die Vorteile von Kokonstruktionshandlungen sichtbar: Sie können die Geschwindigkeit der Kommunikation beschleunigen (vgl. Kp. 10.2) und die motorische Belastung für die AAC-Benutzerin verringern. Zudem machen sie die Gesprächssituation für die natürlichsprechende Partnerin angenehmer, da sie aktiv an der Formulierung der sprachlichen Handlung beteiligt sind und nicht passiv auf das Ende der Kodierungshandlung warten müssen.

10.5 Arbeitshypothese 4: AAC-spezifische Verstehenskrisen

10.5.1 AAC-spezifische Verstehenskrisen: Ergebnisse

Arbeitshypothese 4 wird durch den vorliegenden Korpus bestätigt: Die Anzahl der AAC-spezifischen Verstehenskrisen reduziert sich, wenn ein Sprachcomputer als Kommunikationshilfe eingesetzt wird. Während bei Nutzung einer Kommunikationstafel im Korpus - unter Ausklammerung des Paares Ma3/uP - insgesamt 81 Verstehenskrisen (V) nachzuweisen sind, liegen bei Einsatz des Sprachcomputers nur 31 V vor.

Von der Gesamtzahl der Verstehenskrisen gilt es allerdings, die Phänomene abzuziehen, die in keinem Zusammenhang mit der Art der verwendeten Kommunikationshilfe stehen. Es handelt sich dabei um Krisen, die durch eine Mißinterpretation körpereigener Kommunikationsmodi entstanden sind. Bleiben diese V ausgeklammert, so verändert sich das Zahlenverhältnis mit 68 V bei Einsatz der Kommunikationstafel und 20 V bei Nutzung des Sprachcomputers jedoch kaum.

Die Mehrzahl der Verstehenskrisen (n = 56 bei Einsatz der Kommunikationstafel und n = 18 bei Einsatz des Sprachcomputers) sind nur von kurzer Dauer und lassen sich unmittelbar beheben. Die Ursachen für diese kleineren Verstehens krisen sind in den Abbildungen 19a und 19b dargestellt.

Abbildung 19a: Ursachen für kurzfristige Verstehenskrisen (V) bei Einsatz der Kommunikationstafel

- 24 V durch falsches Mitlesen bzw. undeutliches Anzeigen (die natürlichsprechende Partnerin liest Buchstaben/Wörter/Phrasen, die von der AAC-Benutzerin nicht oder nicht eindeutig angezeigt werden);

- 10 V durch inkorrekte Voraussagen (die natürlichsprechende Partnerin beendet ein Wort/eine Prase/eine Satz, ohne die Intention der nichtsprechenden Partnerin zu treffen);

- 6 V durch Probleme, der Kodierungshandlung zu folgen (der natürlichsprechenden Partnerin gelingt es nicht, die angezeigten Buchstaben zu Wörtern bzw. die Wörter zu Sätzen zu synthetisieren);

- 5 V durch orthographische Unsicherheiten der AAC -Benutzerin;

- 3 V durch undeutliche Bestätigung bzw. Verneinung der Ko-Konstruktionen der natürlichsprechenden Partnerin durch die AAC-Benutzerin;

- 3 V durch inkorrektes Zusammenziehen von Buchstaben zu einem Wort, das von der AAC-Benutzerin nicht gemeint war (z.B. in Sa3, T27: "My other house" zu "My OT her house");

- 2 V durch inkorrekte Interpretation eines Symbols oder eines Wortes mit mehreren Bedeutungsmöglichkeiten;

- 2 V durch ungünstige Fragestrategien der natürlichsprechenden Partnerin (zwei Fragen hintereinander);

- 1 V durch fehlende Aufmerksamkeit der natürlichsprechenden Partnerin für den Kodierungsprozeß.

> **Abbildung 19b:** Ursachen für kurzfristige Verstehenskrisen bei Einsatz des Sprachcomputers
>
> - 9 V durch die schlechte Qualität des eingesetzten Sprachsynthesizers;
> - 4 V durch orthographische Schwierigkeiten der AAC- Benutzerin;
> - 2 V durch inkorrekte Ausweitung bzw. mangelnde Deutlichkeit telegrammstilartiger Mitteilungen
> - 2 V durch inkorrektes Einordnen einer vorgespeicherten Mitteilung in den kommunikativen Zusammenhang (z.B. in Ma4, T54: "I have a delivery for you" steht für "Ich arbeite als Botenjunge")
> - 1 V durch ungünstige Fragestrategien der natürlichsprechenden Partnerin (zwei Fragen hintereinander)

Massive Verstehenskrisen, die erst nach längerem Bemühen beider Partnerinnen gelöst werden oder sogar ungelöst bleiben, liegen bei Nutzung des Kommunikationstafel insgesamt zwölfmal vor, bei Einsatz des Sprachcomputers nur zweimal.

In der Regel spielen mehrfache Ursachen beim Entstehen einer massiven Verstehenskrise eine Rolle. Bei Einsatz des Sprachcomputers ist eine der beiden massiven Verstehenskrisen des vorliegenden Korpus primär durch orthographische Unsicherheiten des AAC-Benutzers bestimmt (Sa2, T30). Im anderen Fall (Ma4, T26-36) deutet uP die lange Kodierungszeit als Anzeichen, daß Ma nichts mitteilen möchte, und nimmt ihren eigenen Turn wieder auf. Es gelingt Ma jedoch nach mehreren Folgeturns, die in T26 begonnene sprachliche Handlung durchzusetzen.

Zur Verdeutlichung der Probleme, die bei Nutzung einer Kommunikationstafel entstehen können, seien zwei Verstehenskrisen aus dem Korpus exemplarisch vorgestellt (s. Beispiel 29 und 30).

Beispiel 29: Ro1, T7 (T7 beansprucht insgesamt 1.04 min)

```
          >     : T7
Ro   VK        (Yeah)
     NVK1: -Kt-%nickt------------------------------------
     NVK2:            o-kod.-----------------------------
     NVK3:

          >     :
vP   VK         O:h! Ko[ .... Dad  (5 sec) take ...
     NVK1: -Ro---------o-Kt----------------------------
     NVK2:
     NVK3:            o-beugt s. vor---------------------
```

```
          >     :
Ro   VK                                    (%laut).
     NVK1: -----------------------------------------------
     NVK2: -----------------------------------------------
     NVK3:

         >:
vP   VK   : Dad's taking .. me .. because .. Mom (5 sec) doesn't
     NVK1: -----------------------------------------------
     NVK2:
     NVK3: -----------------------------------------------
```

```
          >     :
Ro   VK    :
     NVK1: --------------------------------o-vP-------------------
     NVK2: --------------------------------o
     NVK3:

          >     :
vP   VK    : know? ... why ... Mom .. can't (.) Dad's taking you
     NVK1: -------------------------------%verz. Gesicht---------o-Ro
     NVK2:
     NVK3: ---------------------------------------o
```

```
          >     :
Ro   VK    :
     NVK1:--------%nickt--------------------------------o-Kt-%schü
     NVK2:
     NVK3:
          >     :    !
vP   VK    : to camp?(.) Because Mom doesn't know why? (.) Oh,
     NVK1: -------------------------o-schü. Ko---------------o---------
     NVK2:       %gest.
     NVK3:
```

Ro	> : VK : NVK1: *Ko--o-vP-----------* NVK2: %zeigt auf NVK3:
vP	> : VK : because he doesn't know why Mom can't? . . Mom doesn't NVK1: -- NVK2: NVK3:

Ro	> : VK : (laut.) NVK1: -------------------------*o-iR*----------------------*o-Kt*---------------- NVK2: *sich* %Geb. "weiß nicht" *o-kod*-------------- NVK3:
vP	> : > : VK : want to drive ya? . . . No. . . NVK1: ---*o-Kt*------------ NVK2: NVK3: *o-beugt*

Ro	> : VK : NVK1: --------------------------*%vP-o-Kt*-------------------------------- NVK2: ------------------------*o* NVK3:
vP	> : VK : Ko [I don't know] Ko . You don't know wha:t? (lacht) NVK1: ---*o-Ro*-------- NVK2: NVK3: *s. vor*---------------*o*

Ro	> : VK : NVK1: --*o-vP u. nickt-o* NVK2: %setzt zum Kod. an NVK3:
vP	> : VK: You don't know why Mom won't? NVK1: --- NVK2: NVK3:

Die primäre Ursache der Verstehenskrise liegt hier in einem Phänomen, das in der freien Rede natürlicher Sprecherinnen selbstverständlich ist: Ro bricht einen Satz ab und führt einen neuen Gedanken ein. Bei einer natürlichen Sprecherin hätte ein entsprechender Turn gelautet: "Dad's taking me, because mom/I don't know, why mom can't". In einer Kokonstruktionssituation jedoch ist dieser Abbruch nicht unmittelbar zu erkennen, insofern bemüht sich die vertraute Partnerin, den zunächst begonnenen Kausalsatz zu kokonstruieren und führt konsequenterweise "Mom" als Subjekt des Kausalsatzes ein.

Ro versucht, die Verstehenskrise durch sNVK (zeigt auf sich) zu lösen, doch vP erkennt die sNVK nicht, sondern startet ihrerseits einen Lösungsversuch. "Mom doesn't want to drive ya?" Ro setzt erneut sNVK ein (Gebärde: weiß nicht), als vP nicht reagiert, wiederholt Ro auf der Kommunikationstafel: "I don't know." VP versteht nicht auf Anhieb: "You don't know wh:at?", dann jedoch gelingt ihr die korrekte Kokonstruktion. "You don't know why mom won't?", die von Ro durch sNVK bestätigt wird.

Beispiel 30: Jo3, T36-39

```
        >    : T36
Jo      VK   :
        NVK1 : -Kt-----------------------------------------o-uP %nickt------
        NVK2 : -kod.-----------------------------------o
        NVK3 :


        >    :
uP      VK   :                     Okay! Ko [ W .. H . A . T . . What would
        NVK1 : %Kt-%Jo-o-Kt--------------------------------o-Jo-------------
        NVK2 :
        NVK3 :


        >    :
Jo      VK   : ------o-Kt--------------------------------o-uP %nickt-o-Kt--
        NVK1 :       o-kod.----------------------------o              o-kod.
        NVK2 :
        NVK3 :


        >    :
uP      VK   : you like to talk about? (.) D . . . O  (5 sec)          Y
        NVK1 : ---------------------------o-Kt------------o-Jo------------o-Kt-
        NVK2 :
        NVK3 :
```

Jo	> :		
	VK		
	NVK1: --------------------o-uP----------------------------%schü. Ko-		
	NVK2: --------------------o		
	NVK3:		

			T37
uP	> :		
	VK: O (.) U (.) D (.) O What I wanna talk about?] Ko Okay,		
	NVK1: ----------------------o-Jo--------------------------------------		
	NVK2:		
	NVK3:		

Jo	> :		
	VK : (laut.)		
	NVK1: ---		
	NVK2: (Streckspasmus---		
	NVK3:		

uP	> :		
	VK : what else do/ what else do you do in school besides/ you		
	NVK1: ---		
	NVK2:		
	NVK3:		

Jo	> :		
	VK : (laut.) (laut.)		
	NVK1: --------------o-i.R.Kt-------o-Kt------------------------------		
	NVK2: --------------------o-nimmt Kod.pos. ein-------------o-vers.Kod.		
	NVK3:		

uP	> : !		
	VK : work on computers (.) An what else do you do at school		
	NVK1: ---		
	NVK2:		
	NVK3:		

			T38
Jo	> :		
	VK :		
	NVK1: ---		
	NVK2:--o-kod-		
	NVK3:		

uP	> : >> > >>		
	VK : that chu like? . What else do you like at school? Ko [W		
	NVK1: --------------%Kt%Jo-o-Kt--------------------------------------		
	NVK2:		
	NVK3:		

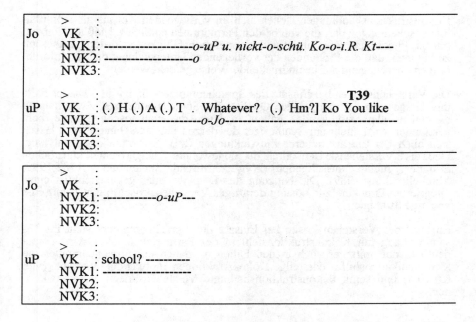

Hier liegt ein Musterbeispiel dafür vor, wie schwer sich das Synthetisieren im Kopf für eine kokonstruierende Partnerin unter Umständen darstellen kann. Jo beabsichtigt, ein neues Thema zu initiieren ("What do you do?"). UP gelingt es zwar, jeden einzelnen Buchstaben dieser Frage zu erkennen, als Synthese kokonstruiert sie jedoch, vermutlich bedingt durch ihre Erwartungshaltung, "What I wanna talk about?". Jo verneint diese Kokonstruktion zwar durch sNVK (schüttelt Kopf), doch uP registriert sein Kopfschütteln nicht und beginnt ihren Turn.

Jo gibt noch nicht auf und versucht, in T38 seine Frage zu wiederholen. UP mißversteht erneut, deutet den Beginn der Frage als Antwort auf ihre eigene Frage in T37 und trifft die inkorrekte Voraussage: "Whatever?". Jo lehnt die Kokonstruktion zwar erneut durch sNVK ab, uP bemerkt seine Verneinung jedoch wieder nicht und setzt in T39 mit erweiterndem Redethema das Gespräch fort.

10.5.2 AAC-spezifische Verstehenskrisen: Analyse der Ergebnisse

Die Reduktion sowohl der kleineren als auch der massiven Verstehenskrisen bei Einsatz des Sprachcomputers ist ein positiver Nebeneffekt, der sich aus der größeren Unabhängigkeit von den Kokonstruktionen durch die Partnerin ergibt.

Kokonstruktionshandlungen stellen sich im vorliegenden Korpus als störanfällige Erscheinungen dar, die von beiden Partnerinnen ein hohes Maß an Konzentration, Flexibilität, Sensibilität und Kooperationsfähigkeit erfordern. Dabei gilt zu betonen, daß die Probanden der vorliegenden Untersuchung diesen Anforderungen überwiegend auf beeindruckende Weise gerecht werden.

Die Verstehenskrisen bei Einsatz des Sprachcomputers finden in 50% der Fälle ihre Ursache in der mangelnden Qualität der Sprachsynthesizer. Zwar handelt es sich in allen vorliegenden Fällen, in denen die synthetische Stimme nicht verstanden wird, nicht um Synthesizer der derzeit jüngsten Bauart, doch lassen sich auch bei Einsatz neuerer Entwicklungen (z.B. Smoothtalker, Realvoice, DecTalk) Verstehenskrisen durch die ungewohnte Klangart einer künstlichen Stimme nicht ausschließen (vgl. Mirenda/Beukelman 1987,1990; Mitchell/Atkins 1989). Die Nutzung des Displays oder gegebenenfalls eines integrierten Druckers zur Lösung derartiger Verstehenskrisen bleibt somit eine wichtige Strategie.

Ein Teil der Verstehenskrisen bei Einsatz des Sprachcomputers steht im Zusammenhang mit Kokonstruktionsfehlern der Partnerinnen. Hier wird erneut deutlich, daß mitunter auch in den Fällen, in denen ein Sprachcomputer die Kommunikationshilfe darstellt, Kokonstruktionen notwendig werden (vgl. Kp.10.4) und somit kokonstruktionsbedingte Verstehenskrisen auftreten können.

10.6 Einzelanalyse zu Ma3

Es wurde bei der Darstellung der Untersuchungsergebnisse bereits mehrfach darauf hingewiesen, daß die Paarkonstellation Ma3/uP teilweise aus der Analyse ausgeklammert werden mußte, da hier ein Sonderfall vorliegt. Die Besonderheiten dieses Gesprächs sollen nun näher erläutert werden.

Der Videoausschnitt bietet ein Beispiel dafür, wie ein AAC-Benutzer von einer verunsicherten und dabei sicher wohlmeinenden Partnerin in eine völlig passive Rolle gedrängt wird.

Ma nutzt die Kommunikationstafel aufgrund seiner schweren motorischen Behinderung durch die Technik des Partnerscannings, d.h. er blickt zunächst in die Richtung, in der sich das von ihm gemeinte Wort/Symbol bzw. der gemeinte Buchstabe befindet, und die Partnerin fragt dann Reihen und Spalten ab, um das entsprechende Item zu lokalisieren. Ein Beispiel für gelungenes Partnerscanning bietet die vertraute Partnerin in Ma1:

<u>Beispiel 32</u>: Ma1, T4 (im Verlauf des Transkripts wird "zeigt auf Kommunikationstafel" durch "z.K." abgekürzt)

```
         >    :
Ma    VK    :
      NVK1: o-iR--------------------------------o-Kt-%schü. Ko--------------
      NVK2:
      NVK3:

         >    :        <   <
vP    VK    : Ko [ Do you see a thought? (.) Hm?   No!  (6 sec)
      NVK1: -Kt--o-Ma-------------------------------------------------------
      NVK2: -hält Kt in Ma's Blickrichtung---------------------------------
      NVK3:
```

```
         >    :
Ma    VK    :
      NVK1: %nickt--------------------------------------------------------
      NVK2:
      NVK3:
         >    :
vP    VK    :             Do you see a thought? Yeah! Is it on this side?
      NVK1: ------------------------------------------------%Kt-o-Ma-------
      NVK2: ----------------------------------------------------%zeigt auf Kt-
      NVK3:
```

```
         >    :
Ma    VK    :
      NVK1: %schü Ko-------%nickt-------------%schü. Ko----------------------
      NVK2:
      NVK3:

         >:
vP    VK    :    This side?         This line?          This line?
      NVK1:--------------------%Kt-o-Ma-------------------%Kt-o-Ma-------
      NVK2:--------% z.K.--------------% z. K.--------------------% z. K.-----
      NVK3:
```

```
Ma   >    :
     VK   :
     NVK1: -------------------------%nickt------------%nickt-o-iR---
     NVK2:                                              o-Ko n.
     NVK3:


     >    :
vP   VK   : This line?      This line!  Yeah!   This?   I  .
     NVK1: -------------%Kt-o-Ma----------%Kt-o-Ma------o-Kt---
     NVK2: % z. K.--------% z. K.----------------% z. K.-------------
     NVK3:
```

```
     >    :
Ma   VK   :
     NVK1: --------o-Kt---------------------o-iR-o-Kt-o-iR-----%nickt--
     NVK2: u.------o                               %Ko n.u.
     NVK3:


     >    :
vP   VK   : I: what?   This one?  want . . .  Oh! To go?   Yeah?
     NVK1: --------------o-Ma-----------------o-Kt----o-Ma----------
     NVK2: --------------% z. K.              %z.K.
     NVK3:
```

```
     >    :
Ma   VK   :
     NVK1: --------o-vP--------------%BK-o-vP--------------%nickt---
     NVK2:
     NVK3:


     >    :
vP   VK   : I want to go (.) What?     To a baseball-game] Ko
     NVK1: --------------------%Bk---o-Ma--------------------------
     NVK2: ---------------------------------------------------------------
     NVK3:
```

Die unvertraute Partnerin in Ma3 wurde zwar vor Beginn der Videoaufnahme in die Technik des Partnerscannings eingeführt, doch waren diese Erläuterungen offensichtlich entweder nicht ausreichend oder können von ihr nicht kreativ umgesetzt werden. Im Widerspruch zur ausdrücklichen Erklärung sowohl durch die Untersuchungsleiterin als auch durch die Therapeutin von Ma erwartet uP zu Beginn des Gesprächs, daß Ma direkt mit der Hand auf der Tafel auswählen kann (T7:" Y'think you can point to it over here?" und "Can you point to it?" und "Can you show me on this . board?"). Nachdem Ma in T8 deutlich machen kann, daß er motorisch nicht dazu in der Lage ist, auf die Kommunikationstafel zu zeigen, setzt uP zwar in gewisser Weise ein Partnerscanning ein, doch handelt es sich dabei überwiegend eher um ein Abfragen von Vokabeln als um ein Gespräch. UP benutzt dabei die Tafel als eine Art Ideenfundus für teilweise zusammenhanglose Fragen, die sie an Ma stellt (s. Beispiel 33).

Beipiel 33: Ma3, T61-65

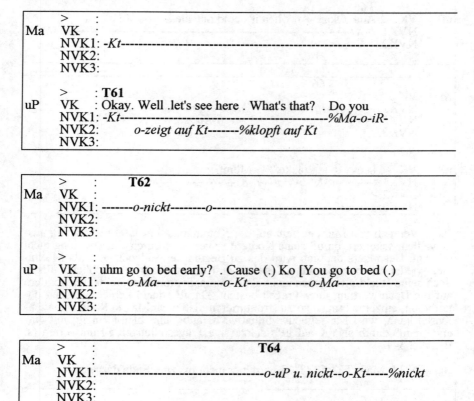

```
Ma    >     :
      VK    :
      NVK1: ------------------------------------------------------------%nickt-
      NVK2:
      NVK3:

      >     : T65
uP    VK    : Aha! Okay: An when it's cold outside  .  you wear  .  a
      NVK1: o-Kt---------------------------------------------------------------
      NVK2:
      NVK3:
```

```
Ma    >     :       T66
      VK    :
      NVK1: ---------%nickt---------%nickt-o-n.u.------
      NVK2:                                o-Ko n.u.--
      NVK3:

      >     :
uP    VK    : heavy (.)    jacket?    Mhm!
      NVK1: ---------o-Kt-o-Ma----o-Kt-----------------
      NVK2:
      NVK3:
```

Jeder Versuch von Ma, ein Item auf der Kommunikationstafel selbständig auszuwählen, scheitert, da uP seine Kodierungsversuche durch Blickrichtung nicht erkennt. Besonders deutlich wird das zu Beginn der Videoeinheit, als Ma immer wieder auf eine bestimmte Stelle der Kommunikationstafel blickt, uP jedoch seine Blickbewegungen nicht als Kommunikationsversuch deutet, sondern auf die Beantwortung ihrer Fragen besteht. Da uP zudem keinen Versuch unternimmt, einzelne Fragen so zu strukturieren, daß auch Ma ein Redethema einführen kann, wird Ma jeglicher Initiative beraubt. Ihm bleibt einzig, mit "ja" und "nein" durch sNVK auf uP's sukzessive Fragestellungen zu antworten (s. Beispiel 34)

<u>Beispiel 34:</u> Ma3, T67-73 (T 73 wird hier nicht bis zum Ende dargestellt)

```
Ma    >     :
      VK    :                    (%laut.)
      NVK1: -n.u.--------------o-Kt---------%uP-o-Kt------------------
      NVK2:
      NVK3:
      >     : T67
uP    VK    : Okay. Let's see what else. .   Yeah! U:h, let's see
      NVK1: o-Kt----------------------------------------------
      NVK2:
      NVK3:          o-beugt s. vor -------------------------------
```

```
Ma   >     :
     VK    : (laut.)
     NVK1: ------------------------------------------------------%nickt-
     NVK2:
     NVK3:


     >     :
uP   VK    : . . . . Okay, when . . You know what this is?
     NVK1: ----------------------------------------------------------o-Ma-
     NVK2:                              o-zeigt auf Kt------------o
     NVK3: ----------------------------------------------------o
```

```
Ma   >     :
     VK    :
     NVK1: o-uP-%nickt-------------------------o-Kt-------------------------
     NVK2:
     NVK3:


     >     :
uP   VK    :        Hm? (.) Okay, now (.) when you're watching .
     NVK1: %Kt-o-Ma--------------------------------------------------------
     NVK2:                                                              %-
     NVK3:
```

```
Ma   >     :
     VK    :                    T70
     NVK1: --o-uP------------%nickt-------------------%nickt-%nickt-
     NVK2:
     NVK3:


     >     :                                                    !
uP   VK    : television you sit (.) in a comfortable (.) chair?
     NVK1: ----------o-Kt-------o-Ma---------------------o-Kt------------
     NVK2: klopft auf Kt       %klopft auf Kt             o-zeigt auf---
     NVK3:
```

```
Ma   >     :
     VK    :
     NVK1: o-Kt---------------o-n.u.-----------------------------------
     NVK2:                      o-Ko n. u.-----------------------------
     NVK3:


     >     : T71
uP   VK    : An you go to: (.) Where is that? Where did I see that? .
     NVK1: Kt-----------------------------------------------------------
     NVK2:
     NVK3: o-beugt s. vor-----------------------------------------------
```

```
Ma   VK   >   :                         T72
         NVK1: ----------o-Kt %nickt-------------%nickt-----------------
         NVK2: ----------%hebt Ko leicht an
         NVK3:

         >   :         !
uP   VK: Go to s:leep! (.) How about that? (.) See you're sitting
         NVK1: ----------------o-Ma-------------------o-Kt----------------
         NVK2:
         NVK3:---------------o
```

```
Ma   VK   >   :
         NVK1: -----------------------------------------------------------
         NVK2:
         NVK3:

         >   :                        < <  <<
uP   VK   : in this comfortable chair go to sleep. Well, that's
         NVK1: -------------------------------o-Ma----------------------
         NVK2: ----------------------------------------o
         NVK3:
```

```
Ma   VK   >   :
         NVK1: -----------------------------------------------------------
         NVK2:
         NVK3:

         >   :
uP   VK   : right, cause you don't like television! So you're
         NVK1: ----------------------------------------------o-Kt------
         NVK2:                                              o-zeigt-
         NVK3:
```

```
Ma   VK   >   :
         NVK1: ---------------------------------------%nickt----------------
         NVK2:
         NVK3:

         >   :
uP   VK   : sitting in this comfortable chair (.) and you're . let's
         NVK1: ------------------------------------o-Ma----o-Kt----------------
         NVK2: auf Kt-----------------------------------------------------------
         NVK3:
```

```
Ma    >    :
      VK   :
      NVK1: ---------------------------------o-n.u.o-Kt--------%nickt
      NVK2:
      NVK3:

uP    >    :
      VK   : see. Where did I see this? . U:h . .   You're reading
      NVK1: ------------------------------------------------------------
      NVK2: -----------------------------------------------------------o
      NVK3:
```

```
Ma    >    :
      VK   :
      NVK1: ----------------------------------------------
      NVK2:
      NVK3:

                                          !
uP    >    :
      VK   : You like/ yeah, cause you like to read. -----------
      NVK1: ------o-Ma--------------------o-Kt----------------------
      NVK2:
      NVK3:
```

Durch diese Videoeinheit wird somit auf drastische Weise transparent, wie ein von Kokonstruktionen abhängiges Gespräch scheitern kann, obwohl beide Partner/innen deutlich bemüht sind, in Kommunikation miteinander zu treten. Bei dieser unvertrauten Partnerin stellt der Sprachcomputer für Ma eindeutig das überlegene Kommunikationsmedium dar, denn er ermöglicht ihm, unabhängig von der Partnerin sprachliche Handlungen zu vollziehen. Zwar bleiben auch bei Einsatz des Sprachcomputers Schwierigkeiten und Verstehenskrisen nicht aus (vgl. Kp. 10.5), doch wirken diese Probleme gering im Vergleich zur Videoeinheit Ma3, die quasi eine permanente Verstehenskrise demonstriert.

Deutlich macht die Paarkonstellation Ma3/uP zudem, wie frustrierend die Kommunikationssituation zwischen AAC-Benutzerin und natürlichsprechender Partnerin mitunter für beide Beteiligten sein können. Denn nicht nur für Ma, der keine Möglichkeit besitzt, aktiv in den Gesprächsverlauf einzugreifen, sondern auch für uP ist die Gesprächssituation denkbar schwierig. Ihre Unsicherheit, sich unentwegt neue Themen zu überlegen, um das Gespräch im Fluß zu halten, wird durch die häufige Wiederholung von Floskeln wie "let's see", "what else" angedeutet. Zudem spürt sie offensichtlich Ma's Frustration - ohne sie mit sich selbst in Beziehung zu setzen und fragt ihn zum Ende des Gespräches." You don't like this board, huh?"

In diesem Zusammenhang sei erwähnt, daß die Untersuchungsleiterin nach Betrachtung des Videos noch ein Gespräch mit Ma geführt hat, um ihn nach seinen Empfindungen zu befragen. Ma machte dabei deutlich, daß er die Situation als weniger bedrückend erlebte, als die Untersuchungsleiterin annahm. Derartige Schwierigkeiten seien für ihn Normalität, betonte er, allerdings scheitere ein solches Gespräch in der Regel schon erheblich früher daran, daß die Partnerin sich aus der Situation zurückziehe.

Aus der Einzelanalyse der Videoeinheit Ma3 läßt sich somit folgendes Resümee ziehen: Ein Sprachcomputer stellt dann eindeutig die überlegene externe Kommunikationshilfe dar, wenn eine unvertraute Partnerin den Anforderungen der atypischen Gesprächssituation nicht gerecht werden kann. Insbesondere bei unüblichen Selektionsmethoden, wie z.B. bei dem hier eingesetzten Partnerscanning, erscheint es wahrscheinlich, daß unvertraute Partnerinnen überfordert werden. Entscheidend für die Effektivität einer Kommunikationshilfe wirkt somit, mit welchen Partnerinnen kommuniziert werden soll.

11. Sonderpädagogische Konsequenzen

Die vorliegende Untersuchung zeigt auf, daß Sprachcomputer zwar einen zentralen Bestandteil im Kommunikationssystem eines nichtsprechenden Menschen bilden können, jedoch keineswegs in allen Fällen und mit allen Partnerinnen einer Kommunikationstafel überlegen sind. Als wichtige Konsequenz für die sonderpädagogische Arbeit ergibt sich somit, daß ein Sprachcomputer in der Regel nicht einzige externe Kommunikationshilfsmittel einer AAC-Benutzerin darstellen darf. Da die Kommunikation mit einer fachkundig zusammengestellten Kommunikationstafel unter bestimmten Umständen (z.B. 1:1-Kommunikation, vertraute Partnerin bzw. Partnerin mit guten Kokonstruktionsfähigkeiten, genügende Aufmerksamkeit der Partnerin) schneller und weniger motorisch belastend sein kann, muß für eine Sprachcomputerbenutzerin nach Möglichkeit auch ein derartiges Hilfsmittel verfügbar sein.

Damit soll allerdings keineswegs nahegelegt werden, ein Sprachcomputer sei verzichtbar, denn die Vorteile, die dieses Hilfsmittel im Vergleich zu einer Kommunikationstafel besitzt, konnten hier deutlich belegt werden. Insbesondere die Möglichkeit, sprachliche Handlungen unabhängig von der Kokonstruktionsbereitschaft und -fähigkeit der Partnerin zu vollziehen, kann nicht hoch genug geschätzt werden. Es sei in diesem Zusammenhang noch einmal darauf verwiesen, daß der Proband Ma nur mit dem Hilfsmittel "Sprachcomputer" mit der unvertrauten Partnerin kommunizieren konnte, während das Gespräch mit der Kommunikationstafel eine permanente Verstehenskrise darstellte. Die Entscheidung, welches Hilfsmittel in einer spezifischen Situation eingesetzt wird und wann ein Wechsel der Kommunikationsmodi stattfindet, kann nur von der AAC-Benutzerin selbst getroffen werden.

Konsequenzen für die Sonderpädagogik folgen auch aus dem vorliegenden Untersuchungsergebnis, nach dem die nichtsprechenden Probanden das theoretische Potential eines Sprachcomputers nur in Ansätzen nutzen. Die Bereitstellung einer Kommunikationshilfe modernster Technik kann somit zwar das Potential dafür bieten, daß nichtsprechende Menschen eine aktivere Kommunikationsrolle übernehmen, die auch nur annähernde Umsetzung der theoretischen Möglichkeiten eines derartigen Gerätes wird in den meisten Fällen jedoch einer sorgfältigen sonderpädagogischen Begleitung bedürfen. Es gilt, durch intensive sonderpädagogische bzw. sprachtherapeutische Förderung die eher passiven kommunikativen Verhaltensweisen nichtsprechender Menschen zumindest ansatzweise zu modifizieren. Daß hier eine möglichst frühzeitige Intervention unverzichtbar ist, bedarf kaum der Erwähnung.

In gleichem Maße sollte es selbstverständlich sein, daß im Rahmen einer umfassenden Kommunikationsförderung das einzelne Hilfsmittel niemals Selbstzweck besitzen darf. Wenn ein Kind durch körpereigene Modi z.B. ausdrücken kann, daß es zur Toilette gehen möchte, besteht keine Notwendigkeit, auf den Einsatz einer Kommunikationshilfe zu bestehen. Es erscheint sogar wahrscheinlich, daß ein Insistieren auf den Einsatz der Kommunikationshilfe durch die Pädagogin/Therapeutin schädlich auf die kommunikative Entwicklung des Kindes wirkt und seinerseits dazu beiträgt, eher passive Verhaltensmuster zu fördern.

Auch die in der vorliegenden Studie aufgezeigten qualitativen Unterschiede zwischen einer Gesprächssituation, in der eine Kommunikationstafel benutzt wird, und einer 1:1-Kommunikation, in der ein Sprachcomputer das externe Hilfsmittel darstellt, sind in der praktischen Arbeit mit nichtsprechenden Menschen von großer Relevanz. So wurde u.a. beschrieben, daß die natürlichsprechenden Partnerinnen die langen Pausenzeiten durch Kodierungshandlungen auf dem Sprachcomputer offensichtlich als unangenehm erleben, und infolgedessen eine Tendenz zu parallelen Turns beobachtet werden kann. Es besteht somit eine dringende Notwendigkeit, die Sprachcomputerbenutzerinnen durch Gespräche, Videoanalysen, Rollenspiele u.ä. auf derartige Erscheinungen vorzubereiten und gleichzeitig Kommunikationsstrategien einzuüben, die lange Pausenzeiten zu minimieren suchen.

Die von den Probanden Je und Jo eingesetzte Technik, jedes Wort/jede Phrase, gegebenenfalls sogar jeden Buchstaben einzeln von der synthetischen Stimme aussprechen zu lassen, um zum Abschluß des Turns die gesamte sprachliche Handlung im Zusammenhang durch Aktivierung der Sprachausgabe zu vollziehen, bietet hier ein mögliches Vorbild. Darüber hinaus kann es hilfreich sein, gesprächssteuernde Aussagen wie: "Ich bin noch nicht fertig!", "Bitte ein wenig Geduld!" oder "Laß' mich ausreden!" in den Sprachcomputer so einzuspeichern, daß sie ohne große motorische Anstrengung abgerufen werden können.

Auch eine Vorbereitung potentieller Partnerinnen auf die atypische Gesprächssituation mit Sprachcomputerbenutzerinnen erweist sich als sinnvoll. So läßt sich z.B. durch Rollenspiele und Videoanalysen des eigenen Gesprächsverhaltens nicht nur die Sensibilität natürlicher Sprecherinnen für die besonderen Erfordernisse einer derartigen Gesprächssituation erhöhen, sondern u.U. auch die Toleranz für längere Pausenzeiten steigern (vgl. Heim 1991).

Natürlichsprechende Partnerinnen müssen zudem darauf aufmerksam gemacht werden, daß AAC-Benutzerinnen zwar einen hohen temporalen Anteil am Gespräch innehaben, jedoch aufgrund der Langsamkeit ihrer Kommunikation nur selten mehr als eine sprachliche Handlung vollziehen. In diesem Zusammenhang gilt es, Fragestrategien wie "chaining" und "arching" mit ihren Konsequenzen auf die AAC-Benutzerin transparent zu machen und gleichzeitig ein weniger restriktives Gesprächsverhalten zu trainieren.

Verschiedene Lösungswege bei Verstehenskrisen und Kokonstruktionsstrategien müssen sowohl mit der AAC-Benutzerin selbst als auch mit potentiellen Partnerinnen eingeübt werden. Da AAC-Benutzerinnen jedoch immer wieder auch auf unvorbereitete Partnerinnen stoßen können, sollte ihr Verantwortungsbewußtsein für das Gelingen einer Kommunikation in besonderem Maße gestärkt werden, indem ihnen auch schwierige Situationen mit verunsicherten Partnerinnen in spielerischer Form nahegebracht und Bewältigungsmöglichkeiten aufgezeigt werden.

Besonders überraschend an den Ergebnisse der vorliegenden Untersuchung erscheint, daß das Speicherpotential der Sprachcomputer nur von der Hälfte der nichtsprechenden Probanden genutzt wird. Für die sonderpädagogische Arbeit ergibt sich aus diesem Resultat die Forderung, Sprachcomputerbenutzerinnen systematisch mit Kodierungsstrategien vertraut zu machen und ein großes Vokabular unter individuell logischen Kodes - seien es Buchstaben-Zahlenkodes oder Minspeak-Kodes - einzuspeichern.

Die selbstverständliche Nutzung und der kreative Umgang mit eingespeichertem Vokabular, die in der vorliegenden Studie durch die Minspeak-Benutzerin Je eindrucksvoll demonstriert wurden, setzt eine intensive Übungsphase voraus, die durch sorgfältige sonderpädagogische bzw. sprachtherapeutische Vorbereitung und Begleitung gewährleistet werden muß.

Zum Abschluß sei noch auf einen Gesichtspunkt hingewiesen, den die vorliegende Studie nur teilweise beachten konnte, nämlich auf die Bedeutung der "Stimme". Der Sprachcomputer versetzt einen nichtsprechenden Menschen in die Lage, soziale Floskeln wie "Hallo, wie geht's?" laut zu äußern, zu telefonieren, Witze und Geschichten zu erzählen, zu singen, Theater zu spielen, Vorträge zu halten, selbständig an Diskussionen teilzunehmen und gegebenenfalls auch laut zu fluchen. Während in 1:1-Kommunikationen, wie in unserer Untersuchung deutlich wurde, durchaus auf eine "Stimme" verzichtet werden kann, läßt sich eine lange Liste von Kommunikationsanlässen aufführen, in denen eine Form von Lautsprache wünschenswert oder sogar notwendig wird. Es gibt sogar Anlaß zu der zugegebenermaßen noch spekulativen Annahme, daß die Fähigkeit zu lautsprachlichen Äußerungen - und sei es auch in der Form einer künstlichen Stimme - für soziale Situationen eine immense Wichtigkeit besitzt. Ein auf der Kommunikationstafel gezeigtes "Hallo!" oder "Du alte Ziege!" besitzt offensichtlich eine andere psychosoziale Wirkung als dieselbe Äußerung durch Lautsprache bzw. Sprachausgabe.

Die Bedeutung der "Stimme" für nichtsprechende Menschen ist ein Forschungsbereich, der dringend einer wissenschaftlich fundierten Betrachtung bedarf. Die vorliegende Studie konnte zur Erhellung dieser Fragestellung nur in Ansätzen beitragen - als lohnenswerter Forschungsschwerpunkt sei die Problematik hiermit späteren Arbeiten nahegelegt

12. Schlußbemerkung

Die eingehende Beschäftigung mit Vor- und Nachteilen von tragbaren Sprachcomputern für schwer dysarthrische Menschen in dieser Arbeit mag auf den ersten Blick exotisch wirken eingedenk der Tatsache, daß in der Bundesrepublik bisher nur wenig Praxiserfahrungen mit der Nutzung derartiger Geräte gesammelt werden konnten. Es ist jedoch mit großer Sicherheit anzunehmen - und Tendenzen zu dieser Entwicklung zeigen sich bereits zum Zeitpunkt der Fertigstellung dieser Studie - daß auch hierzulande in schnell wachsenden Zahlen Sprachcomputer für nichtsprechende Menschen Einsatz finden werden.

Der Rückgriff auf Videomaterial, das in den USA gedreht wurde, und das intensive Studium internationaler und insbesondere anglo-amerikanischer Fachliteratur machten es möglich, bereits zu einem frühen Zeitpunkt eine deutschsprachige Untersuchung zu Fragestellungen um derartige Geräte vorzulegen.

Zu hoffen bleibt, daß diese Arbeit dazu beitragen kann, allzu positive Erwartungen im Hinblick auf die Errungenschaften der modernen Mikroelektronik ebenso zu dämpfen wie allzu kritische Stimmen von dem unbestreitbaren Potential der Sprachcomputer für nichtsprechende Menschen zu überzeugen

Literaturliste:

Adam, H. (1985): Kommunikation bei nichtsprechenden geistig behinderten Kindern. In: Geistige Behinderung 3, 1-24
Affolter, F. (1983): Wahrnehmungsstörungen. In: Haupt, U.; Jansen, G.W. (Hrsg.): Pädagogik der Körperbehinderten (Handbuch der Sonderpädagogik. Bd. 8). Berlin, 298-307
Affolter, F. (1987): Wahrnehmung, Wirklichkeit und Sprache. Villingen-Schwenningen
Andrews, N. (1980): The use of Blissymbolics in a special school. Unveröffentlichte master's thesis. University of London. Kurzfassung in: Kraat, A. W. (1987): a.a.O., 132-133
Argyle, M. (1972): Non-verbal communication in human social interaction. In: Hinde, R.A. (Hrsg.): Non-verbal communication. Cambridge, 243-269
Arnold, G.E. (1970): Die Sprache und ihre Störungen. Handbuch der Stimm- und Sprachheilkunde. Bd 2. Wien, New York. 3. Aufl.
ASHA Ad Hoc Committee on Communication Processes and Nonspeaking Persons (1981): Nonspeech Communication. A position paper. In: ASHA 23, 577-581
Austin, J.L. (1962): How to do things with words. Cambridge, Massachusetts
Ayres, A.J. (1984): Bausteine der kindlichen Entwicklung. Berlin, Heidelberg, New York
Bächtold, A.; Balbi, M. (1987): Hector - ein neuer Fall für die Sonderpädagogik? In: Tranel 12. Numéro Spécial: Les telethèses de communication: L'apport des sciences du language à 'Hector', 99-115
Balbi-Kayser, M.; Lage, D. (1990): Technische Kommunikationshilfen für lautsprachbehinderte Zerebralparetiker: Psycholinguistische, entwicklungspsychologische und sonderpädagogische Aspekte. Bericht zum Teilbereich "Angewandte Forschung" und Informationen zum Aufbau einer Beratungsstelle für Kommunikationsprobleme lautsprachbehinderter Zerebralparetiker. In: FST (Hrsg.): Kongreß "Technologie et Handikap". Kongreßbericht Vol. 1. Neuchatel, 208-219
Bailey,P.; Shane, H. (1983): Interactional strategies with and without an augmentative communication device: A case study. Unveröffentlichte master's thesis. Emerson College, MA
Baker, B. (1982): Minspeak: A semantic compaction system that makes self-expression easier for communicatively disabled individuals. In: Byte 7, 186-202
Baker, B. (1983): Chopsticks and Beethoven. In: Communication Outlook 5, 8-11
Baker, B. (1986a): Using images to generate speech. In: Byte 11, 160-168
Baker, B. (1986b): How to establish a core vocabulary through the dialogue method and how to write a dialogue. Unveröffentlichtes Manuskript. Pittsburgh
Bales, R.F. (1950): Interaction process analysis. Cambridge, Mass.
Bales, R.F. (1972): Die Interaktionsanalyse: Ein Beobachtungsverfahren zur Untersuchung kleiner Gruppen. In: König, R. (Hrsg.): Beobachtung und Experiment in der Sozialforschung. Köln. 8. erg. Aufl., 148-170

Becker, K.; Sovak,M. (1979): Lehrbuch der Logopädie. Königstein/Taunus. 2. Aufl.
Bedrosian, J.L.; Prutting, C.A. (1978): Communicative performance of metally retarded adults in four conversational settings. In: J of Speech and Hearing Research 21, 79-95
Bedrosian, J.L. (1985): An approach to developing conversational competence. In: Ripich, D.; Spinelli, F. (Hrsg.): School discourse problems. San Diego, 231-255
Begemann, E.; Fröhlich, A.; Penner, H. (1979): Förderung von schwerstkörperbehinderten Kindern in der Primarstufe - Zwischenbericht. Mainz
Bergmann, J.R. (1981): Ethnomethodologische Konversationsanalyse. In: Schröder, P.; Steger, H. (Hrsg.): Dialogforschung. Jahrbuch 1980 des Instituts für deutsche Sprache. Düsseldorf, 9-52
Bernard-Opitz, V.; Blesch, G.; Holz, K. (1988): Sprachlos muß keiner bleiben. Freiburg im Breisgau
Beukelman, D.R. (1985): Interaction in augmentative communication. A seminar presented at the North Carolina Augmentative Communication Association Conference. West-Salem, NC. Zit. n. Musselwhite, C.R.; St. Louis, K.W. (1988): Communication programming for persons with severe handicaps. Boston, Massachusetts, 255-256
Beukelman, D.R.; Yorkston, K.M. (1980): Nonvocal communication: Performance evaluation. In: Archives of Physical Medicine and Rehabilitation 61, 272-275
Beukelman, D.R.; Yorkston, K.M.; Dowden, P. (1985): Communication augmentation: A casebook of clinical management. San Diego
Blackstone, S.W. (1986) (Hrsg.): Augmentative communication - An introduction. Rockville, Maryland
Blackstone, S.W. (1988): Vocabulary selection: Issues, techniques, and tips. In: Augmentative Communication News 1 (5), 1-4
Blackstone, S.W. (1989): For consumers: Societal rehabilitation. In: Augmentative Communication News 2 (3), 1-3
Blackstone, S.W. (1991a): Intervention with the partners of AAC consumers: Part 1 - Interaction. In: Augmentative Communication News 4 (2), 1-3
Blackstone, S.W. (1991b): Training strategies for speaking partners. In: Augmentative Communication News 4 (2), 4-6
Blackstone, S.W.; Cassatt-James, E. (1984): Communicative competence in communication aid users and their partners. Paper presented at the Third International Conference on Augmentative and Alternative Communication. Boston, MA
Blank, M.; Franklin, E. (1980): Dialogue with preschoolers: A cognitively-based system of assessment. In: Applied Psycholinguistics 1, 127-150
Blau, A.F. (1983): On interaction. In: Communicating Together 1, 10-12
Blau, A.F. (1987): A response to Lloyd and Fuller: Toward an augmentative and alternative communication symbol taxonomy: A proposed superordinate classification. In: AAC 3, 97-99
Blissymbolics Communication Institute (1984) (Hrsg.): Picture your Blissymbols. Toronto

Blockberger, S.; Armstrong, R.: O'Connor, A.; Freeman, R. (1990): Children's attitudes toward a nonspeaking child using various augmentative and alternative communication techniques. Paper presented at the Fourth Biennial ISAAC-Conference. 12.-16. August. Stockholm 1990

Bobath, K. (1959): The effects of treatment by reflex-inhibition and facilitation of movement in cerebral palsy. In: Folia Psychiatrica, Neurologica et Neurochirurgica Neerlandica. Nr. 5, 448-457

Bobath, B. (1961): Die Grundlagen der Behandlung des spastisch gelähmten Kindes. In: Berliner Medizin 12 (Sonderdruck), 137-139

Bobath, K. u. B. (1964): The facilitation of normal postural reactions and movements in the treatment of cerebral palsy. In: Physiotherapy 50 (zit. aus Nachdruck)

Bobath, B. (1970a): Die neurologische Entwicklungsbehandlung des zerebral gelähmten Kindes. In: Materia Medica Nordmark 22, 372-378

Bobath, K. (1970b): Eine moderne Behandlung der zerebralen Bewegungsstörung und ihre Bedeutung für die körperliche und geistige Entwicklung des Kindes. In: Materia Medica Nordmark 22, 364-372

Bobath, K. (1974): The basic concept of treatment and management of children with cerebral palsy. In: CDI. Nr. 4. English edition, 9-24

Böhme, G. (1976): Hör- und Sprachstörungen bei Mehrfachschädigungen im Kindesalter. Stuttgart

Bolton, S.; Dashiell, S. (1984): INteraction CHecklist for Augmentative Communication (INCH). Huntington Beach, California

Bondurant, J.; Romeo, D.; Kretschmer, R. (1983): Language behaviors of mothers of children with normal and delayed language. In: Language, Speech, and Hearing Services in Schools 14, 233-242

Borgatta, E.F. (1962): A systematic study of interaction process scores, peer and self-assessment, personality and other variables. In: Genetic Psychology Monographs 65, 219-291

Borgatta, E.F. (1963): A new systematic interaction observation system: Behavior scores system. In: Journal of Psychological Studies 14, 24-44

Borgatta, E.F. (1964): The structure of personality characteristics. In: Behavioural Science 9, 8-17

Brandt, D.R. (1980): A systematic approach to the measurement of dominance in human face-to-face interaction. In: Communication Quarterly 28, 31-43

Braun, U. (1990): Minspeak - eine Kodierungsstrategie. In: FST (Hrsg.): Kongreß "Technologie et Handikap". Kongreßbericht. Vol. 2, 77-88

Braun, U.; Stuckenschneider-Braun, M. (1990): ISAAC-BRD - ein Austausch- und Informationsforum für Fragen alternativer Kommunikation. In: Das Band 2/90, 36-37

Braun, U. (1991): Kleine Einführung in AAC. In: ISAAC's Zeitung 1/91, 2-8

Bray, N.W.; Goossens, C. (1991): Salient letter, letter category, and multimeaning iconic encoding with AAC systems: A comment on Light et al. In: AAC 7, 290-293

Brown, Ch. (1972): Ein Faß voll Leben. Bern, München, Wien

Brown, R. (1973): A first language: The early stages. Cambridge, Massachusetts

Brünner, G. (1987): Kommunikation in institutionellen Lehr-Lern-Prozessen. Tübingen
Bruner, J.S. (1977): Wie das Kind lernt, sich sprachlich zu verständigen. In: Z. f. Pädagogik 26, 829-845
Bruner, J.S. (1979): Von der Kommunikation zur Sprache. Überlegungen aus psychologischer Sicht. In: Martens, K. (Hrsg.): Kindliche Kommunikation. Frankfurt, 9-60
Bruner, J.S. (1981): Muttersprache. In: Der Sprachheilpädagoge 13, 12-22
Bruno, J. (1986): Modeling procedures for increased use of communicative functions in communication aid users. In: Blackstone, S.W. (Hrsg.): Augmentative communication - An introduction. Rockville, Maryland, 301-306
Buium, N.; Rynders, J.; Turnure, J. (1974): The early maternal linguistic environment of normal and Downs's syndrome language-impaired children. In: American Journal of Mental Deficiency 79, 52-58
Buzolich, M.J. (1983): Interaction analysis of augmented and normal adult communicators. Dissertation. University of California, San Francisco
Buzolich, M.J.; Wiemann, J.M. (1988): Turn taking in atypical conversations. The case of speaker/augmented-communicator dyad. In: J of Speech and Hearing Research 31, 3-18
Calculator, S.; Dollaghan, C. (1982): The use of communication boards in a residential setting: An evaluation. In: J of Speech and Hearing Disorders 47, 281-287
Calculator, S.; Luchko, C. (1983): Evaluating the effectiveness of a communication board training program. In: J of Speech and Hearing Disorders 48, 185-191
Calculator, S.; Delaney, D. (1986): Comparison of nonspeaking and speaking mentally retarded adults' clarification strategies. In: J of Speech and Hearing Disorders 51, 252-259
Carlson, F. (1981): A format for selecting vocabulary for the nonspeaking child. In: Language, Speech, and Hearing Services in Schools 12, 240-245
Cassatt-James, E.L. (1989): The effects of peer facilitators on the communicative interactional skills of children using communication aids. Dissertation. University of Maryland
Chapman, R.; Miller, J. (1980): Analyzing language and communication in the child. In: Schiefelbusch, R.C. (Hrsg.): Nonspeech language and communication: Acquisition and intervention. Baltimore, 159-196
Cherry, L.; Lewis, M. (1976): Mothers and two-year-olds: A study of sex differentiated aspects of verbal interaction. In: Developmental Psychology 12, 278-282
Cicourel, A.V. (1976): Discourse, autonomous grammars, and contextualized processing of information. In: Wegner, D. (Hrsg.): Gesprächsanalysen. Vorträge, gehalten und anläßlich des 5. Kolloquiums des Instituts für Kommunikationsforschung und Phonetik Bonn. 14.-16. Oktober 1976. Hamburg, 109-158
Cloerkes, G. (1979): Einstellung und Verhalten gegenüber Körperbehinderten. Berlin

Colquhoun, A. (1982): Augmentative communication systems. The interaction process. Paper presented at the American Speech, Language and Hearing Association Annual Convention. Toronto, Canada

Corsaro, W.A. (1979): Socio-linguistic patterns in adult-child interaction. In: Ochs, E.; Schieffelin, B.B. (Hrsg.): Developmental pragmatics. New York u.a., 373-389

Coxson, L.; Mathy-Laikko, P. (1983): Listener reactions to three non-vocal communication outputs. Unveröffentlichte master's thesis. Washington State University

Cranach, v. M. (1975): Die nichtverbale Kommunikation im Kontext des kommunikativen Verhaltens. In: Moscovici, S. (Hrsg.): Forschungsgebiete der Sozialpsychologie. Bd. 1. Frankfurt, 307-343

Creech, R. (1981): Attitude as a misfortune. In ASHA 23, 550-551

Crickmay, M.C. (1972): Sprachtherapie bei Kindern mit zerebralen Bewegungsstörungen auf der Grundlage der Behandlung nach Bobath. Berlin-Charlottenburg

Crystal, D. (1986a): Listen to your child. Harmondsworth

Crystal, D. (1986b): ISAAC in chains: The future of communication systems. In: AAC 2, 140-145

Culp, D.M. (1982): Communication interactions - nonspeaking children using augmentative systems. Unveröffentlichtes Manuskript. Callier Center for Communication Disorders. Dallas, Texas

Culp, D.M.; Stahlecker, J. (1986): Development and documentation of a communication facilitation program for nonspeaking children and their parents. Paper presented at the Fourth Biennial Conference on Augmentative and Alternative Communication, Cardiff, Wales

Culp, D. M.; Carlisle, M. (1988): Partners in augmentative communication training: A resource guide for interaction facilitation training for children. Tuscon, Arizona

Darley, F.L.; Aronson, A.E.; Brown, J.P. (1975): Motor speech disorders. Philadelphia u.a.

Doss, L.L.; Locke, P.A.; Johnston, S.S. u.a. (1991): Initial comparison of the efficiency of a variety of AAC systems for ordering meals in fast food restaurants. In: AAC 7, 256-265

Duncan, S. (1972): Some signals and rules for taking turns in conversations. In: J of Personality and Social Psychology 23, 283-292

Duncan, S. (1974): On the structure of speaker-auditor interaction during speaking turns. In: Language in Society 3, 161-180

Duncan, S.; Niederehe, G. (1974): On signalling that it's your turn to speak. In: J of Experimental Social Psychology 10, 234-247

Duncan, S.; Fiske, D. (1977): Face-to-face interaction: Research, methods, and theory. Hillsdale

Easton, J. (1987): Developing effective communication in aid users. In: Enderby, P. (Hrsg.): Assistive communication aids. Edinburgh u.a., 87-111

Ehlich, K. (1972): Thesen zur Sprechakttheorie. In: Wunderlich, D. (Hrsg.): Linguistische Pragmatik. Frankfurt, 122-127

Ehlich, K.; Rehbein, J. (1976): Halbinterpretative Arbeitstranskriptionen (HIAT). In: Linguistische Berichte 45, 21-41
Ehlich, K.; Switalla, B. (1976): Transkriptionssysteme - Eine exemplarische Übersicht. In: Studium Linguistik 2, 78-105
Ehlich, K.; Rehbein, J. (1981): Zur Notierung nonverbaler Kommunikation für diskursanalytische Zwecke. In: Winkler, P. (Hrsg.): Methoden der Analyse von Face-to-face-Situationen. Stuttgart, 302-329
Ehlich, K. (1982): "Quantitativ" oder "qualitativ"? Bemerkungen zur Methodologiediskussion in der Diskursanalyse. In: Köhle, K.; Raspe, H.-H. (Hrsg.): Das Gespräch während der ärztlichen Visite. München, 298-312
Ehlich, K.; Rehbein, J. (1983) (Hrsg.): Kommunikation in Schule und Hochschule. Tübingen
Ehlich, K.; Rehbein, J. (1986): Muster und Institution. Untersuchungen zur schulischen Kommunikation. Tübingen
Ekman, P.; Friesen, W.V. (1981): The repertoire of nonverbal behaviour: Categories, origins, usage, and coding. In: Kendon, A. (Hrsg.): Nonverbal communication, interaction, and gesture. The Hague u.a., 57-105
Farrier, L.D.; Yorkston, K.M.; Marriner, N.A.; Beukelman, D.R. (1985): Conversational control in nonimpaired speakers using an augmentative communication system. In: AAC 1, 65-73
Ferrier, L.J. (1991): Clinical study of a dysarthric adult using a Touch Talker with Words Strategy. In: AAC 7, 266-274
Feldkamp, M. (1983): Zerebrale Bewegungsstörungen. In: BAG Hilfe für Behinderte (Hrsg.): Kommunikation zwischen Partnern. Teil 2: Praxis der Behindertenarbeit. Heft 24. Düsseldorf. 4. Aufl.
Fellbaum, K.-R. (1987): Elektronische Kommunikationshilfen. Berlin
Fischer, D. (1986): Aspekte von Körperkontakt und Körperwahrnehmung in Entwicklung und Unterricht bei körperlich schwerbehinderten Kindern. Unveröffentlichte Staatsarbeit. Universität Dortmund
Fishman, I.; Kerman-Lerner, P. (1983): Use of augmentative communication systems by quadriplegic nonspeaking adults. Paper presented at American Speech-Language-Hearing Association, Cincinnati, Ohio. Kurzfassung in: Kraat, A.W. (1987): a.a.O., 156-157
Fishman, I. (1987): Electronic communication aids and techniques. Boston, Massachusetts
Fitzgerald, E. (1937): Straight language for the deaf: A system of instruction for deaf children. Austin, Texas
Foulds, R.A. (1980): Communication rates for nonspeech expression as a function of manual tasks and linguistic constraints. In: Proceedings of the International Conference on Rehabilitation Engineering. June 1980. Toronto, Canada
Franzkowiak, Th: (1985): Technische Hilfen für nichtsprechende Körperbehinderte. Düsseldorf (Bundesverband für spastisch Gelähmte und andere Körperbehinderte e.V.)
Franzkowiak, Th. (1990): Grafische Symbolsysteme im internationalen Vergleich. In: ISAAC's Zeitung 1, 12-19
Frey, H. (1981): Die Bliss-Symbol-Methode. In: Das Band 4, 37-39
Frey, H. (1983): Verständigung mit Symbolen. In: Das Band 6, 34-40

Frey, H. (1989): Kommunikation nichtsprechender Körperbehinderter. In: Fröhlich, A.D. (Hrsg.): Kommunikation und Sprache körperbehinderter Kinder. Dortmund, 171-186
Friedrichs, J.; Lüdtke, H. (1973): Teilnehmende Beobachtung. Weinheim und Basel. 2. überarbeitete und erweiterte Aufl.
Fröhlich, A.D. (1975): Nichtverbale Kommunikation mit mehrfach behinderten Kindern mit Cerebral-Parese. In: Beschäftigungstherapie und Rehabilitation 14, 17-21
Fröhlich, A.D. (1984): Die Förderung schwerst (-körper)behinderter Kinder. In: Dittmann, W.; Klöpfer, S.; Ruoff, E. (Hrsg.): Zum Problem der pädagogischen Förderung schwerstkörperbehinderter Kinder und Jugendlicher. Rheinstetten. 2. Aufl., 115-135
Fröhlich, A.D. (1986): Mütter schwerstbehinderter Kinder. Heidelberg
Füssenich, I. (1986): Test und Spontansprache. In: Der Sprachheilpädagoge 18, 1-21
Füssenich, I.; Heidtmann, H. (1984a): Bedeutung und Anwendung der Gesprächsanalyse innerhalb von Sprach- und Kommunikationsdiagnostik. In : Sonderpädagogik 14, 49-62
Füssenich, I.; Heidtmann, H. (1984b): Kommunikation trotz "Sprachstörung". Osnabrücker Beiträge zur Sprachtheorie (OBST). Beiheft 8. Juni 1984
Gabus, J.-C. (1989): Behinderte ohne sprachliche Ausdrucksmöglichkeiten. In: Fröhlich, A.D.: Kommunikation und Sprache körperbehinderter Kinder. Dortmund, 187-213
Gallagher, T.M. (1983): Pre-assessment: A procedure for accomodating language use variability. In: Gallagher, T.M.; Prutting, C.A. (Hrsg.): Pragmatic assessment and intervention issues in language. San Diego, California, 1-29
Gangkofer, M. (1991): Die Wendeltreppe und andere Einsatzmöglichkeiten alternativer Kommunikation. In: ISAAC's Zeitung 1, 8-10
Gangkofer, M. (1992): Lautsprache und alternative Kommunikation - vier Thesen. In: Behindertenpädagogik 31, 235-249
Gangkofer, M. (1993): Bliss und Schriftsprache. Konstanz
Garfinkel, H. (1972): Remarks on ethnomethodology. In: Gumperz, J.J.; Hymes, D.H. (Hrsg.): Directions in sociolinguistics. New York, 301-324
Garvey, C.; Berninger, G. (1981): Timing and turn taking in children's conversations. In: Discourse Processes 4, 27-57
Glaser, B.G.; Strauss, A.L. (1967) The discovery of grounded theory. New York
Glennen, S.H.; Sharp-Bittner, M.A.: Tullos, D.C. (1991): Augmentative and alternative communication training with a nonspeaking adult. Lessons from MH. In: AAC 7, 240-247
Goldschmidt, P. (1953): De behandeling van de spastische paralyse volgens Bobath. In: Logopedie en Foniatrie 25, 18-28 u. 34-43 u. 51-61
Goldschmidt, P. (1963): Over logopedische behandeling bij encefalopathie. In: Logopedie en Foniatrie 35, 129-142 u. 145-155 u. 163-173
Goldschmidt, P. (1972): Logopädische Untersuchung und Behandlung bei frühkindlich Hirngeschädigten. Berlin-Charlottenburg

Goldschmidt, P. (1979): Einige Behinderungen, Fähigkeiten und Verfahren. Unveröffentlichtes Seminarskript. Universität Dortmund
Goossens, C.; Crain, Sh. (1986a): Augmentative communication intervention resource. Birmingham, Alabama
Goossens, C.; Crain, Sh. (1986b): Augmentative communication assessment resource. Birmingham, Alabama
Gorenflo, C.W.; Gorenflo, D.W. (1991): The effects of information and augmentative communication technique on attitudes toward non-speaking individuals. In: J of Speech and Hearing Disorders 34, 19-26
Graf, E.; Weber, S. (1990): Auswirkungen der Lautsprachbehinderung und kognitive Faktoren bei Zerebralparetikern im Zusammenhang mit dem Einsatz eines technischen Kommunikationshilfsmittels wie "Hector": In: FST (Hrsg.): Kongreß "Technologie et Handikap". Kongreßbericht Vol. 1, Neuchatel, 201-207
Graumann, C.F. (1972): Interaktion und Kommunikation. In: ders. (Hrsg.): Handbuch der Psychologie. Bd. 7. Sozialpsychologie. Göttingen, 1109-1263
Grewel, F. (1957): Classification of dysarthrias. In: Acta Psychiatrica et Neurologica Scandinavica 32, 325-337
Gutzmann, H. (1911): Die dysarthrischen Sprachstörungen. Wien u. Leipzig
Haney, C. (1988): Augmentative communication profile (revised). Pennsylvania Assistive Device Center, Harrisburg
Harris, D. (1982): Communication interaction processes involving nonvocal physically handicapped children. In: Topics in Language Disorders 2, 21-37
Harris, D.; Vanderheiden, G.C. (1980): Enhancing the development of communicative interaction. In: Schiefelbusch, R.L. (Hrsg.): Nonspeech language and communication. Baltimore, Maryland, 227-259
Haslachmühle (Hrsg.) (1985): ... wenn man mit Händen und Füßen reden muß. Ravensburg
Haupt, U. (1971): Sprachheilbehandlung bei zerebral-bewegungsgestörten Schulkindern. In: Matthiaß, H.H.; Brüster, H.Th.; Zimmermann, v.H. (Hrsg.): Spastisch gelähmte Kinder. Internationaler Kongreß v. 29.9.-4.10.1969. Stuttgart, 19-21
Haupt, U. (1982): Die Behandlung von Dysarthrien. In: Knura, G.; Neumann, B. (Hrsg.): Pädagogik der Sprachbehinderten (Handbuch der Sonderpädagogik. Bd. 7). Berlin, 227-233
Haupt, U. (1989): Kinder mit cerebralen Bewegungsstörungen - pädagogisch-therapeutische Gedanken. In: Fröhlich, A.D. (Hrsg.): Kommunikation und Sprache körperbehinderter Kinder. Dortmund, 100-114
Heidtmann, H. (1984): Theoretische Überlegungen und empirische Untersuchungen zur Adaptation von Pragmatik-Prinzipien und -Methoden für die Sprachbehindertenpädagogik. Habilitation. Universität Dortmund
Heidtmann, H. (1987): Neue Wege der Sprachdiagnostik: Analyse freier Sprachproben. Berlin

Heim, M.J.M. (1989): Kommunikatieve vaardigheden van niet of nauwelijks sprekende kinderen met infantiele encephalopathie. Een analyse van de kommunikatieve interaktie tussen niet-sprekende kinderen en hun dagelijkse konversatiepartners. Instituut voor Algemene Taalwetenschap. Universiteit van Amsterdam

Heim, M.J.M. (1991): Beurtpatronen, initiatieven en reacties in ondersteunde interactie met kinderen met een cerebrale parese. In: Belgische Beroepsvereniging van Neurolinguisten (BBVN); International Society for Augmentative and Alternative Communication (ISAAC-nf) (Hrsg.): Kongreßbericht "Ondersteunde Communicatie: Een neuroliguistische benadering". 15. Nov. 1991. Antwerpen u.a., 37-46

Heinemann, P. (1976): Grundriß einer Pädagogik der nonverbalen Kommunikation. Saarbrücken und Kastellaun

Helfrich, H.; Wallbott, H.G. (1980): Theorie der nonverbalen Kommunikation. In: Althaus, H.P. u.a. (Hrsg.): Lexikon der germanistischen Linguistik. Tübingen, 267-275

Henne, H.; Rehbock, H. (1979): Einführung in die Gesprächsanalyse. Berlin, New York

Higginbotham, D.J.; Yoder, D.E. (1982): Communication within natural conversational interaction: Implications for severe communicatively impaired persons. In: Topics in Language Disorders 2, 1-19

Hildebrand-Nilshorn, M. (1989): Sprachentwicklung des körperbehinderten Kindes. In : Fröhlich, A.D. (Hrsg.): Kommunikation und Sprache körperbehinderter Kinder. Dortmund, 45-81

Huer, M.B.; Lloyd, L.L. (1987): Perspectives of AAC users. In: Communication Outlook 9, 10-18

Huer, M.B.; Lloyd, L.L. (1990): AAC users' perspectives on augmentative and alternative communication. In: AAC 6, 242-250

Hufschmidt, J.; Mattheier, K.J. (1976): Sprachdatenerhebung. Methoden und Erfahrungen bei sprachsoziologischen Feldforschungen. In: Viereck, W. (Hrsg.): Sprachliches Handeln. München, 105-138 u. 360-361

Hughes, M.; Carmichael, H.; Pinkerton, G.; Tizard, B. (1979): Recording children's conversations at home and at nursery school: A technique and some methodological considerations. In: J of Child Psychology and Psychiatry 20, 225-232

Hunt, P.; Alwill, M.; Goetz, C. (1990): Teaching conversation skills to individuals with severe disabilities with a communication book adaptation. Instructional handbook. San Francisco

Huschle, M.; Staudenbaur, T. (1983): The occurence of breakdown during the interaction between familiar and unfamiliar listener and an augmentative system user. Unveröffentlichtes Manuskript. University of Wisconsin, Madison. Kurzfassung in: Kraat, A.W.: a.a.O., 165-166

Hyman, H.H. (1965): Interviewing in social research. Chicago

Ihssen, W.B. (1984): Alternativen zur Lautsprache für nichtsprechende Schwerbehinderte. Unveröffentlichter Vortrag. Körperbehindertenförderung Neckar-Alb in Mössingen am 4.4. 1984

Ihssen, W.B. (1985): Mit den Händen reden. In: Geistige Behinderung 1, 49-53

Jackson, J.H. (1881): Remarks on dissolution of the nervous system as exemplified by certain post-epiliptic conditions. In: Medical Press and Circular 1, 329ff
Jackson, J.H. (1932): Selected writings 2. London
Jansen, G.; Kunert, S.; Sevenig, H. (1983): Aspekte der Persönlichkeitserziehung bei körperbehinderten Kindern. In: Haupt, U.; Jansen, G. (Hrsg.): Pädagogik der Körperbehinderten (Handbuch der Sonderpädagogik. Bd. 8). Berlin, 27-51
Jetter, K. (1975): Kindliches Handeln und kognitive Entwicklung. Bern, Stuttgart, Wien
Kalbe, U. (1981): Die Cerebral-Parese im Kindesalter. Stuttgart, New York
Kallmeyer, W.; Schütze, F. (1976): Konversationsanalyse. In: Studium Linguistik 1, 1-29
Kallmeyer, W. (1988): Konversationsanalytische Beschreibung. In: Ammon, U.; Dittmar, N.; Mattheier, K.J. (Hrsg.): Sociolinguistics. Zweiter Halbband. Berlin, New York, 1095-1108
Kangas, K.A.; Lloyd, L.L. (1988): Early cognitive skills as prerequisites to augmentative and alternative communication: What are we waiting for? In: AAC 4, 211-221
Kanth, R. (1981): Kommunikativ-pragmatische Gesprächsforschung. Neuere gesprächs- und konversationsanalytische Arbeiten. In: Z. f. germanistische Linguistik 9, 202-222
Kendon, A. (1967): Some functions of gaze-direction in two-person conversation. In: Acta Psycologica 26, 22-63
Keenan, E.O.; Schieffelin, B.B. (1976): Topic as a discourse notion: A study of topic in the conversations of children and adults. In: Li, C. (Hrsg.): Subject and topic. New York, 336-384
Kennedy, C.W.; Camden, D.T. (1983): A new look at interruptions and dominance. In: Western Journal of Speech Communication 47, 45-58
König, R. (1967): Die Beobachtung. In: ders. (Hrsg.): Handbuch der empirischen Sozialforschung. Bd. 1. Stuttgart, 107-133
Kraat, A.W. (1986): Developing intervention goals. In: Blackstone, S.W. (Hrsg.): Augmentative communication: An introduction. Rockville, Maryland, 197-267
Kraat, A.W. (1987): Communication between aided and natural speakers. Madison, Wisconsin. 2. Aufl.
Krappmann, L. (1971): Soziologische Dimensionen der Identität. Stuttgart
Kristen, U. (1990): Begegnung in kommunikativer Kompetenz. Chancen einer ganzheitlichen Persönlichkeits- entwicklung. In: FST (Hrsg.): Kongreß "Technologie et Handikap". Kongreßbericht Vol. 1. Neuchatel
Kunert, S. (1971): Die psychische Situation von Eltern behinderter Kinder. In: Matthiaß, H.H.; Brüster, H.Th., Zimmermann,v. H. (Hrsg.): Spastisch gelähmte Kinder. Stuttgart, 30-36
Kunert, S. (1982): Das cerebral bewegungsgestörte Kind in der Familie. In: Thom, H. (Hrsg.): Die infantilen Cerebralparesen. Stuttgart
Kussmaul, A. (1881): Die Störungen der Sprache. Leipzig. 2. Aufl.

Labov, W. (1972): Das Studium der Sprache im sozialen Kontext. In: Klein, W.; Wunderlich, D. (Hrsg.): Aspekte der Soziolinguistik. Frankfurt, 123-206
Lasky, E.; Klopp, K. (1982): Parent-child interactions in normal and language-disordered children. In: J of Speech and Hearing Disorders 47, 7-18
Laver, J.; Hutcheson, S. (1972) (Hrsg.): Communication in face to face interaction. Harmondsworth
Leyendecker, Ch.; Neumann, K. (1983): Besonderheiten der Entwicklung von Wahrnehmung, Lernen, Gedächtnis und Intelligenz bei Körperbehinderten. In: Haupt, U.; Jansen, G.W.: Pädagogik der Körperbehinderten (Handbuch der Sonderpädagogik. Bd. 8). Berlin, 410-438
Leyendecker, Ch. (1987): Psychologie der Körperbehinderten. In: Fengler, J.; Jansen, G.W. (Hrsg.): Handbuch der heilpädagogischen Psychologie. Stuttgart u.a., 138-170
Levinson, S.C. (1983): Pragmatics. Cambridge
Light, J. (1984): More on interaction. In: Communicating Together 2, 15-17
Light, J. (1985): The communicative interaction patterns of young nonspeaking physically disabled children and their primary caregivers. Don Mills, Ontario
Light, J. (1988): Interaction involving individuals using augmentative and alternative communication systems: State of the art and future directions. In: AAC 4, 66-82
Light, J.; Lindsay, P.; Siegel, L.; Parnes, P. (1990): The effects of message encoding techniques on recall by literate adults using AAC systems. In: AAC 6, 184-202
Light, J.; Lindsay, P. (1991): Developing a research base for understanding the demands of message encoding techniques: A response to Bray and Goossens. In: AAC 7, 293-295
Limbrock, G.J.; Castillo-Morales, R. (1986): Orofaziale Regulationstherapie bei Kau-, Schluck- und Sprechstörungen behinderter Kinder. In: Die Sprachheilarbeit 31, 231-240
Lloyd, L.L. (1985): Comments on terminology. In: AAC 1, 95-97
Lloyd, L.L.; Fuller, D.R. (1986): Towards an augmentative and alternative communication symbol taxonomy: A proposed superordinate classification. In: AAC 2, 165-172
Lurija, A.R.; Judowitsch, F.Ja. (1970): Die Funktion der Sprache in der geistigen Entwicklung des Kindes. Düsseldorf (Original 1956)
Luzzatti, C.; Hinckeldey, v. S. (1987): Klinische und neuroanatomische Grundlagen der Dysarthrien. In: Springer, L.; Kattenbeck, G. (Hrsg.): Aktuelle Beiträge zur Dysarthrophonie und Dysprosodie. München, 1-24
Maas, U.; Wunderlich, D. (1972) (Hrsg.): Pragmatik und sprachliches Handeln. Frankfurt
MacDonald, J.D.; Gillette, Y.; Bickley, M.; Rodrigues, C. (1984): Conversation routines. Columbus, Ohio
MacDonald, J.D. (1985): Language through conversation: A model for intervention with language-delayed persons. In: Warren, S.F.; Rogers-Warren, A.K. (Hrsg.): Teaching functional language. Austin, Texas, 89-123

Mall, W. (1984): Basale Kommunikation - ein Weg zum anderen. In: Geistige Behinderung 23, 1-6

Marland, P.M. (1948): A new approach to speech therapy for spastics. In: Speech 12 (2)

Marriner, N.A.; Yorkston, K.M., Farrier, L.D. (1984): Transcribing and coding communication interaction between speaking and nonspeaking individuals. Working Paper. In: Kraat, A.W. (1987): a.a.O.; 291-316

Marriner, N.A. (1985): The effect of communication system output on control and efficiency of nonspeech communication. Unveröffentlichtes Manuskript

Mathy-Laikko, P.; Ratcliffe, A. (1983): What was that you pointed to? An examination of breakdown in augmentative communication interaction. Unveröffentlichtes Manuskript. University of Wisconsin. Madison, Wisconsin. Kurzfassung in: Kraat, A.W. (1987): a.a.O., 183-184

McDonald, E.T. (1976): Design and application of communication boards. In: Vanderheiden, G.C.; Grilley, K.: Non-vocal communication techniques and aids for the severely handicapped. Baltimore u.a., 105-119

McDonald, E.T. (1980a): Teaching and using Blissymbolics. Toronto

McDonald, E.T. (1980b): Early identification and treatment of children at risk for speech development. In: Schiefelbusch, R.L. (Hrsg.): Nonspeech language and communication. Baltimore, Maryland, 49-79

McEwen, I.R.; Karlan, G.R. (1989): Assessment of effects of position on communication board access by individuals with cerebral palsy. In: AAC 5, 235-242

McEwen, I.R.; Lloyd, L.L. (1990): Positioning students with cerebral palsy to use augmentative and alternative communication. In: Language, Speech, and Hearing Services in Schools 21, 15-21

McKirdy, L.S.; Blank; M. (1982): Dialogue in deaf and hearing preschoolers. In: J of Speech and Hearing Research 25, 486-499

McLaughlin, M.L.; Cody, M.J. (1982) Awkward silences: Behavioral antecedents and consequences of the conversational lapse. In: Human Communication Research 8, 299-316

McNaughton, D.; Light, J. (1989): Teaching facilitators to support the communication skills of an adult with severe cognitive disabilities: A case study. In: AAC 5, 35-41

McNaughton, Sh. (1976): Bliss Symbols - An alternative symbol system for the non-vocal pre-reading child. In: Vanderheiden, G.C.; Grilley, K. (Hrsg.): Non-vocal communication techniques and aids for the severely handicapped. Baltimore u.a., 85-104

McNaughton, Sh. (1985): Augmentative communication systems: Blissymbolics. In: Bleck, E.E.; Nagel, D.A. (Hrsg.): Physically handicapped children: A medical atlas for teachers. New York u.a., 146-154

Micheelsen, V.W. (1967): Versuch neuer Unterrichtsmethoden und technischer Hilfsmittel für Kinder mit Zerebralparese. Kopenhagen

Micheelsen, V.W. (1971): Unterrichtliche Hilfen für schwer kommunikationsgestörte Kinder. In: Wolfgart, H. (Hrsg.): Das körperbehinderte Kind im Erziehungsfeld der Schule. Berlin-Charlottenburg, 281-291

Miller, J.F. (1981): Assessing language production in children. Baltimore
Mirenda, P. (1985): Designing pictorial communication systems for physically able-bodied students with severe handicaps. In: AAC 1, 58-64
Mirenda, P.; Beukelman, D. (1987): A comparison of speech synthesis intelligibility with listeners from three age groups. In: AAC 3, 120-128
Mirenda, P.; Beukelman, D. (1990): A comparison of intelligibility among natural speech and seven speech synthesizers with listeners from three age groups. In AAC 6, 61-69
Mishler, E.G. (1975): Studies in dialogue and discourse: 2. Types of discourse initiated by and sustained through questioning. In: J of Psycholinguistic Research 4, 99-121
Mitchell, P.R.; Atkins, C.P. (1988): A comparison of the single word intelligibility of two voice output communication aids. In: AAC 5, 84-89
Mitto, H.; Legart, L. (1987): Die Behandlung der spastischen Dysarthrophonie. In: Springer, L.; Kattenbeck, G. (Hrsg.): Aktuelle Beiträge zur Dysarthrophonie und Dysprosodie. München, 123-139
Motsch, H.-J. (1989): Sprach- oder Kommunikationstherapie? In: Grohnfeldt, M. (Hrsg.): Handbuch der Sprachtherapie. Bd. 1. Grundlagen der Sprachtherapie. Berlin
Mühl, H. (1990): Der Erwerb von Handzeichen bei nichtsprechenden Kindern, Jugendlichen und Erwachsenen mit geistiger Behinderung. In: Lernen konkret 9, 1-9
Müller, H.A. (1974): Vorbereitende Sprachtherapie. In: Pädiatr. Fortbild. Praxis 40, 127-131
Munson, J.H.; Nordquist, C.L.; Thuma-Rew, S.L. (1987): Communication systems for persons with severe neuromotor impairment. Iowa City, Iowa
Musselwhite, C.R.; St. Louis, K.W. (1988): Communication programming for persons with severe handicaps. Boston, Massachusetts. Zweite überarbeitete Auflage
Muthmann, D. (1972a): Schreibbefähigung - eine Herausforderung an den Orthopäden. In: Wolfgart, H. (Hrsg.): Technische Hilfen im Unterricht bei Körperbehinderten. Neuburgweiler, 150-159
Muthmann, D. (1972b): Schreibmaschinen - der Behinderung angepaßt. In: Das behinderte Kind 9, 262-264
Neumann, K. (1977): Intelligenzleistungen behinderter Kinder - eine vergleichende Analyse von Körperbehinderten, Cerebralgeschädigten und Nichtbehinderten. Weinheim u. Basel
Nolan, Ch. (1989): Unter dem Auge der Uhr. Köln
Ochs, E. (1979): Transcription as theory. In: Ochs, E.; Schieffelin, B.B. (Hrsg.): Developmental pragmatics. New York u.a., 43-71
Oskamp, U. (1972): Schreibhilfen für Körperbehinderte zwischen Angebot und Nachfrage. In: Wolfgart, H. (Hrsg.): Technische Hilfen im Unterricht bei Körperbehinderten. Neuburgweiler, 50-71
Oskamp. U. (1977): Effektivität technischer Kommunikationshilfen für zerebral bewegungsgestörte Schüler mit schweren Dysarthrien. Dissertation. Pädagogische Hochschule Dortmund

Oskamp, U. (1989): Aufgaben der Kommunikationsförderung Körperbehinderter. In: Fröhlich, A.D. (Hrsg.): Kommunikation und Sprache körperbehinderter Kinder. Dortmund, 81-100
Owens, R.E.; House, L.J. (1984): Decision-making processes in augmentative communication. In: J of Speech and Hearing Disorders 49, 18-25
Papousek, H.; Papousek, M. (1989): Frühe Kommunikationsentwicklung und körperliche Beeinträchtigung. In: Fröhlich, A.D. (Hrsg.): Kommunikation und Sprache körperbehinderter Kinder. Dortmund, 29-45
Peterson, G.; Sherrod, K. (1982): Relationship of maternal language to language development and language delay of children. In: American Journal of Mental Deficiency 86, 391-398
Piaget, J. (1972): Theorien und Methoden der modernen Erziehung. Wien, München, Zürich
Piaget, J. (1973): Das Erwachen der Intelligenz beim Kinde. Stuttgart. 3. Auflage
Prillwitz, S.; Schulmeister, R.; Wudtke, H. (1977): Kommunikation ohne Sprache. Weinheim u. Basel
Rehbein, J. (1977): Komplexes Handeln. Elemente zur Handlungstheorie der Sprache. Stuttgart
Rehbein, J. (1979): Handlungstheorien. In: Studium Linguistik 7, 1-25
Reichle, J.; Karlan, G. (1985): The selection of an augmentative system in communication intervention: A critique of decision rules. In: JASH 10, 146-156
Rocissano, L.; Yatchmink, Y. (1983): Language skills and interactive patterns in prematurely born toddlers. In: Child Development 54, 1229-1241
Rush, B. (1986): Journey out of silence. Lincoln, Nebraska
Sacks, H.; Schegloff, E.A.; Jefferson, G. (1974): A simplest systematic for the organization of turn-taking for conversation. In: Language 50, 696-735
Sarimski, K. (1986): Interaktion mit behinderten Kleinkindern. Entwicklung und Störung früher Interaktionsprozesse. München, Basel
Schank, G. (1979): Zum Problem der Natürlichkeit von Gesprächen in der Konversationsanalyse. In: Dittmann, J. (Hrsg.): Arbeiten zur Konversationsanalyse. Tübingen, 73-93
Schank, G.; Schwitalla, J. (1980): Gesprochene Sprache und Gesprächsanalyse. In: Althaus, H.P.; Henne, H.; Wiegand, H.E. (Hrsg.): Lexikon der germanistischen Linguistik. Tübingen. 2. vollst. neu bearb. und erw. Aufl., 313-322
Schegloff, E.A. (1968): Sequencing in conversational openings. In: American Anthropologist 70, 1075-1095
Schegloff, E.A., Sacks, H. (1973): Opening up closings. In: Semiotica 8, 289-237
Schegloff, E.A.; Jefferson, G.; Sacks, H. (1977): The preference for self-correction in the organization of repair in conversations. In: Language 53, 361-382
Schegloff, E.A. (1979): Identification and recognition in telephone conversation openings. In: Psathas, G. (Hrsg.): Everyday language - Studies in ethnomethodology. New York, 23-78
Scherer, K.R. (1972): Non-verbale Kommunikation. Hamburg. 2. Aufl.

Scherer, K.R. (1976): Die Funktion des nonverbalen Verhaltens im Gespräch. In: Wegner, D. (Hrsg.): Gesprächsanalysen. Vorträge, gehalten und anläßlich des 5. Kolloquiums des Instituts für Kommunikationsforschung und Phonetik Bonn, 14.-16. Oktober 1976. Hamburg, 275-297

Scheuch, E.K. (1967): Das Interview in der Sozialforschung. In: König, R. (Hrsg.): Handbuch der empirischen Sozialforschung. Bd. 1. Stuttgart, 136-190

Schlosser, R.W.; Karlan, G.R. (1992): Effects of functional communication training with alternative communication techniques on self-injurious behavior. (Manuskript, zur Veröffentlichung eingereicht bei JASH)

Schmidt, M.H. (1972): Kinder mit zerebralen Bewegungsstörungen in ihrem intelligenten Verhalten. Berlin

Schmidt, M.H. (1983): Körperbehinderungen bei Kindern aus medizinischer Sicht. In: Haupt, U.; Jansen, G.W. (Hrsg.): Pädagogik der Körperbehinderten (Handbuch der Sonderpädagogik. Bd. 8), 369-393

Schönberger, F. (1977): Körperbehinderungen - Ein Gutachten zur schulischen Situation körperbehinderter Kinder und Jugendlicher in der Bundesrepublik Deutschland. In: Deutscher Bildungsrat (Hrsg.): Gutachten und Studien der Bildungskommission. Bd. 35. Stuttgart. 2. Aufl., 199-279

Schwartz, P.J. (1989): A comparative study of two augmentative communication methods: Words Strategy and traditional orthography. Unveröffentlichte Studie. Pittsburgh, Pennsylvania

Schwitalla, J. (1979): Dialogsteuerung in Interviews. München

Searle, J.R. (1965): What is a speech act? In: Black, M. (Hrsg.) Philosophy in America. Ithaca, N.Y, 221-239

Searle, J.R. (1969): Speech acts. An essay in the philosophy of language. Cambridge

Seligman, M.E.P. (1975): Helplessness. On depression, development and death. San Francisco, California

Seywald, A. (1976): Physische Abweichung und soziale Stigmatisierung. Rheinstetten

Shane, H.C.; Bashir, A.S. (1980): Election criteria for the adoption of an augmentative communication system: Preliminary considerations. In: J of Speech and Hearing Disorders 5, 408-414

Shane, H.; Cohen, C. (1981): A discussion of interaction strategies and patterns by nonspeaking persons. In: Language, Speech, and Hearing Services in Schools 12, 205-210

Shane, H.C.; Lipschultz, S.; Shane, C. (1982): Facilitating the communication interaction of nonspeaking persons in large residential settings. In : Topics in Language Disorders 2, 73-84

Shane, H.C. (1986): Goals and uses. In: Blackstone, S.W. (Hrsg.): Augmentative communication: An introduction. Rockville, Maryland, 29-47

Shere, B.; Kastenbaum, R. (1966): Mother-child interaction in cerebral palsy: Environmental and psychological obstacles to cognitive growth. In: Genetic Psychology Monographs 73, 257-262 u. 286-302

Siegel-Sadewitz, V.; Shprintzen, R.J. (1982): The relationship of communication disorders to syndrome identification. In: J of Speech and Hearing Disorders 47, 338-354
Silverman, F.H. (1980): Communication for the speechless. Englewood Cliffs, N.J.
Skelly, M. (1979): Amer-ind gestural code based on universal American Indian Hand Talk. New York
Smith-Lewis, M.R.; Ford, A. (1987): A user's perspective on augmentative communication. In: AAC 3, 12-17
Speth, L.; van den Hoven, M. (1982): Sprachunterstützende Gebärden zur Förderung der Kommunikation mit nichtsprechenden Menschen mit geistiger Behinderung. Stuttgart
Staatsinstitut für Schulpädagogik und Bildungsforschung (1989) (Hrsg.): Sachbericht zum Modellversuch "Erarbeitung und Erprobung elektronischer Lern- und Kommunikationssysteme für Körperbehinderte (ELEKOK)". München
Stern, C. u. W. (1928): Die Kindersprache. Leipzig. 4. Aufl.
Strasser, H.; Sievert, G.; Munk, K. (1968): Das körperbehinderte Kind. Entwicklung, Erziehung, Umwelt. Berlin
Streeck, J. (1978): Sprachliches Handeln und sprachliche Verständigung - Argumente wider den semantischen Absolutismus der Sprechakttheorie. In: Linguistische Berichte 56, 23-43
Streeck, J. (1983): Konversationsanalyse. Ein Reparaturversuch. In: Z. f. Sprachwissenschaft 2, 72-104
Stuart, Sh. (1986): Expanding sequencing, turntaking, and timing skills through play acting. In: Blackstone, S.W. (Hrsg.): Augmentative communication: An introduction. Rockville, Maryland, 389-396
Stubbs, M. (1984): Discourse analysis. Oxford. 2. Aufl.
Stuckenschneider-Braun, M. (1990): Einzelförderung einer Schülerin im kommunikativen Bereich als vorbereitende, begleitende und nachbereitende Maßnahme zum Betriebspraktikum. Unveröffentlichte pädagogische Prüfungsarbeit zur Zweiten Staatsprüfung für das Lehramt an Sonderschulen. Arolsen
Tausch, R. (1962): Merkmalsbeziehungen und psychologische Vorgänge in der Sprachkommunikation des Unterrichts. In: Z. f. exp. angew. Psychol. 9, 474-508
Turner, R. (1974) (Hrsg.): Ethnomethodology. Selected readings. Harmondsworth
Valletutti, P.; Christoplos, F. (1977): Interdisciplinary approaches to human services. Baltimore
Vanderheiden, G.C. (1976): Providing the child with a means to indicate. In: Vanderheiden, G.C.; Grilley, K. (Hrsg.): Non-vocal communication techniques and aids for the severely handicapped. Baltimore u.a., 20-76
Vanderheiden, G.C.; Lloyd, L.L. (1986): Communication systems and their components. In: Blackstone, S.W. (Hrsg.): Augmentative communication: An introduction. Rockville, Maryland, 49-163

Vanderheiden, G.C.; Yoder, D.E. (1986): Overview. In: Blackstone, S.W. (Hrsg.): Augmentative communication. An introduction. Rockville, Maryland, 1-29
Vater, W.; Diebold, F. (1972): Die Bedeutung der elektrischen Schreibmaschine für das schwer körperbehinderte Kind. In: Das behinderte Kind 5, 260-261
Verband evangelischer Einrichtungen für geistig und seelisch Behinderte e.V. (1991) (Hrsg.): Schau doch meine Hände an. Stuttgart
Vicker, B. (1974): Nonoral communication system project 1963/1973. Iowa City, IA
Wanska, S.K.; Bedrosian, J.L. (1985): Conversational structure and topic performance in mother-child interaction. In: J of Speech and Hearing Research 28, 579-584
Warren, S.F.; Rogers-Warren, A.K. (1985) (Hrsg.): Teaching functional language. Austin, Texas
Watzlawick, P.; Beavin, J.H.; Jackson, D.D. (1969): Menschliche Kommunikation. Formen, Störungen, Paradoxien. Bern, Stuttgart, Wien
Webb, D. (1988): A letter to the editor. In: Augmentative Communication News 1(3), 4
Wexler, K.; Blau, A.; Leslie, S.; Dore, J. (1983): Conversational interaction of nonspeaking cerebral palsied individuals and their speaking partners, with and without augmentative communication aids. Unveröffentlichte Studie. Helen Hayes Hospital. New York
Wiemann, J.M. (1985): Interpersonal control and regulation in conversation. In: Street, R.L.; Capella, J.N. (Hrsg.): Sequence and pattern in communicative behaviour. London, 85-102
Wilson, T.P.; Wiemann, J.M.; Zimmerman, D.H. (1984): Models of turn taking in conversational interaction. In: J of Language and Social Psychology 3, 159-183
Wölfert, E. (1976): Über den Einsatz von Kommunikationstafeln bei cerebral bewegungsgestörten Kindern mit schweren Dysarthrien. In: Die Sprachheilarbeit 6, 185-193
Wolfarth, R. (1988): Nicht stimmliche Verständigungshilfen für geistig und mehrfach behinderte Menschen. In: Zeitschrift für Heilpädagogik 39, 505-516
Wolfgart, H. (1972): Technische Hilfen im Unterricht bei Körperbehinderten. Neuburgweiler
Wolfgart, H. (Hrsg.) (1976): Technische Unterrichts- und Rehabilitationshilfen für Körperbehinderte. Essen-Kettwig
Wunderlich, D. (1972) (Hrsg.): Linguistische Pragmatik. Frankfurt
Wunderlich, D. (1976): Entwicklungen der Diskursanalyse. In: Studien zur Sprechakttheorie. Frankfurt/M., 293-395
Wygotski, L.S. (1981): Denken und Sprechen. Stuttgart (Original 1934)
Yoder, D.E.; Kraat, A. (1983): Intervention issues in nonspeech communication. In: Miller, J.; Yoder, D.E.; Schiefelbusch, R. (Hrsg.): Contemporary issues on language intervention. ASHA Report Nr. 12. Rockville, Maryland, 27-50

Yorkston, K.M.; Karlan, G. (1986): Assessment procedures. In: Blackstone, S.W. (Hrsg.): Augmentative communication: An introduction. Rockville, Maryland, 163-196

Yorkston, K.M.; Dowden, P.A.; Honsinger, M.J. u.a. (1988): A comparison of standard and user vocabulary lists. In: AAC 4, 189-210

Anhang 1: Definition "Dysarthrie" von Paul Goldschmidt (1979)

Mit Dysarthrie sind Anomalien der Artikulation gemeint, welche durch Schädigungen von Teilen des Nervensystems bedingt sind, ohne deren regelrechtes Funktionieren die Artikulation im engeren Sinne nicht normal verlaufen kann. Obwohl die folgenden neurologischen Störungen ebenfalls die Artikulation mitbeeinträchtigen können, gehören unter den Dysarthriebegriff nicht:
- Dyslogien, im Sinne von Schwachsinn.
- Antriebsstörungen (vgl. Grewel 1967, 13).
- Dys- und Aphasien, Verluste im Verfügen über innere Sprache.
- Entwicklungsbehinderungen beim Verfügenlernen über innere Sprache.
- Dys- u. Agnosien, Behinderungen im (Wieder-) Erkennen-Können von Sinneseindrücken; falls nur solche im Sprachbereich behindert sind, gibt es Überschneidungen mit dem älteren Aphasie-Begriff und mit dem früheren der sensorischen Hörstummheit und wohl auch mit dem der Mundagnosie (taktil-kinästhetisches nicht-Kennen-Können), vgl. Arnold 1970, 438.
- Dys- und Apraxien, insofern diese als Störungen im zweck- und planmäßigen Handeln bei 'normaler' Bewegungsfähigkeit - hier die Artikulation - definiert sind. Nach Goldschmidt ist bei pathognomischen Hirnnervenreflexen im Mundbereich dessen Motorik nicht normal, und damit steht dann eine dysarthrische Behinderung fest, was immerhin dyspraktische Begleiterscheinungen keineswegs ausschließt (vgl. Grewel 1957, 11).
- Darley u.a. (1975, 64) rechnen frontale Dyspraxie des Mundes und somit die Broca-Aphasie zu den Sprech-Apraxien.
- Audiogene Dyslalie (welche von Peacher 1950, 252-265 wohl zu den sensorischen Dysarthrien gerechnet wird) und Dysglossien, insofern diese als Abnormitäten von Kiefer, Zähnen, Lippen, Gaumen, Rachen und Zunge definiert sind (vgl. Arnold 1970, 713-714), gehören m.E. nicht unter den Dysarthriebegriff.

Die Lokalisation der Schädigungen, die zur Dysarthrie führen, kann man folgendermaßen einteilen (Jackson (1884), 1932):

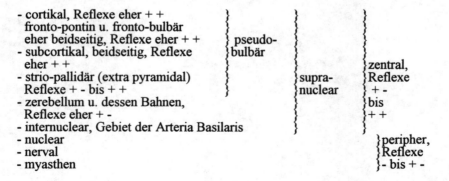

Störungen in der Mundsensorik (peripher oder zentral) kann man zu den möglichen Ursachen der Dysarthrie rechnen, wofür man eine gesonderte Lokalisationsaufstellung erstellen müßte.
Besonders zentrale Dysarthrien gehen sehr oft mit ebenfalls zentralen Störungen der Sprechstimme (Dysphonie) und der Sprechatmung (Dyspneumie) einher, Dysarthropneumophonie, Grewel 1953, 115 u. 1967.
Die schwersten Grade der Dysarthrie, besonders das völlig unverständliche Sprechen (Vorsicht Streß!) kann man als Anarthrie bezeichnen, jedoch nicht als Stummheit!

Literatur:

Arnold, G.E. (1970): Die Sprache und ihre Störungen. Handbuch der Stimm- und Sprachheilkunde. Bd. 2. Wien, New York. 3. Aufl.

Darley, F.L.; Aronson, A.E.; Brown, J.P. (1975): Motor speech disorders. Philadelphia u.a.

Grewel, F. (1957): Classification of dysarthrias. In: Acta psych. et neurol. Scandinavica 32, 325-337

Grewel, F. (1967): Congenitale supra-bulbaire paralyse. In: Nederl. Tijdschr. v. Geneeskunde 111, 544-547

Jackson, J.H. (1932): Selected writings 2. London

Peacher, W.G. (1950): The etiology and differential diagnosis of dysarthria. In: J.S.H.D. 15, 252-265

Anhang 2: Einleitungsskript

Sämtliche Videoaufnahmen wurden von der Untersuchungsleiterin gemäß des folgenden Skripts eingeleitet:

Einleitung zur jeweils ersten von zwei Aufnahmen:
"As we have already discussed earlier this day/yesterday, I would like to videotape the two of you, while you are talking with each other. (Name of AAC-user) has already decided about some topics that he/she wants to talk about. All I ask you to do is to start the conversation on one of the topics that (name of AAC-user) has picked. From there the choice of any other topic is up to you. The starting topic for this unit is (name of topic)."
[Bildkarte bzw. Karte mit Aufschrift des Redethemas wird den Untersuchungsteilnehmern/teilnehmerinnen überreicht.]
"For the first unit the (name of computer) /communication board will be available as communication aid.
I will leave the room and come back in about 10 minutes."

Einleitung zur zweiten Aufnahme:
"The procedure will be the same as in the first unit. This time the starting topic is (name of topic)."
[Bildkarte bzw. Karte mit Aufschrift des Redethemas wird den Untersuchungsteilnehmern/teilnehmerinnen überreicht.]
"Remember that you may switch to any other topic of interest, if you wish. For this unit the (name of computer)/communication board will be available as communication aid.
I will leave the room and come back in about 10 minutes."

Anhang 3: Transkriptionskonventionen

VK-Spalte:

- Die Notation der verbalen Kommunikation erfolgt in literarischer Umschrift, d.h. in den Fällen, in denen der gesprochene Laut besser durch einen anderen Buchstaben oder eine andere Buchstabenverbindung wiedergegeben wird, als es die korrekte Schreibweise vorsieht, wird von der üblichen Orthographie abgewichen (z.B. "doncha" anstelle von "don't you").

- Lautsprachliche Äußerungen, die von den Transkribienden/innen nicht identifiziert werden konnten, werden als leere Klammern notiert. Sofern Wörter zwar annähernd, aber nicht mit Sicherheit bestimmt werden können, wird die vermutete Bedeutung in die Klammern eingefügt.

- Der Abbruch eines Wortes oder einer sprachlichen Handlung wird durch einen Schrägstrich gekennzeichnet (z. B. "Do you have uhm/Do you like to write...).

- Kokonstruktionen werden in eckige Klammern gesetzt und durch das Kürzel "Ko" deutlich gemacht.

- Pausen von weniger als einer Sekunde werden durch "(.)" notiert, Pausen von einer bis fünf Sekunden durch eine entsprechende Menge von Punkten ohne Klammersetzung. Pausen von mehr als 5 Sekunden werden als Zahlenangaben in Klammern gesetzt, z. B. (7 sec).

- Auch Äußerungen, die nicht lautsprachlich sind, wie z.B. Lachen, Husten, Räuspern, oder nicht eindeutig als Lautsprache identifiziert werden können (vgl. Kp. 8.3.4), werden in die VK-Spalte aufgenommen und in Klammern notiert.

- Intonatorische Phänomene werden nur z.T. wiedergegeben, und zwar einerseits durch die in der Schriftsprache übliche Punktuation (?,!,.) innerhalb der VK-Spalte und andererseits durch Kennzeichnungen in der >-Spalte über der VK-Spalte. In der >-Spalte werden auffällige Betonungen eines Wortes durch ein Rufzeichen über dem entsprechenden Wort verdeutlicht, sowie die Beschleunigung der Sprechweise durch "<<" und die Verlangsamung der Sprechweise durch "<<" notiert. Wird ein Buchstabe bzw. eine Buchstabenverbindung gedehnt gesprochen, so erfolgt die Kennzeichnung durch einen nachgestellten Doppelpunkt ("ve:ry much") in der VK- Spalte. Die im Rahmen der Kodierungen vorgenommenen Kennzeichnungen und Numerierungen der Turns werden ebenfalls in der >-Spalte untergebracht und zur besseren Abhebung in Fettdruck geschrieben (z.B. **T7**).

NVK-Spalten:

- In die NVK-Spalten werden nonverbale Kommunikation und Kommunikation durch körpereigene AAC-Modi aufgenommen.

- Anfang und Ende der transkribierten Aktivitäten werden durch ein "o" gekennzeichnet, die Verlaufsdauer durch "-" (z.B. o-schü. Ko.----o).

- Eine punktuelle Aktivität, die nur Bruchteile einer Sekunde in Anspruch nimmt, wird durch "%" gekennzeichnet (z.B. %nickt).

- Gleichzeitige Aktivitäten werden durch "und" bzw. das Kürzel "u." verbunden; Aktivitäten, die unmittelbar aufeinander folgen, durch "," voneinander abgetrennt.

- In der NVK1-Spalte werden die Blickrichtungen der Partnerinnen und nonverbale Handlungen im Kopfbereich beschrieben (Abkürzungen: i.R. = in Richtung, iR = in den Raum, Co = Computer, Kt = Kommunikationstafel, Bk = Bildkarte, n.u. = nach unten).

- Die Spalte NVK2 beinhaltet Aktivitäten der oberen Extremitäten. Zudem werden Beginn und Ende der Kodierungshandlungen in dieser Spalte gekennzeichnet (Abkürzungen: Ko = Kopf, Hd = Hand bzw. Hände, li = links, re = rechts, Ok = Oberkörper, Kod. = Kodierung bzw. kod = kodiert, Kod.pos. = Kodierungsposition, gest. = gestikuliert, Geb. = Gebärde).

- Auffällige Änderungen der Oberkörperhaltung werden bei Bedarf in die NVK3-Spalte eingetragen.

ARBEITEN ZUR SPRACHANALYSE

Band 1 Annegret Reski: Aufforderungen. Zur Interaktionsfähigkeit im Vorschulalter. 1982.

Band 2 Gunter Senft: Sprachliche Varietät und Variation im Sprachverhalten Kaiserslauterer Metallarbeiter. Untersuchungen zu ihrer Begrenzung, Beschreibung und Bewertung. 1982.

Band 3 Petra Löning: Das Arzt-Patienten-Gespräch. Gesprächsanalyse eines Fachkommunikationstyps. 1985.

Band 4 Ulrike Hoffmann-Richter: Der Knoten im roten Faden. Eine Untersuchung zur Verständigung von Arzt und Patient in der Visite. 1985.

Band 5 Harald Mispelkamp: Theoriegeleitete Sprachtestkonstruktion. 1985.

Band 6 Wortschatz-Erwerb, herausgegeben von Klaus R. Wagner. 1987.

Band 7 Rainer Enrique Hamel: Sprachenkonflikt und Sprachverdrängung. Die zweisprachige Kommunikationspraxis der Otomi-Indianer in Mexiko. 1988.

Band 8 Erzähl-Erwerb, herausgegeben von Konrad Ehlich und Klaus R. Wagner. 1989.

Band 9 Ulrike Behrens: Wenn nicht alle Zeichen trügen. 1989.

Band 10 Petra Wieler: Sprachliches Handeln im Literaturunterricht als didaktisches Problem. 1989.

Band 11 Hannspeter Bauer: Diagnostische Grammatiktests. Planung, Konstruktion und Anwendung einer Testbatterie zur Diagnose sprachlicher Defizite bei heterogenen Schülerpopulationen, am Beispiel der Einstufungsdiagnose für die Jahrgangsstufe 11.1. 1990.

Band 12 Georg Friedrich: Methodologische und analytische Bestimmungen sprachlichen Handelns des Sportlehrers. Bedeutungen sportpädagogischer Praxis unter Berücksichtigung linguistischer Wissenschaft. 1991.

Band 13 Florian Menz: Der geheime Dialog. Medizinische Ausbildung und institutionalisierte Verschleierungen in der Arzt-Patient-Kommunikation. Eine diskursanalytische Studie. 1991.

Band 14 Elisabeth Leinfellner: Semantische Netze und Textzusammenhang. 1992.

Band 15 Reinhard Wenk: Intonation und "aktuelle Gliederung". Experimentelle Untersuchungen an slavischen Entscheidungs- und Ergänzungsfragen. 1992.

Band 16 Günther Richter (Hrsg.): Methodische Grundfragen der Erforschung gesprochener Sprache. 1993.

Band 17 Rainer von Kügelgen: Diskurs Mathematik. Kommunikationsanalysen zum reflektierenden Lernen. 1994.

Band 18 Martina Liedke: Die Mikro-Organisation von Verständigung. Diskursuntersuchungen zu griechischen und deutschen Partikeln. 1994.

Band 19 Thomas Kaul: Problemlösestrukturen im Unterricht. Eine interaktionsanalytische Studie zum Lehrer-Schüler-Verhalten im Unterricht der Gehörlosenschule. 1994.

Band 20 Klaus-B. Günther: Vergleich der symbolisch visuellen Wahrnehmungs- und visomotorischen Produktionsfähigkeit von sprachentwicklungsgestörten, gehörlosen und nichtbehinderten Kindern (VIS). Eine empirische Grundlagenuntersuchung zu den wahrnehmungsmäßigen und feinmotorisch-koordinativen Voraussetzungen für den Schriftspracherwerb. 1994.

Band 21 Ursula Braun: Unterstützte Kommunikation bei körperbehinderten Menschen mit einer schweren Dysarthrie. Eine Studie zur Effektivität tragbarer Sprachcomputer im Vergleich zu Kommunikationstafeln. 1994.

Thomas Störmer

Der Einsatz des Computers an der Schule für Körperbehinderte

Frankfurt/M., Berlin, Bern, New York, Paris, Wien, 1993. 272 S.
Münchner Beiträge zur Sonderpädagogik. Herausgegeben von H. Baier. Bd. 16
ISBN 3-631-45488-0   br. DM 74.--*

Der Computer stellt für körperbehinderte Menschen ein besonderes Hilfsmittel dar. Zum einen ermöglicht er motorisch beeinträchtigten Kindern und Jugendlichen, aktiv an selbstgesteuerten Lernprozessen teilzunehmen. Zum anderen kann der Computer für nicht-sprechende Menschen das Medium sein, das Kommunikation mit der Umwelt überhaupt erst ermöglicht. In beiden Anwendungsfällen sind spezielle Programme notwendig, die von körperbehinderten Benutzern meist über einen oder mehrere Spezialschalter angesteuert werden. Weitere Voraussetzung für einen erfolgreichen Computereinsatz ist, daß dieser in das soziale und personale Umfeld des Benutzers eingebettet wird. D.h., der Betroffene, aber auch seine Umwelt müssen das Gerät und die damit verbundenen veränderten Lern- bzw. Kommunikationssituationen akzeptieren (lernen).

Aus dem Inhalt: Computer und kindliche Entwicklung · Übersicht über die Einsatzmöglichkeiten bei behinderten Kindern und Jugendlichen · Voraussetzungen für den Einsatz elektronischer Hilfen · Computer als Lernmittel · Computer als Kommunikationsmittel · Die Bedeutung elektronischer Hifsmittel

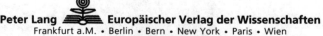

Peter Lang ≡ Europäischer Verlag der Wissenschaften
Frankfurt a.M. • Berlin • Bern • New York • Paris • Wien
Auslieferung: Verlag Peter Lang AG, Jupiterstr. 15, CH-3000 Bern 15
Telefon (004131) 9411122, Telefax (004131) 9411131
- Preisänderungen vorbehalten - *exklusive Umsatzsteuer